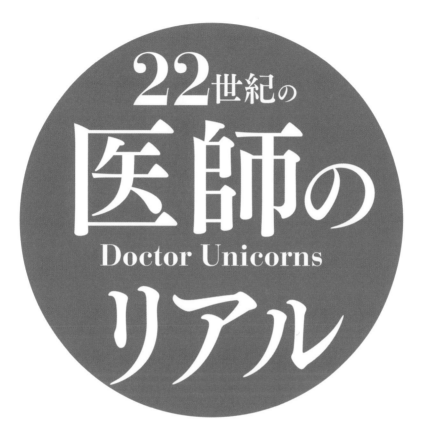

22世紀の
医師の
Doctor Unicorns
リアル

編集　西﨑祐史　志水太郎　上原由紀

MEDICAL VIEW

How physicians will work in the near future.
(ISBN978-4-7583-1786-3 C3047)

Editors & interviewers : Yuji Nishizaki. Taro Shimizu, Yuki Uehara

2023.8.1 1st ed

©MEDICAL VIEW, 2023
Printed and Bound in Japan

Medical View Co., Ltd.
2-30 Ichigayahonmuracho, Shinjyukuku, Tokyo, 162-0845, Japan
E-mail   ed@medicalview.co.jp

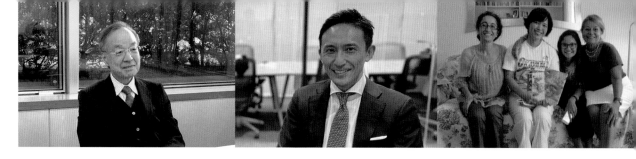

CONTENTS

22世紀の医師のリアル

Doctor
Unicorns

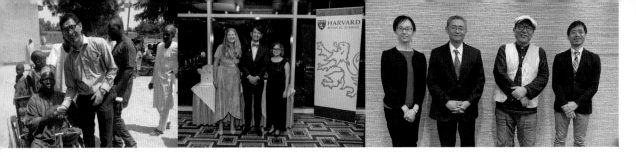

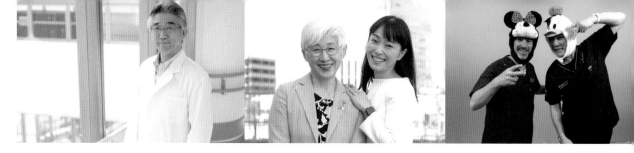

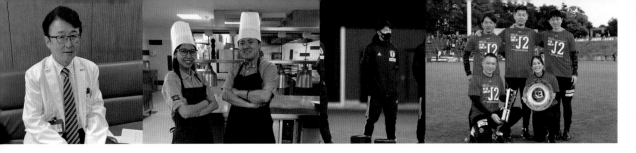

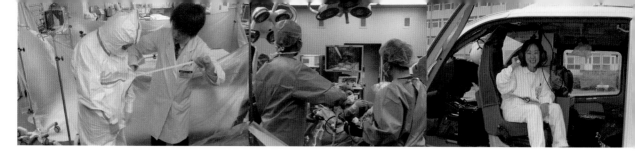

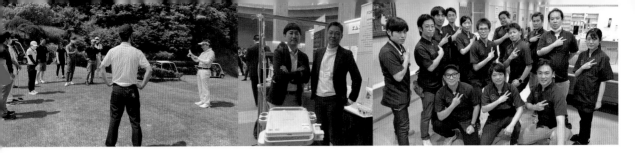

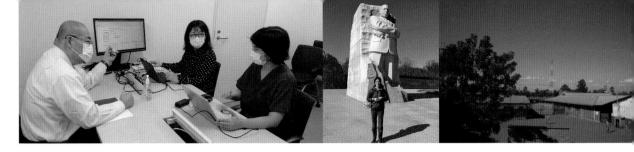

03 次世代のリーダーを目指すあなたへ

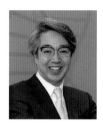

西﨑 祐史 先生
Yuji Nishizaki
順天堂大学医学部
医学部教育研究室先任准教授

2004年 日本医科大学卒業。公衆衛生学修士、医学博士。聖路加国際病院で研修、内科チーフレジデントを務める。その後、順天堂大学循環器内科に入局、厚生労働省、日本医療研究開発機構（AMED）に出向後、現在は順天堂大学医学部医学教育研究室、総合診療科等に所属し、教育、研究を中心に活動している。AMED腎疾患実用化研究事業プログラムオフィサー、科学技術調査員。

臨床、研究、教育に加えて、政策、経営、グローバルヘルス、最先端テクノロジー開発など、自身の興味や才能に合わせて、多様な道が開かれている点が、医師キャリアの魅力です。さらに、自身の専門性や情熱を発揮し、医療の未来を築くことができます。変化の速い世界で進化し続けるためには、常に新しい情報を収集し、洞察を得ることが成功の鍵となるでしょう。本書が、皆様の医師キャリアにおいて、道しるべとなれば幸いです。

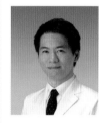

志水太郎 先生
Taro Shimizu
獨協医科大学
総合診療医学講座主任教授

2005年 愛媛大学医学部卒業。医学博士、公衆衛生学修士、経営管理学修士。国内外での臨床医としての訓練を経て、2016年より獨協医科大学で総合診療の診療・教育・研究に従事する。専門は診断戦略学。Diagnosis編集委員、BMJ Case Reports編集委員。日本病院総合診療医学会理事。

医学部で教えていて思うのは、やはり皆、人のキャリアの浮き沈みや決勝点を授業などで聞いてみたいようです。それはこのAI時代においても属人的な要素を皆が求めていることの裏返しではないかと感じます。この傾向は医師になってからもそう変わることはなく、それを"ロールモデル"という形で追い続けるのではないかと思います。そして、いずれ自分がロールモデルになる日が来るかもしれない。本書はその度のフェーズの読者の方にもおすすめの、素晴らしい書籍と思います。

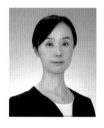

上原由紀 先生
Yuki Uehara
藤田医科大学医学部
感染症科臨床教授

1998年 日本大学医学部卒業。国立国際医療研究センター、日本大学医学部臨床検査医学科、聖路加国際病院感染症科、順天堂大学医学部微生物学講座／総合診療科、聖路加国際病院臨床検査科と勤務し、内科学、臨床検査医学、感染症学、臨床微生物学の領域に関わる。2022年4月から現職。

この本に登場する先生方のさまざまなストーリーは、そっくりそのまま真似できるものではなく、一方で真似しなくてはならないというものでもありません。編者3名が身を置いている領域の先生方やよく存じ上げている先生方が多くはなりましたが、共通することはキャリアのなかで起きた出来事、興味をもったこと、そして出会った人々がつながって現在の先生方がある、ということだと思います。この本が、読んでくださった方それぞれのストーリー展開において何らかの触媒作用が果たせるのであれば、編者として大変嬉しく思います。

本書の使い方

コラム	本書に掲載の先生方がもっと身近に感じられる、プライベートや考え方などを掲載しております。
もっと知りたい！	各項目の先生方のご活動やキャリアについて、「もっと知りたい！」ときのリンクを掲載しております（最終アクセス 2023 年 6 月 30 日）。さらなる情報にぜひアクセスください。
UEHARA's EYE SHIMIZU's EYE NISHIZAKI's EYE	ご編集の西﨑先生、志水先生、上原先生の一言感想や一言情報を「○○'s EYE」として掲載しております。

interviewer
西﨑祐史 先生

福井 次矢 先生
Tsuguya Fukui
東京医科大学茨城医療センター 病院長

総合診療や EBM の普及、
わが国初の公衆衛生大学院設立…

パイオニアとしての歩み

若き日に立てた目標を次々と実現し、
現代の日本医療の礎を築く。
そこにあった思いと、揺るぎない信念の源とは。

レジェンドに聞く
これまでの医療、
これからの医療

「トップをまずは見て、
自分に足りないものを知る」

西﨑　僕は聖路加国際病院のときに福井先生にご指導をいただきました。先生が何かのときにおっしゃった「その分野のトップをまずは見なさい。トップを見れば、自分に足りないものが客観的にわかる」という言葉がすごく印象に残っています。

福井　何事においてもトップをまず意識するのは、大事なことですね。

西﨑　福井先生は総合診療やEBMといった、現代の日本の医療の基盤を作ってこられました。今の時代、働き方や働く場所が多様になってきましたが、本書の読者には、先生のようになんらかの分野のリーダーを目指す人もいると思います。リーダーとして必要な経験や資質、大事にされていることを、読者を代表して伺えたらと思います。

順風満帆ではなかった学生時代

西﨑　まずは、医師を目指そうと思ったきっかけを教えていただけますか。

福井　僕が生まれたのは土佐清水市中浜という小さな村です。家業は鰹の一本釣りの網元で、漁船を何隻か、漁師を何十人も抱えていました。この村には、ほとんどの期間、医師がいなかったようですが（後年、僕の親戚の内科医が一時期、開業していました）、僕が小学生になったころ、東京から中川和夫先生がこられて、ケガをしたら中川先生のところに行って診てもらえるようになりました。医師として重要な役割をしている頼れる人だという、いい印象をもちました。僕はとても可愛がってもらったみたいです。

西﨑　医師がとてもいいイメージだったのですね。

福井　小学5年生のときに静岡県伊豆半島の下田町（現在は下田市）に引っ越しました。鰹は春先は九州沖、秋は東北沖で漁をして、獲ったら鮮度の高いうちに売らなくてはならないため、全国何カ所かの漁港が拠点となっていて、下田はそのうちの一つでした。下田町立中学校を卒業後、沼津東高校に進学しました。実は高校2年生のころまでは、宮崎にある航空大学に入るつもりでした。母方の伯父が太平洋戦争時の戦闘機のパイロットで、最後は霞ヶ浦にあった海軍航空隊で教官をしていて、終戦間近に戦死したという話を小さいころから聞いていて、死亡

時に身に付けていた飛行服やゴーグルを見た覚えがあります。ところが、担任の先生から「パイロットになるよりも、ほかの仕事、学問領域を考えたらどうか」とずいぶん言われました。京都大学の文学部か医学部を考えましたが、医学部から文学部への移動は可能ですが、その反対はできないと聞いて、医学部を受けることにしました。「大望を抱いて医学部に」ではありませんでした。京都大学と慶應義塾大学に受かりましたが、京都大学を選びました。

西﨑　最初から医師を目指されていたのではない、というのはとても意外です。医学部に進まれてからはどうだったのですか。

福井　実は、京都大学から合格通知が来た日に、隣家からの延焼で下田の家が焼失しました。僕は火元の一番近くで寝ていましたが、命からがら助かりました。10数軒が焼ける大火で、全国ニュースになりましたね。この時期、漁業は衰退の時期に入っていて、火事で家を失ったこともあって家業がさらにうまく行かなくなりました。大学6年間は、生活費のために、毎週家庭教師のアルバイトをせざるを得ない状況で、家族だけでなく同じ土佐の出身の方々にもサポートしてもらいました。

西﨑　それは大変でしたね。ご無事で本当によかったです。

福井　高校3年間は陸上部で、100mと走り幅跳びをやっていました。400mリレーでインターハイを目指していました。県大会の決勝で、バトンがつながらず、残念ながら全国大会には行けませんでした。できることなら、大学では陸上競技に熱中したかったのですが、アルバイトなどでなかなか思うような学生生活は送れませんでした。それでも、京大陸上競技部（全学）では、卒業するまで、400mリレーのメンバーとして走ることができ感謝しています。僕以外の3人は10秒台の記録をもつ速い人ばかりでした。最近では、後輩に競歩の世界的な選手が出てきて、楽しんでいます。

病理から臨床へ！
運命を変える出会い

西﨑　ご専門はどのように決められたのですか。

福井　僕の学生時代からの親友、坂口志文君（大阪大学免疫学フロンティア研究センター実験免疫学特任教授）は制御性T細胞を発見し、ノーベル賞候補

にずっと名前が挙がっています。学生時代、互いに近くに下宿していて、大変気が合いました。2人で病理学をやろうと話をして、病理学教授だった濱島義博先生の教室で行われる研究会や勉強会に出たりしました。僕自身は臨床病理をやりたいと話したところ、濱島先生から「臨床病理をやるなら臨床研修を受けたほうがいい。京大の卒業生で、東京に素晴らしい先生がいる病院はどうか」と紹介されたのが聖路加国際病院でした。研修医採用試験を受けたら受かったので、2年間の研修のつもりで東京に来ました。

西﨑　病理医になるつもりだったのですね。

福井　そこで出会ったのが、日野原重明先生でした。日野原先生には目をかけてもらい、個人的な話をする機会も多くありました。2年間の研修後は京都に帰るつもりでしたが、臨床の奥深さと面白さに虜になってしまいました。大学卒業時には、まったく予期しなかったことでした。

西﨑　素晴らしい出会いだったのですね。

福井　加えて、循環器内科の五十嵐正男先生は不整脈の専門家で、診療上の歯切れよさと、米国で学んだことのお話に魅了されました。五十嵐先生には仲人もしていただいて、日野原先生と並んで、僕にとっ

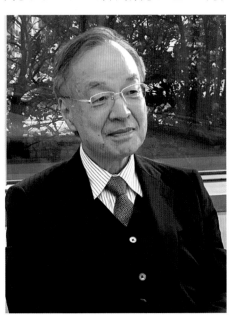

Profile
1976年 京都大学医学部卒業。聖路加国際病院で研修後、1980年 米国コロンビア大学聖ルカ医療センターでリサーチフェロー、ハーバード大学ケンブリッジ病院でクリニカルフェロー。1984年に帰国後は、総合診療やEBMの普及、わが国初の公衆衛生大学院設立などに尽力し、教育者としても活躍。佐賀医科大学教授、京都大学教授、聖路加国際病院院長、聖路加国際大学理事長・学長を経て現職。

ては恩師です。「優れた臨床家になるには米国に行かなくてはならない」という方程式が僕のなかで出来上がったのは、お二人からです。濱島先生には申し訳ないのですが「病理には戻りません」とお伝えしました。「じゃあ仕方がない」とおっしゃってくださり、その後もずっとお付き合いしていただきました。

西﨑　いいご関係だったのですね。

福井　濱島先生は定年後、東京の私立大学の学長もされ、亡くなる近くまで付き合っていただきました。

西﨑　子どものころから海外に行きたいという思いがあったというよりは、日野原先生と五十嵐先生というお二人の先生方との出会いが大きかったのですね。

福井　当時の僕は飛行機に乗ったこともありませんでした。研修医2年目のときに、聖路加で副看護部長をしておられた萩谷さんに、羽田まで飛行機を見に連れて行ってもらったことがあります。

西﨑　心温まるお話ですね。英語は聖路加時代から本格的に学び始めたのですか。病理に進まれても、海外を目指されていたと思われますか。

福井　そうだと思います。学生時代の教科書はすべて英語のものを使いました。内科はハリソン内科学書のみを使って勉強しましたので、英語にはそれほどの抵抗はなかったのですが、ECFMG（米国医師国家資格）を取得する必要がありましたので、東京で英会話を習いに行った時期はあります。

日野原先生から学んだ、「人を診る」ということ

西﨑　福井先生が研修医のときに、日野原先生は医長だったようなご関係性ですか。

福井　日野原先生は聖路加看護大学学長で、病院では臨床教育顧問という肩書だったと思います。僕と日野原先生は40歳違いますので、すでに定年くらいの年齢でした。1年目の研修医だったころから、日野原先生には米国や欧州から招いた先生方との田園調布のご自宅での食事会に何度も呼んでいただき、本当に目から鱗の日々でした。病院では、日野原先生の毎週火曜日朝8時からの回診の印象が強いですね。研修医が答えられなくなるまで、場合によっては泣くまで質問されるのですから。

西﨑　厳しかったということですか。

福井　日野原回診で受け持ちの患者さんのプレゼンテーションが当たった研修医は、前日夜遅くまで準

備をします。しかし日野原先生は、研修医が「知らない、わからない」というところまで必ず聞き続けるのです。そうして、ベッドサイドでの患者さんとの会話、身体診察の後、「こうしたらいい」「さらにこれを勉強しなさい」などと、かなりの時間お話しされる。本当に勉強になるティーチング・セッションでした。

西﨑　それはすごいですね。

福井　僕が診ていた心不全の患者さんが退院になるときのプレゼンテーションで、心臓の状態や検査所見などについては一生懸命勉強し、何を聞かれても完全に答えることができましたが、最後に、**日野原先生が「その患者さんは何階に住んでいる人ですか」と聞かれたことが、強烈な印象として残っています。**心不全の患者さんがエレベータのない住宅に住んでいた場合、何階まで上ったり下りたりできるのか、そこまで考えていなかったのです。現在は当たり前のことですが、45、6年前の当時は考えもしませんでした。細胞や臓器といった生物学的なレベルで患者さんの状態を把握し治療することに汲々としていた時代に、日野原先生はもっと広く、社会的な側面も含めた視点で医療を考えておられた。それから、聴診器1本での診察の重要性をずいぶんお話しされました。賛同することばかりでした。

西﨑　そういうご経験から臨床にご興味が移っていかれたのですね。

福井　日野原先生は当時「プライマリ・ケア」をわが国に普及すべく、出版や講演で活躍されておられました。それが総合診療につながり、現在に至っているように思います。

米国留学で得た4つの目標

西﨑　ご留学はどのような経緯でされたのですか。

福井　最初は、循環器内科の五十嵐先生のご紹介で、ニューヨークにあるコロンビア大学聖ルカ医療センターの循環器科に留学しました。動物実験が主でしたので、やはり臨床のほうが合っていると思い、1年を終えたころ、日野原先生に相談させてもらいましたところ、ハーバード大学メディカルスクールでプライマリ・ケア部門を立ち上げたロバート・S・ローレンス先生を紹介してくれました。たまたま東京でローレンス先生のインタビューを受ける機会があり、先生は僕を気に入ってくださり、とんとん拍子に話が進み、「クリニカルフェロー」として3年間、ボストンのハーバード大学ケンブリッジ病院内科に行くことになりました。

西﨑　それはどのようなプログラムなのですか。

福井　当時は比較的新しいGeneral Internal Medicine（GIM、一般内科）のプログラムで、臨床面では主として一般外来と救急外来に携わるというものでした。実は、ハーバード大学の話の前に、デューク大学のファミリーメディスンのレジデントの話がありました。しかしながら、研修終了後は米国内に残るという条件があることがわかり、不可能になりました。また、日本での卒後臨床研修は終えていましたし、ケンブリッジ病院ではこれまでとは違うことが勉強できる機会があると言われましたので、もう1回同様の研修（レジデンシー）をやるよりも面白いかなとも思いました。

西﨑　いろいろな分岐点があるのですね。

福井　自分でコントロールしたわけではないですが、デュークを選んでいたら違う人生になっていたかもしれないですね。

西﨑　3年後は帰国される予定だったのですか。

福井　米国にはトータルで4年行きましたが、ハーバードでの3年間については、厚生労働省から留学の援助を受けています。ちょうどそのころ、日野原先生、武見太郎先生（当時・日本医師会会長）、沖中重雄先生（当時・東京大学教授）の働きかけで、厚生労働省がプライマリ・ケアの指導医を養成する目的の海外留学制度を作りました。そして最初に選任された4、5人の1人に入り、留学で得た知識を日本に持ち帰り活かすことが目的なので、3年後には帰国する約束でした。

西﨑　ハーバードから日本への帰国便のなかで手帳にメモされたという、4つの目標は有名です。1．総合診療を日本に根付かせる、2．臨床疫学（EBM）を日本に普及させる、3．公主衛生大学院を日本に作る、4．メディカルスクールを日本に導入する、詳しく教えていただけたらと思います。

総合診療を日本に根付かせる

西﨑　ご帰国後はまず国立病院医療センター（現・国立国際医療研究センター）の循環器科に行かれたのですね。

福井　厚生労働省としては、僕に国立病院医療セン

ター（現・国立国際医療研究センター）で総合診療・一般内科をやるようにとのことでしたが、当時はそのような部署がなかったので、循環器科に所属しました。米国でGIMの教科書を何冊も読み、診療面でもそれなりの経験を積み、学問としても面白く、やりがいのある仕事だと思いましたし、GIMを専門とする医師のグループを作る価値も十分あると思いました。厚生労働省は家庭医やかかりつけ医のプログラムを立ち上げようとしていたので、それにもかかわりました。

西﨑　その後は佐賀医科大学（現・佐賀大学医学部）に行かれています。

福井　帰国後3年ほどたつと、国立大学に総合診療部を作る話が具体化し、佐賀医科大学に国立大学としては最初の総合診療部が設置されました。聖路加の先輩だった松井征男先生に「佐賀医科大学に来ないか」と声をかけていただき、佐賀医科大学に移りました。留学期間と同じ3年間でお礼奉公を終えたのは、今となってみれば少々短いように思いますが、京大への移動について、留学を援助してくれた厚生労働省からは特にクレームはつけられませんでした。それどころか、以来、厚生行政にいろいろな場面でかかわらせていただき、その関係は現在までずっと続いています。

西﨑　先生はどこに所属していても、先生にずっとここにいてほしいと思われてきたと思います。そこは温情よりも使命を重視してこられたのですか。とても勇気がいることだと思いますし、難しいことだと思います。

福井　何ができるかを重視した結果で、今でも本当に申し訳ないと思っています。佐賀医大は僕を40歳の若さで教授にしてくれました。教授選考委員会には、39歳のときに書類を出したので、反対も強かったと聞きました。そこを当時の学長が僕を強く推してくれた。ところが1年半ぐらいで京大から話が来て、後任にいい先生を推薦できることもあり、学長に「京大に行かせていただきたい」と頭を下げにいきました。そして、当時の京大医学部長が佐賀医大まで挨拶に来られました。僕自身、当時は英語の論文をまだ5、6本しか書いていませんでしたが、「今まで誰もやっていなかった分野のことを話したり書いたりしていた」ことを評価され、ポテンシャルだけで京大教授になったように思います。

公衆衛生大学院を日本に作る

西﨑　京大では日本初の公衆衛生大学院を立ち上げておられます。

福井　ボストンに行ってすぐにわかったのが、公衆衛生学を学ぶことの重要性でした。ケンブリッジ病院の同僚医師は、僕とは異なり、しっかりとした疫学や統計学の知識を持っていました。そしてだんだんわかってきたこととして、彼らは医学部卒業後、公衆衛生大学院の正規のコース（必須教科：疫学、医療統計学、医療政策学、環境医学、行動科学）で学び、MPH（Master of Public Health）を取得していることでした。彼らの臨床研究は、プライマリ・ケアの場におけるリサーチ・クエスチョンから出発するものばかりで、当時の「臨床疫学」、のちにEBMとよばれることを日常的にやっていました。それで僕は最後の1年間、外来を週1回にしてもらい、公衆衛生大学院のMPHコースに行かせてもらいました。学費が少々高くて、帰国したときにはほとんど無一文になりましたが、そこで学んだことは、結果として僕の人生を大きく変えました。とくに帰国前の1年間は、GIMの研究会に連れていってもらい、「EBM」という言葉を世界で初めて使った先生のいるカナダのマクマスター大学の一般内科・臨床疫学のグループ、「臨床疫学」という教科書を書いた先生方に実際に会って、非常に強い影響を受け、その後の交流のきっかけになりました。臨床医が疫学的な視点や知識をもっているかどうかが、日米の大きな差を生み出しているように思いました。

西﨑　そのようなご経験が公衆衛生大学院の構想につながったのですね。

福井　かつて京都大学に入学したとき、「一番いい学生は授業に出ないで卒業する学生、普通の学生は授業に出て卒業、最悪の学生は授業に出て卒業しない学生」と言われ、驚きました。「自分で勉強して、自分の能力を伸ばせ。無駄にほかの人の話を聴く必要はない」ということです。つまり、ノーベル賞を獲れるような人材を求めている。

西﨑　たしかに京大の受賞者は多いですね。

福井　ただ、京大の医学教育も、臨床医を育てることを重視するようになってきています。京大が僕を活用したのはまず医学教育でした。僕はカリキュラムをかなり変え、チューター制度も始めました。僕が「公衆衛生大学院を作りたい」と提案したときも、ど

なたからも反対意見は出ず、当時の医学部長であった本庶 佑先生以下、医学部を上げてサポートしてくれました。EBM共同研究センターも作りました。組織として、データ収集や疫学、統計学などさまざまな専門性をもった人が集まって互いに協力し、ビッグデータに基づいて論文を書くという方式・体制にしなければ、という強い意識、信念をもっていました。

EBMを普及させる

西崎　今やEBMのない医療は考えられません。

福井　今となっては信じられませんが、当時は「EBMなどけしからん」といって罵倒されたこともありました。エビデンスという概念がすんなり入らない先生たちはたくさんおられました。

西崎　それが普及した大きな要因は何ですか。

福井　やはり診療ガイドラインが大きいですね。厚生労働省が全面的にプッシュしてくれて、多額の予算をつけて多くの学会に働きかけてくれました。僕はEBMの意義や経緯、「診療ガイドライン作成の手順」を作って全国で講演しましたが、最初のころは必ず反対意見が出ましたね。それが4、5年経ったら、ガイドラインがなくてはならないというふうに変わっていった。

西崎　Mindsも作られましたね。当時、先生は厚生労働省の立場で活動されていたのですか。

福井　厚生労働省のほとんどすべてのEBM関係、診療ガイドライン作成促進のための会議体や委員会には最初から関わってまいりました。

西崎　京大の教授という立場で活動されていたのですね。批判を受けたり、なかなかすぐに協力してもらえないというご経験もあったのではないでしょうか。

福井　そのような場面での僕の考え方はクリアで、割り切っていて、**自分でコントロールできないことについては悩まないことにしているんです。**自分にできることは、EBMの実践がいかに理に適っているのか、診療ガイドラインをどういう手順で作るべきかを一生懸命説明するだけです。あまりにも価値観が違っていたり、いくら説明しても理解してくれない人は世の中にたくさんいるのが当たり前だから、それで悩むということはなかったですね。

西崎　そこでつまずかれてる方はたくさんいると思います。なかなかできない考え方だと思います。

聖路加国際病院での取り組み

西崎　京大には11年ぐらいおられて、聖路加に移られたのですね。

福井　京大には本当に優秀な人がたくさんいましたし、公衆衛生大学院も作って大学院長にあたる研究科長も任期いっぱい務めたので、なんとなくほかにやるべきことがあるのではないかという気持ちになったときに、日野原先生から、聖路加に戻らないかというお話をいただきました。当時53歳で、まだ若いのに、京大から名誉教授の称号をいただき、感謝しています。その後、聖路加の院長を16年間やらせていただいて、精一杯のことを行い、それなりの成果も出たと思っています。京大の私の教室にいた高橋 理先生（現・聖路加国際大学公衆衛生大学院研究科長）が臨床研究をサポートする目的で聖路加に来てくれたこともあり、スタッフ医師だけでなく研修医をも対象に、臨床研究ができるよう院内体制の整備と文化の醸成──外部にも開かれた臨床疫学の勉強会、研究発表会、海外留学制度、論文掲載料の援助などを図りました。できるだけ多くのスタッフが研究論文を書くよう促し続けた結果、次第に英文の論文も出るようになりました。病院スタッフが

プライベートタイムの過ごし方

かつて陸上競技をやっていたこともあり、週3、4回のジョギングを続けています。自宅周辺を週に30キロを目途に走っています。休日や朝から東京での仕事が入っている日は、朝5時ごろまでには起きて、7時までには帰ってくる、ゆっくりのジョギングです。その後、お風呂に入り、1日のスケジュールに従って仕事をします。

夜は22時には就寝することにしています。しかしながら、最近では、サッカーワールドカップの期間、生活リズムがひどく乱れてしまいました。フランスはパスのスピードが早くてすごいので、決勝はフランスが勝つものと思っていましたが……。スポーツ観戦は大好きで、お正月の駅伝をはじめ、あらゆるスポーツの中継を見てしまいます。

筆頭著者の英文論文は、僕が院長になった前の年には2編しかなかったのが、約10年かかりましたが、70編を超えるまでになりました。そうして、一介の、しかも私立の地域病院である聖路加国際病院がなんと特定機能病院に指定されたのです。特定機能病院の指定に必要な要件の一つとして、厚生労働省は、筆頭著者の英文論文70編以上を挙げています。特定機能病院の指定については、医療の質や安全を評価する国際組織であるJCI（Joint Commission International）の認証を、2012年に日本で3番目に取っていたことも大きかったと思います。

西﨑　教育の場として、聖路加が素晴らしいということですね。

福井　勉強する意欲のある人に勉強する場と機会を与えることができたということだと思います。大学教授になりたいという人も出てきて、推薦状をたくさん書きました。僕の院長在任中に、10数名が医学部をもつ大学の教授になりました。大学から聖路加に来てくれる医師もいるし、聖路加からアカデミア・大学に出る医師もいます。**人が動く施設であるということが大事だと再認識しました。**同じポジションにずっといれば居心地がいいかもしれないけれど、考えをリフレッシュするのは難しくなる。組織として、変化することが難しくなる。

西﨑　柔軟性が大事だということですね。先生は意識的に活動の場を変えてこられたのですか。

福井　どうだろう……。目の前に選択可能なさまざまな機会が提示されて、その中から一つを選ぶという行為の積み重ねだったように思います。ずっと佐賀医大にいたらどんな人生になったのか、想像がつかないですね。

英字新聞を読む

コロナ禍の期間、会食や外での会合が極端に減ったために増えた自分の時間を、英字新聞を読むことに費やしました。この数年間、わからない単語を調べながら読む作業を続けてきた結果、1面を15分ほどでさっと楽に読めるようになり、とても達成感があります。自分がまだまだ成長できるということを証明できてうれしい限りです。

西﨑　それはそれで興味深いですね。日本にまだ公衆衛生大学院はなかったかもしれないですね。

福井　4つめの目標であるメディカルスクールは実現できていませんが、今でもやはりわが国に必要だと強く思っています。日本では高校卒業後すぐに医学部に入りますが、米国では大学での4年間の勉強を終えてメディカルスクールに入ります。したがって、皆さん、医学以外の教養を身に付けています。ハーバードでの僕の恩師、ローレンス先生はプライマリ・ケアの第一人者ですが、ハーバード大学の学部学生時代は歴史学を専攻されたとのことで、興味深い歴史の話を何度も聴きました。大学で医学だけ勉強してきた者にとっては、何となく肩身が狭い思いがしてしまいます。

西﨑　患者さんとのコミュニケーションでも、そういう側面が現れてきそうですね。

福井　米国のほうが、医師になる時点での年齢が純粋に上ですが、コミュニケーションもやっぱり大人のような印象を持ちました。日本の若い先生方には医学以外の教養を身につける機会をもってほしいし、少なくとも臨床家を目指す人はそうあってほしいと思っています。

なぜ目標を次々と実現できたのか

西﨑　先生が日本に戻られたのは、30代の前半ぐらいですよね。普通、留学を終えて帰国されるときは、自分のキャリアについて、この先どうしていくのか考えるのではないかと思います。そこで先生は日本のことを考えて目標を立てられたというのは、本当にすごいことだと思います。

福井　33歳でした。当時、自分がやりたいことをリストアップし、その後は、それを意識したキャリアパスになったようには思いますが、**最終的には「患者さんのためになるかどうか」で物事を決めてきた**つもりです。

西﨑　「自分のため」で決めていないということですね。

福井　医師にならなかったらそのような考え方はしなかったと思います。誰かに「どうしてそのような決定をしたのか」と問われたら、「患者さんのためになるから」とさえ言えれば、誰からも文句は言われないはずです。医師のプロフェッショナリズムで言うところの「利他主義」です。もし、「病院の収益につながる」のみを基準にしていたら、自信をもって

言い切ることはできないと思います。

西﨑　だからこそ先生は強いリーダーシップが取れるのですね。

福井　Quality Indicator（質指標）を用いた医療の質改善にも取り組んできましたが、これこそ「患者さんにとっていい医療内容かどうか」のみが判断基準です。病院でのもう一つ重要な判断基準は、職員のキャリアアップにつながるかどうかです。僕も病院に育てられました。恩返しのつもりで、留学プログラムを始めたり、お金にならないこともたくさんやってきました。「けしからん」と思っている人もいるかもしれません。でも、この施設で働いた期間があったからこそ素晴らしい人生になったと思ってもらえるような職場にしたいですね。

西﨑　先生は目標を実現するために、5年後、10年後の具体的な構想があったのですか。

福井　そのときそのとき、やれることを精一杯やっていった結果、たまたまですね。

西﨑　先生が信念をもっておられるので、いろいろなことが周りからも動いていくのだと感じます。

福井　最近の論文のなかに、高血圧の人を2群に分けて同じ額のお金を渡し、一方のグループには「自分のためにお金を使ってください」、他方のグループには「他人のためにお金を使ってください」と指示したところ、他人のためにお金を使ったグループで有意に血圧が下がったというものがあります。ちょっと信じがたいですが、面白いですね。もしこの論文の結論が正しければ、利他主義の実践を自分自身の健康のためにも勧めることもできます。

西﨑　そうであれば、素晴らしいエビデンスですね。最後に読者の方にメッセージいただけますか。

福井　僕は現在の卒後臨床研修制度の到達目標の策定や改訂に深くかかわり、かなりのエネルギーを費やしてきました。2020年度から見直された到達目標は、プロフェッショナリズムが前面に出たものになっていて、「社会的使命と公衆衛生への寄与」「利他的な態度」「人間性の尊重」「自らを高める姿勢」という4つの行動規範が掲げられています。多くの若い先生方には、このような行動規範、価値観を身に付けてほしいと心から思っています。

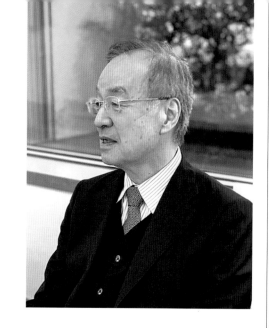

西﨑　先生の熱い思いがこもった到達目標ということですね。

福井　もう一つ、一般的なメッセージを。病院職員や研修医・学生との面談で、僕は「変わってほしい」「変わることに喜びを」「変わることが仕事」と、しばしば言ってきました。「知らなかったことを知る」「できなかったことができるようになる」「考えなかったことを考えるようになる」という意味での「変わる」です。多くの人がそうすることで、自分にとっても社会にとっても、喜びであり幸福につながることと信じています。とりわけ若い人にはそうあってほしいと強く願っています。過去の偉人はもっとスマートな言葉を残していると思いますが……。

西﨑　素晴らしいメッセージをありがとうございます。

もっと知りたい！

東京医科大学茨城医療センター HP	
聖路加国際病院 HP	
臨床研修の到達目標	

UEHARA's EYE　聖路加国際病院では福井先生のお考えにより専門科のフェローシップが開始され、外部にいた私も感染症科のフェローとして2年間勉強することができました。福井先生の絶えず前進し改革するお姿に学ぶことは本当に多いです。

世界で活躍する医師になりたい！

医師は何を考え、どう動くべきか。
新しい時代のリーダーはどうあるべきか。

未来を明確に見据えた戦略を立てる

海外留学で 20 代から心臓手術を執刀する機会を得て腕を磨き、
大学院で公衆衛生学も学び、帰国後は最先端心臓手術の普及や
画期的な診療システムの導入などで精力的に活躍。
その目に映る未来とは。

Special
Interview

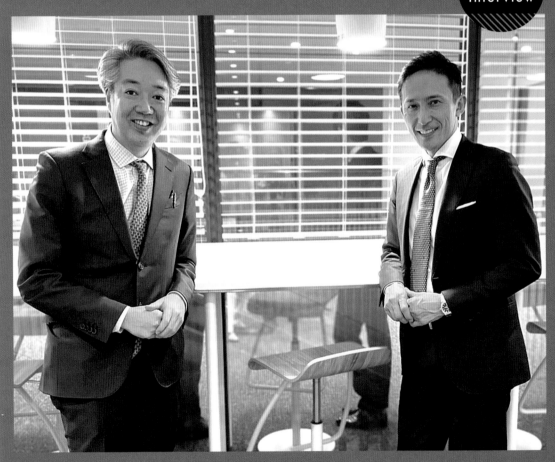

interviewer
西﨑祐史 先生

田端　実 先生
Minoru Tabata
順天堂大学 心臓血管外科 主任教授
虎の門病院 循環器センター外科 特任部長

自分が何をやりたいのか、
わからなかった学生時代

西﨑　医学部を目指されたきっかけは何ですか。

田端　全然面白い話はないです。高校生のときに何になりたいかわからず、医師だけは「医学部を出ないとなれない職業」であることから医学部を選びました。何をしたいのか6年間でゆっくり考えようと医学部に行きました。

西﨑　どんな学生時代だったのですか。

田端　中1から部活をやっていましたが、クラブなどでイベントをやるのが楽しくなって高1でやめました。ただ、それも高2の秋ごろにすっぱりやめて、あとは受験勉強をしました。そのころからやりたいことを明確にして切り替えるのが得意だったかもしれません。大学に入ってからは医学部のヨット部に入って、同時にイベント系サークルを作って代表をやりました。数百人を集めてイベントをやったこともありますが、それも大学2年でもういいかなと思ってやめました。その後は出版社のファッション誌部門やテレビの制作会社でバイトをしたり、工学部の友人と企業向けにデータベースソフトを作ったりと色々やりました。モデル事務所に所属していたこともありますが大した仕事はなかったですし、家庭教師もやりましたがあまり向いていなかったのかもしれません（笑）。

西﨑　結構アクティブですね。どの時点で医学でやっていこうと決められたのですか。

田端　さまざまな活動をしていたおかげで幅広い分野の方々から話を聞く機会があったのですが、結局自分が何をしたいのかわかりませんでした。そんななか、5年生のときに病院実習が始まり、手術室で働く外科医がめちゃくちゃかっこいいと思ったのがきっかけです。悩んでいたわりにきっかけが単純ですよね。手術室の緊張感も好きで、神聖な雰囲気すら感じました。そのときから医師になるなら外科しかない、外科医か、医師以外か、そんな感じでした。

大学を辞めるという決断

西﨑　心臓外科を選ばれた理由は何ですか。

田端　はじめは肝胆膵外科志望で、東大病院と関連病院で一般外科の修練を4年間やりました。とても楽しくて学ぶことがたくさんあったのですが、何と

なく癌の治療が自分には向いていないのではないかと思い始めました。当時は術後の化学療法も外科医がやっていましたし、手術だけで結果が決まる、そんな仕事をしたいと思いました。結局心臓外科も手術だけで決まるわけではないのですが、当時はそういうイメージをもっていて、5年目からは心臓外科の道を選びました。当時の東大の外科は5年目に入局する科を決めるような仕組みでしたが、研修医のときに大学の心臓外科は下積みがすごく長いというのを見ていたので、早く自分で手術ができるようになりたいという理由で大学を辞めました。

西﨑　なかなか言い出せない決断だと思います。

田端　学生時代のエピソードを振り返ってもわかるように、やめる決断力はありました（笑）。キャリアを積んでいくなかでは、**自分のやりたいこと・やるべきことを明確にして、それを実現するのにベストな道に迷わず飛び込んでいく決断力と実行力が大事だと思います**。恩義やしがらみによって難しいこともあるでしょうが、恩義は別の形で返せばいいし、しがらみはそれを断ち切ってもやっていける実力をつければいいのです。自分がそういう考えでやってきたので、同じようにキャリアを切り拓いていく若手を応援しています。

「1年後に渡米する」
目標の期限を決めて行動

西﨑　留学はどういう経緯でされたのですか。

田端　心臓外科の道に進もうと決めたのと同時に、心臓外科2年目に渡米すると決めました。そうするには日本のどこで1年間トレーニングを受けるのがよいかと考え、関東で屈指のハイボリュームセンターであった新東京病院の門を叩きました。当時の部長であった高梨秀一郎先生に「1年後にはクリニカルフェローとして米国に行きたい」と伝えました。そんなのは無理だよと言う人もいましたが、高梨先生は無理とは言わず、1年後にアメリカでやっていけるようにと徹底的に教育してくれました。

西﨑　先生の思いを買ってくださったのですね。1年でやめて米国に行くと聞いても、しっかり育ててくれた先生との出会いは大きいですね。

田端　めちゃくちゃ大きいですね。**人との出会いは運もありますが、自分の意思や方向性を明確に伝えることが大事なのだと思います**。実際に指導的立場

になってみると、目標を明確にしている若手医師のほうがサポートしやすいと感じています。

西﨑 ハーバード大学医学部の教育病院であるブリガム・アンド・ウイメンズ病院（以下ブリガム）に留学されたのは、どなたかのご紹介なのですか。

田端 ネットで「フェロー募集」を見てブリガムに直接連絡しました。最初は返事すらなかったのですが、何度も連絡して1週間休みを取っていくから面接してくれと頼みこみました。コネも紹介もなかったです。ブリガムの心臓外科フェローシップを修了した日本人は僕が初めてでしたし。

西﨑 紹介もなくというのはすごいですね。米国医師免許もご自身で計画して取られたのですか。

田端 学生のときにUSMLEのStep1を、医師4年目までにStep2、CS、3を取りました。

西﨑 研修医として忙しいなか勉強もして取得するのはすごいです。英語もですよね。目標を達成するための努力はつらいと感じないのですね。

田端 当時の研修医はめちゃくちゃ忙しかったので

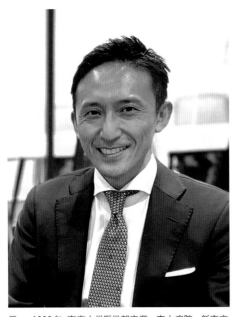

Profile
1999年 東京大学医学部卒業。東大病院、新東京病院などで修練ののち2004年に渡米。ブリガム・アンド・ウイメンズ病院、コロンビア大学メディカルセンター、OLVクリニック（ベルギー）で手術技術を磨き、ハーバード大学公衆衛生大学院でMPH取得。2009年に帰国、榊原記念病院を経て、2013年に東京ベイ・浦安市川医療センターで心臓血管外科部長として科を立ち上げ、2021年12月より順天堂大学心臓血管外科主任教授。虎の門病院循環器センター外科特任部長、一般社団法人ハートアライアンス代表理事などを兼任。

すが、麻酔科ローテや研修後の地方病院勤務中に集中的にやりました。英語は米国に行くと決めてから、新東京病院心臓血管外科レジデントの激務のなか、朝5時半からオンラインの英会話をやっていました。「心臓外科2年目に米国に行く」と決めていたので、やるしかなかったです。**目標はデッドラインを決めることが大事だと思っています。**臨床現場の例で言うと、「術後、患者さんが元気になったら退院」という考えではなく、「この日までに退院するので、それに向けて患者さんが元気になるようにする」というのが自分の考え方です。

米ブリガムでのフェロー。
知っている人が誰もいない環境へ

西﨑 渡米されて、米国の生え抜きの人たちと戦うというのは大変だったことと思います。

田端 システムの違いや英語も大変でしたが、同僚は米国のレジデンシープログラムを修了した、心臓外科3〜5年目の人たちですから、心臓外科2年目の僕とはレベルが全然違いました。最初はえらい所に来てしまったなあという感じでしたが、できることからやるしかないと。本当に普通ですが、術前後の患者さんをしっかり診たり、カルテを丁寧に書いたり、上司への報告をマメにしたりといったことをしました。そうすると少しずつ信頼を得られるようになり、英語と環境、手術にも徐々に慣れてきました。1年経ったころから好循環になり、手術のチャンスもどんどん回ってくるようになりました。最初はレベルが違いすぎてビビッていた同僚たちですが、やはり同僚が優秀というのはすごく良いことで、彼らに追いつこうと頑張れましたし、最後には追い抜けたのかなと思います。**ブリガムで過ごした29、30歳の2年間に、約250例の心臓手術を執刀する機会を得られました。**なかでも低侵襲弁膜症手術のパイオニアである故・Lawrence Cohn先生に指導していただいたことは、自分の心臓外科医としてのライフワークを決めるきっかけとなり、とても大きな出会いでした。

西﨑 若い先生が心臓外科2年目に心臓外科フェローで渡米したいと言ってきたら、どうされますか。

田端 「ちょっと待て」と言うかもしれません（笑）。最適なタイミングは人によって違いますが、ストレスを減らす意味でも現地で効率よく学べるために

も、ある程度の技術と特技をつけてからでもいいと思います。

ハーバード公衆衛生大学院で臨床研究の基礎を学ぶ

西﨑　ハーバードの大学院に1年間行かれていますが、もともと臨床研究に興味があったのですか。

田端　僕が最初に書いた英語論文は、東大病院研修医1年目に最初に受け持った患者さんが高安動脈炎の頸動脈瘤という珍しい疾患で、そのケースシリーズを書きました。東大血管外科の先生方が根気強く指導してくれたおかげで、血管外科ではトップのジャーナルに掲載されてすごく嬉しかったことを今でも覚えています。その喜びからまた書きたい！という好循環になって、その後も何本か英文論文を書いてはいたのですが、自分の臨床研究の手法が正しいのか自信がなく、それをしっかり学びたいという思いがありました。

西﨑　研究テーマは疫学的なものですか。

田端　心臓手術のアウトカムリサーチがメインでした。ブリガムの心臓外科にはデータを管理・解析する専門家が数人いて、しっかりしたデータベースとサポート体制がありました。研究デザインや統計のことは大学院で相談できる最高の環境だったので、11本の英文論文を書くことができました。1年間勉強したからといって最新の専門的な統計を自分でやることはできませんが、統計家と話せるための知識は今でも役立っています。

重症心不全手術と低侵襲手術を修得するためにコロンビア大学へ

田端　ブリガムで学んだあとに何が自分に必要かと考えました。ブリガムでは胸骨部分切開アプローチという低侵襲手術をやっていたのですが、右小開胸アプローチを学ぶ機会がありませんでした。また、心移植や補助人工心臓（VAD）植込みなどの重症心不全手術もあまり学べませんでした。それらを学ぶことが自分にとって必要だと考え、どちらの症例数も豊富であったコロンビア大学に行くことにしました。コロンビア大学では、クリントン元大統領を手術したCraig Smith先生や日本人アテンディングの中 好文先生の指導を受け、学びたかったことをとことん学ぶことができました。

西﨑　自分に足りないものが何かということを考えて、新しい場所に行かれたのですね。

田端　何を学びたいかを明確にすればおのずとどこに行くべきかが見えてきます。あとはそこで選ばれるかどうかという問題が出てきますが、まずはどこに行くべきか自分で知ることが大事です。

西﨑　ベルギーのOLVクリニックにも3カ月間行かれていますが、どういう理由だったのですか。

田端　コロンビアで右小開胸アプローチの低侵襲手術を学んで、さらにその道を極めたいと思ったのです。当時OLVクリニックには完全内視鏡下心臓手術のパイオニアであるHugo Vanerman先生がいました。僕の中学時代からの友達であった岡本一真先生がそこに留学していて、休暇を使って手術を見学しに行きました。あの手術を見たときは衝撃的でした。一般外科の研修時にはたくさんの腹腔鏡下手術を経験しましたが、それと同じようなことが心臓でもできるのだと。その場で次はここだと決めました。

西﨑　米国というタフな環境にいても、常に自分自身を客観視し、次のアクションに移せるという能力の高さとメンタルの強さを感じます。

リーマンショックがもたらした突然の帰国

西﨑　ご帰国されたのは、米国で身につけることは身につけられたからだったのでしょうか。

田端　本当はもう少し米国に残ってアテンディングとして仕事をするつもりでした。当時33歳で、ニューヨークの病院に就職が決まっていましたが、ベルギーにいる間に起こったリーマンショックによってその病院の経営見通しが立たなくなり、就職の話が白紙になりました。ベルギーでその連絡をもらったときは唖然としました。米国に残るならニューヨーク一択だった自分は別の就職先を見つけるのも難しく、その病院からは経営の目途が立てば連絡するということだったので、当時高梨先生が部長をしていた榊原記念病院で一時的にお世話になることとなりました。そうすると、帰国して1カ月もしないうちにニューヨークの病院から「経営は大丈夫なのでぜひ来てくれ」と連絡があったのです。

西﨑　そんなことがあるのですね。

田端　そういう話があればすぐに戻るつもりでしたが、ビザなど面倒なことも多く、将来的には日本で

仕事をしたいという想いがずっとあったので、「これも何かの縁かな」と考えて、ニューヨークの病院からのオファーを断って日本に残りました。リーマンショックがなければ今でも米国にいたかもしれないので、人生はわからないですね。ただ、**大学を辞めたこと、留学したこと、帰国したこと、振り返ってみてもすべてがいい選択でした。**

西﨑　ドラマですね。後悔はしない、選んだものがよかったと思えるのですね。日本と米国のギャップは大きかったのではないですか。

田端　渡米したときのギャップよりきつかったですね。日本の職場ってこんなに窮屈だっけみたいな感じでした。ただ、それ以上に良いところが目に付きました。手術や診療のレベルは自分がいた米国の病院よりも高かったですし、麻酔の導入や手術室の入れ替えがすごく速くて感動しました。米国では毎日すごく待たされていましたので。自分がいた米国の病院では、分業がはっきりしていて自分の担当でないことはまったく関係ないという感じでしたが、日本の病院では多くのスタッフがマルチタスクをこなして協業できる強みがあると感じました。榊原記念病院ではアテンディングとして5年間過ごしましたが、30代前半で帰国して米国での勢いを落とすことなく、洗練された環境で仕事ができたのは幸運でした。心臓手術の執刀数は米国で約500例、日本で約1,000例、合わせて1,500例ほどになっていて、30代にしてはかなり多いほうでした。

東京ベイでの心臓外科の立ち上げ、施設の垣根を越える取り組み

西﨑　榊原に5年間いらして、東京ベイ・浦安市川医療センターに部長として行かれています。東京ベイの仕組みには、米国で見てこられた施設から、いいところを取り入れられたのですか。

田端　新病院でのゼロからの立ち上げだったので、面白かったですね。外科医が手術に集中できる環境を作りたいと思い、一定の範囲内で診療行為を行うことができる診療看護師（Nurse Practitioner；NP）や「クローズドICU」を取り入れました。各科主治医が患者を管理するのが「オープンICU」で、「クローズドICU」は集中治療医が周術期管理を行うシステムです。米国で見てきた良いところを取り入れたのですが、何よりもそれができる集中治療医や診療看護師と出会えたことが大きかったです。

西﨑　施設の垣根を越えた取り組みもされています。どういった発想だったのですか。

田端　ハートアライアンスですね。業務を効率化するにも、一つの施設のなかでは限度があります。そこで施設をまたいで効率化していくことを思いつきました。たとえば緊急手術のオンコールを複数の病院で共有すれば各外科医のオンコール回数が減ります。このオンコール共有構想は部分的にしか実現できなかったのですが、連携施設間での人材交流や手術の標準化などさまざまな副産物が生まれました。留学中に知り合った阿部恒平先生（聖路加国際病院心臓血管外科部長）とは考え方がすごく合って、この取り組みを一緒にやっています。

西﨑　外科医は施設ごとに流派が違うように思いますので、つなげようという発想にはなかなかならないのではないかと思います。

田端　ずっと同じ施設にいて「このやり方が唯一無二で正しい」と思考停止してしまうのはよくないですし、**流派が違うからこそ互いから学ぶ価値があります。**一方で、病院間で連携するには基本的な手術のセットアップを統一して「標準化」していくことが必要になります。まずは手術のときに使う清潔な布（ドレープ）と人工心肺の回路について、各施設の長所を合わせて標準化しました。これによって外科医がアライアンス内の他施設に手術支援に行ってもスムーズに手術が行えます。

西﨑　米国で見てきたことは、標準化に着目されたことにつながっていますか。

田端　反面教師としてそうですね。ブリガムにいた7人のアテンディングは全員やり方も道具も違っていました。一カ所で色んなやり方を学べるという利点はありましたが、根本的に効率が悪いですし、安全性も低いですよね。外科医のこだわりって意外と狭い視野から生まれている部分もありますので、標準化はそれを再考する良いきっかけにもなります。

世界と勝負するための長期ビジョンをもつ

西﨑　先生の病院間連携の考え方を日本全国に広げたいという思いはあるのでしょうか。

田端　日本の施設規模では世界のハイボリュームセンターに臨床・研究・教育すべての面で太刀打ちできません。世界と勝負できるハイボリュームセン

ターを作ることは自分の大きな目標の一つです。欧米や中国のように年間数千、数万件は病院の規模的に難しいですが、年間500〜1,000件の施設が10施設集まれば十分に勝負できます。その意味でも病院間連携はそれくらいの規模が見込める施設に限定していきたいです。心臓外科領域の施設集約化は絶対に必要です。このままでは働き方改革もできないし、施設集約化を実現している発展中の国々に臨床や研究面で追い抜かれていくでしょう。

西﨑　ほかにも考えておられることはありますか。

田端　コロナ禍前から考えていたことですが、インバウンドに力を入れたいです。心臓手術は高額医療であり多額の公的資金でまかなわれています。心臓外科医という職業に誇りをもっていますが、やればやるほど社会に負担をかける面もあることは事実です。公的資金を使って日本の高い手術技術と医療サービスを提供するだけでなく、外貨を稼ぐ手段にするべく、コロナ禍で止まっていたプロジェクトを動かし始めています。あとは特許をもっている心臓治療デバイスの開発を進めたいです。日本の外科医はいろいろ工夫をして手術をするのに、特許をとって製品にするという考えをもつ人は少ない。製品化までたどり着くのはいばらの道ですが、うまくいけばこれまで治療オプションのなかった人に治療の機会を提供でき、かつ何十億円で売れるかもしれない。夢のある仕事ですよね。

人と人をつなげて、チームで戦う

西﨑　ご自身の能力が高いと、普通はその能力を頼みにするとこがあると思いますが。先生は周りの人を巻き込んで、組織と組織をつなげてという発想になるのですね。

田端　一人じゃ何もできませんから。駆け出しのころは、心臓外科は外科医の腕ですべてが決まる、それが魅力だと思っていましたが全然違います。チームが機能していないと、いい結果が出ません。どんな仕事でもとにかく人を巻き込むことにしています。

西﨑　先生にとってのロールモデルは誰ですか。

田端　尊敬する人はたくさんいますが、目指している人はいません。ロールモデルはもたないようにしています。もったとしてもその人を超えられないですし、その人が見えている以上のものが見えなくなるように思います。たくさんの人から学んだ引き出しの多さが僕の強みですし、そこに自分のオリジナルをプラスして前例のないキャリアを築いていく、それが面白いです。多様性の時代ですから、自分の強みをとことん追求していけばいい。大学医局というと画一的なイメージがありますが、順天堂の心臓血管外科は多様性を強みにする組織にしていきます。

西﨑　先生はすごくよく人を見ておられますね。ところで、仕事での難しい決断はどのようにされていますか。

ストレス解消法

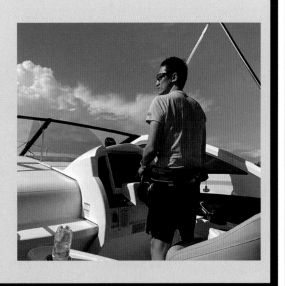

　最近血液検査でセロトニンの値を測ってみたのですが、基準値を超えていました。セロトニンは危機的環境においても冷静に判断できる能力に直結しているそうなので、ストレスを感じにくいところがあるのかもしれませんが、ストレスがかかる仕事ですからその解消は大事です

　夏は船を借りて海に出ます。天気がいい日の海はすべてを忘れさせてくれます。車も好きですが、渋滞にはまると余計にストレスが増えるので、遠出は電車派で車は空いてる時間に都内ドライブがメインです。心地よいエンジン音がストレス解消してくれます。あとはのんびりしたり、美味しいものを食べに行ったりと、普通のストレス解消法という感じですね。

田端　論理的思考に基づくしかないですね。論理的であれば、間違っても結果をみて修正できますから。

西﨑　普通は決断には感情が入ってしまいます。

田端　感情が入ることはもちろんありますが、感情も一つの因子としてなるべく、論理的思考に組み入れます。論理的に組み立てます。

西﨑　感情も論理的思考の因子と捉えるのですね。先がわからない時代で、医療にもAIやロボットかかわるようになっています。論理的思考を大事にしていくことは、時代を生き抜くキーポイントになりますか。

田端　**外科の世界でも論理的思考を大事にできる人は伸びるスピードが速いです。**手術は手先でなく頭でやるものであって、指導医がどうやっているかを覚えるだけよりも、なぜそうしているかを理解しているほうが上達します。それに、イノベーションも論理的思考から生まれるものだと思います。まったく新しいことを突然ひらめくということではなく、世の中に足りないものをどう埋めればよいかを考えて生まれるものです。手術の工夫やアイデアもそのような思考から生まれます。ある外科教授がおっしゃっていたのが、「外科医にとって一番大事な仕事は、より良い結果を出すために新しい手術を開発して、それをエビデンスレベルにして世の中に普及させることだ」と。社会の問題点をどう解決するか論理的に考えて、そこから生まれたものを社会に還元するという視点が、医師にも重要だと思います。

西﨑　何かを成し遂げる人は、何かを得るために何かを捨てることに対して、躊躇がない感じがします。

田端　時間は有限なので、全部を取ることはできません。僕は毎年元旦の朝に、前年の振り返りと新年の目標、やること、やめることをリストアップしています。今年やめることは10個くらいありました（笑）。

西﨑　貴重なお話をありがとうございました。

もっと知りたい！

順天堂大学心臓血管外科 HP	
ハートアライアンス HP	
田端先生の Twitter	

SHIMIZU's EYE　自身の東京時代に連携などで10年ほど前にお目にかかって以来ですが、そのころからと雰囲気も変わらず一つ一つ目標設定と実現、困難に打ち勝つ創意工夫ということが、改めて勉強になりました。

世界で活躍する医師になりたい！

女性感染症医のトップランナーはどうキャリアを築かれたのか？
米国で学んだ感染症診療と医学教育を日本で根付かせるために。

情熱に従い、自分にしかできないことをする

「世界とつながる仕事がしたい」。米国へ臨床留学し、感染症科を選ぶ。
帰国後は、日本感染症教育研究会（IDATEN）や国際医療福祉大学医学部の立ち上げなど、
医学教育に尽力。その情熱の源をひもとく。

Special
Interview

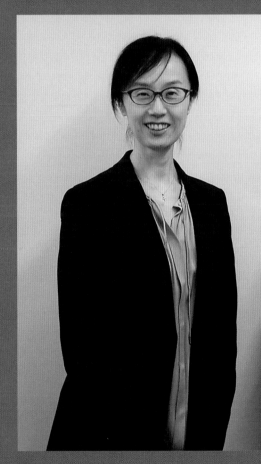
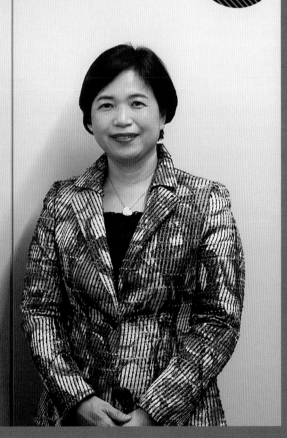

interviewer
上原 由紀 先生

矢野 晴美 先生
Harumi Yano
国際医療福祉大学医学部 感染症学 教授
医学教育統括センター センター長

外国に憧れた学生時代

上原 先生はとてもきれいな英語をお話しになりますよね。小さいころから英語がお好きだったり、海外に行きたいと思われていたのですか。

矢野 小学校5年生のときにNHKラジオの番組「基礎英語」を学校から教えてもらいました。毎日カセットテープに録音して、3年間聴き続けたところ、発音の練習も含めてその通りにやったら結構できるようになって、すごく英語が好きになりました。英語を好きになると「外国に住んでみたい」と思うようになりました。大学に入ったころは円高で、皆が海外に行く時代でした。

上原 バブルのころですね。

矢野 NHKラジオのテキストに、米ダートマス大学のラシアス・メソッドという言語研修プログラムが載っていました。両親は2人ともサラリーマンでしたが、ありがたいことに私がやりたいことにすごく理解があり、その4週間のプログラムに行かせてくれました。それが人生の大きな転機でした。

上原 日本の外に視界が拡がった感じですね。

矢野 翌年には「次はオックスフォードに行ってみよう」とイギリスに行きました。すごくよかったです。「外国に住んでみたい」という思いがはっきしました。医学部3年生のころで、組織学や細菌学の医学的な知識もある程度ありました。帰国したのが1989年8月末で、同じ年の11月にベルリンの壁が崩壊し、「世界はやっぱり一つなんだ」と実感しました。**この先どうしたいのかを考えて、「自分は世界とつながる仕事がしたい」と強く思いました。**

上原 そういう年でしたね、89年は。

矢野 医学部6年生になり、どこで研修するかを考えました。米国で研修するにはUSMLE（米国医師国家試験）の勉強が必要だし、臨床をまったく知らずに行って、英語と臨床の両方にハンデがあるのは大変ではないのかと悩みました。そんなときに、岡田正人先生（聖路加国際病院）が『医学界新聞』（医学書院）に、横須賀米海軍病院のことを投稿されているのを見ました。多くの日本人医師が米海軍病院での研修で米国式の医療や教育を経験し、米国をはじめ海外で活躍していることを知りました。当時は、横須賀と沖縄の2カ所にあり、岡田先生は横須賀で研修されました。私は横須賀と沖縄とどちらに行くかすごく悩んで、最終的に沖縄に行きました。両方

の米海軍病院の先輩・同期はみんな意識が高く、意欲的で、大半は渡米を実現しました。

上原 沖縄のあとは、ベス・イスラエル・メディカルセンター（現・マウントサイナイ・ベス・イスラエル病院）のレジデンシープログラムに行かれています。

矢野 Nプログラム（米国レジデンシーに日本の医学部卒業生・若手医師を派遣する民間のプログラム）を通して行きました。私はNプログラムの5期生で、女性第1号です。応募の倍率は約10倍でしたが、書類審査と面接などの試験を通して選んでいただきました。

国際医療協力がしたくて選んだ感染症科

上原 感染症をご専門に選んだ理由は何ですか。

矢野 国際医療協力に興味があったことですね。米国レジデンシー2年目には専門科を決めるマッチングがあります。米国では各専門科の医師の数や配置が専門職組織により統制されており、日本のように希望する診療科に誰もが進めるわけではありません。面接では「どれぐらい本気で取り組んでいるか」が重要視されます。自分が一生懸命になれるものは何かを考えたら、国際医療協力でした。当時の日本にはいなかった、感染症科コンサルテーションの先輩がロールモデルになったというのもあります。

上原 私たちが大学生だったころは、日本で米国式の感染症科コンサルテーションに触れるチャンスがありませんでした。米国に行かれたことで専門科を見つけられたという感じですか。

矢野 私は1993年の卒業ですが、当時の日本では女性医師の多くは、眼科や耳鼻科、皮膚科を選んでいました。**正直なところ、日本にいるときには感染症科でやっていこうと考えたことはありませんでした。**いずれ米国に行こうと思っていたので、渡米が困難な診療科は私の選択肢にはなく、内科に行きたいと思いましたが、母校でお世話になれるところがありませんでした。母校医学部の衛生学の先生方が、USMLEをはじめとして臨床留学を大変サポートしてくださったので、大学卒業後は衛生学の大学院生となりました。沖縄米海軍病院を経て3年目に大学院を休学して渡米しました。

上原 初めからそのような計画だったのですか。

矢野 計画的ではないです。国際医療協力という夢

を成し遂げるためにはどうしたらいいかという直感で行動し、結果として感染症科を選びました。

痛感した米国と日本の違い。日本で感染症科を普及させるためには？

上原　3年間のレジデンシーの後は、MDアンダーソンの感染症科のフェローシッププログラムに行かれていますね。MDアンダーソンを選ばれたのは、プログラムがよかったからですか。

矢野　まず、ニューヨークより南に行きたいという思いがありました。それから国際保健（global health）がやりたかった。国際保健は、当時は"international health"や"geographic medicine"と呼ばれていて、「米国にはこういうものがあるんだ」と驚き感動しました。はじめは国際保健が感染症科のプログラムに組み込まれている大学を探したのですが、テキサス大学ヒューストン医療科学センターに旅行者下痢症の権威の先生がおられ、「このエキスパートについて行きたい」という思いが決め手でした。MDアンダーソンはテキサス大学ヒューストン校附属の教育病院です。

上原　どんなプログラムだったのですか。

矢野　2年間のプログラムで、フェローが同期4人（現在は1年間に5〜6人）です。3、4年目のフェローもいて、合わせて13人ほどもいるので、比較的大きくて入りやすかったです。現在は変わっているかもしれませんが、平均在院日数は日本の3分の1ぐらいです。研修プログラムに求められる最低症例数が合計で250例ですが、2年間のプログラムで軽く1,000症例は診れますから、指導医として独立できる十分な経験が積めます。

上原　そういった経験を積んだ後に、独立したコンサルタントになるのでしょうか。

矢野　開業すると年収が大幅に上がるので、すぐに開業する人もいますし、複数の医師で共同開業する人もいます。

上原　日本では感染症の専門医がまだまだ少ないのが現状です。大学や教育病院で感染症を教える人がまず足りていません。米国のメイヨー・クリニックに短期留学したときに、米国では市中病院や開業医として働く感染症科医がたくさんいるのだと思いました。複数の病院を掛け持ちしている人もいますが、小さな病院にもちゃんとコンサルタントがいる。感染症の医師が大きな病院にしかいないという日本と違うなと思いました。

矢野　それには米国の医療関連感染の感染対策の歴史が関係していますね。1961年にMRSA（メチシリン耐性黄色ブドウ球菌）が初めて出現したことを受けて、米国疾病対策センターCDCは1963年、250床につき1人は院内感染対策担当者（ICP）を配置するよう勧告しました。70年代には、SENICという大規模臨床研究により、病院感染対策により医療関連感染が減らせること、また、医療費も削減できることがわかりました。これにより、感染対策プログラムを導入していない施設は米国病院評価機構（JCAHO）に認証されなくなり、JCAHOに認証されないとメディケアの保険給付対象とならなくなりました。2008年にはカテーテル関連の血流感染、尿路感染には保険給付が停止され、これによりカテーテル関連の感染が大幅に減少しました。手術部位感染のサーベイランスもアグレッシブになりました。

上原　なりましたね。

矢野　日本では一般病院に感染症科は少なく、中身と入れ物、両方が不足しています。中身である医師として、あらゆる臓器の横断診療ができ、あらゆる

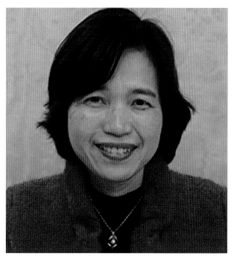

Profile
1993年 岡山大学卒業。沖縄米海軍病院、岡山赤十字病院を経て渡米。マウントサイナイ・ベス・イスラエル病院（当時名称ベス・イスラエル・メディカルセンター）で総合内科レジデント、テキサス大学ヒューストン校感染症科フェローとして専門トレーニング終了。南イリノイ大学にて感染症科のアシスタントプロフェッサー、自治医科大学感染症科准教授、筑波大学医学医療系教授を経て現職。

微生物に対して一定レベル以上で対応できる専門家を育成しなければなりません。そして、専門家を育成しても感染症科がなければ、呼吸器科や血液科といった現在ある枠組みに入らざるを得ないので、十分に力が発揮できないですね。医師を育成しつつ、入れ物として病院が医療経済的に成り立つように加算を認めていただきたいです。

上原　そうですね。

矢野　以前はMRSAの保険加算ぐらいしかありませんでしたが、感染制御チームICTや抗菌薬適正使用支援チームASTには加算がつくようになりました。しかしながら、まだコンサルト診療そのものに加算がつきませんので、病院としては収益につながっていないですよね。

上原　それでは感染症科医の人数が増やせないですよね。病院にとっては、人を増やしても収入が得られないですから。

矢野　収益という点では、ワクチン外来・渡航外来を設立することも大事と思います。基本的に自由診療で、ニーズもあります。アフリカや東南アジアに予防せずに一般の方が行ってしまうのを防ぐためにも、外来をきちんと整備する必要があります。あとは入院患者のコンサルトに保険加算がつくよう、地道に訴えることです。

上原　一つ一つステップを踏んで、コンサルテーションが力を発揮している病院を、ちゃんと評価してもらうのが必要かなと思います。

教育への思い

上原　先生の教育にかける思いはどこから来ていらっしゃるのでしょうか。

矢野　私がレジデント3年目のとき、アルバート・アインシュタイン大学医学部の4年生がサブ・インターンとして自分の下に2人つきました。彼女たちの医療面接と身体診察をした後のプレゼンテーション（症例提示）が非の打ち所がないぐらいに素晴らしくて、一体、どんな教育を受けているのだろうと思いました。

上原　それが最初だったのですね。

矢野　レジデントのころは、自分が感染症科医として途上国に行き、現地で診療することを思い描いていました。テキサスにいるときにお世話になった恩師が、バンコマイシン耐性腸球菌（VRE）の大家でいらして、彼女からscienceの難しさ、素晴らしさを学びました。帰国するころには、日本の感染症領域の課題が大変大きいことを実感しており、国際医療だけではなく、母国の課題を解決しなければならないと思うようになりました。日本医師会に勤務させていただいたときに、厚生労働省とのやりとりを近くで体験し拝見しながら、草の根運動の一環で、メーリングリストの「日本の感染症科をつくる会（現・IDATEN 日本感染症教育研究会）」を立ち上げました。2002年の秋のことです。

上原　よく覚えています。

矢野　その後、再びキャリアアップのため渡米しました。**自分の可能性を試してみたいという気持ちが強かったのです。** まずジョンズ・ホプキンス大学ブルームバーグ公衆衛生大学院で、フルタイムの修士の学生としてパブリックヘルスの基本を学びました。同時にジョンズ・ホプキンス大学で、米国の高等教育について、学生の立場で経験し体験しました。その後、南イリノイ大学医学部にfacultyとして着任しました。ここでも、目的の一つがfacultyとして米国の医学教育を学ぶことでした。南イリノイ大学は、定員70人ぐらいの比較的小さい規模の医学部ですが、全米でも先進的な医学部の教育カリキュラムを実践していました。例えばレクチャーはほぼなく最低限にして、1970年代からproblem-based learning (PBL)の先駆けのカリキュラムでした。試験も総合的なものです。模擬患者に医療面接をしてフォーカスを絞った身体診察をして、鑑別診断を考え、教員にそれを症例提示します。そのあと、コンピュータの前に座り、例えば腹痛の模擬患者だったら、腹痛に関連した疾患の問題を解く、といった感じです。

黒川 清先生との出会い

ちょうど一時帰国していた2000年ころに、当時東海大学医学部長の黒川 清先生（東京大学名誉教授）と出会ったのは、私の人生にとってとても大きいことでした。黒川先生が歩んでこられた、国や所属組織を超えた多くのご活動に感銘を受けました。黒川先生はやっぱり私の究極のロールモデルです。黒川先生のキャリア、お人柄、縦横無尽の幅広い人脈ネットワークは多くの勇気を与えてくださいます。

上原　すごいなぁ。

矢野　こういうのは自分がやらなくても米国には代わりはいくらでもいます。自分を活かした仕事ができるのは日本ではないかと思うようになりました。ちょうど自治医科大学からお声をかけていただき、附属病院に初めて感染症科を立ち上げることになりました。

上原　ご苦労もたくさんあったのではないですか。

矢野　はじめは米国で受けた教育を応用していましたが、米国とは金銭的にも人員的にもまったく違いますし、文化背景の違いで難しい面があり、行き詰まりを感じるようになりました。自分が立ち上げた感染症科の後期研修プログラムを評価するにはどうしたらいいかと思っていたときに、医療者教育学というものがあると教えていただきました。オランダのマストリヒト大学では現職を続けながら大学を辞めずにオンラインで勉強できることがわかり、すぐに入りました。

上原　科学的に教育を学ばれたということですね。

矢野　教育の理論と実践は、医学の基礎と臨床の関係と似ています。教育の理論を理解してはじめて実践がわかります。成人学習は、その人がもっている知識をベースに、新しい知識を積み重ねるという考え方が基本です。学問体系として学びましたので、応用もある程度できるようになりました。学生の評価とプログラムの評価の基本を理解し、また、医療者教育を体系的に学べたのはよかったと思います。感染対策もそうですが、教育も実際にやるとなると、いろいろ知恵を働かさないとうまくいかないですね。

上原　受け手側のテンションも違いますしね。

国際医療協力への思い

上原　先生が当初考えていらした国際医療協力と、現在のお姿は重なっていますか。

矢野　ベルリンの壁が壊れたときに直感的に思った「世界とつながる仕事がしたい」というのは変わらないですね。「世界とつながる」という部分で、医学教育では米国よりも欧州とのかかわりが深くなっています。また日本を中心に、韓国、シンガポール、台湾といった、近隣アジアの世界とつながるような感じもあります。海外の人たちを学生や教員として招くことのできるような医学部やメディカルスクールをつくりたいと考えていた時に、現在の所属先である国際医療福祉大学医学部が設置されるということで、異動しました。

上原　今年卒業生が初めて出ると聞いています。

矢野　まだまだ課題も多いですが、私の個人的な究極の目標は、“母国に三つ星の医学部をつくること”

ヨーロッパで感じた多様性

　オックスフォードの語学学校には、ドイツ人、スペイン人、イタリア人……と各国の高校生が夏休みを使ってやって来ます。オックスフォードで出会ったイタリアの子は今も親友です。

　イタリアンとスパニッシュとフレンチは語源が共通です。テレビのチャンネル変えると、こっちはドイツ語、こっちはフランス語と、さまざまな言語が流れていました。このような環境にいたらいろいろな言葉が話せるようになるのだと、民族の多様性を肌身で感じました。

　オックスフォードの英語の先生二人と個人的に親しくなって、一人は米国人の方で、一緒に映画を見たり、もう一人は英国人でご自宅に招待していただき、ハンガリー料理をご馳走になったり。街が古くて、夏だと夜の10時ぐらいまで明るいので、授業後、みんなでスケートに行ったりしました。

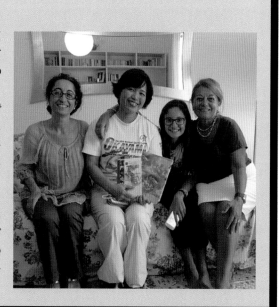

です。三つ星というのは、海外からわざわざ来たいと思う、という意味です。世界中から人が集まるような、そして学生やfacultyが世界中から来るような、グローバルなアカデミアを作りたいですね。今一番近い位置にいるのは、OIST（沖縄科学技術大学院大学）だと思います。

上原　OISTは国際的な評価もとても高いですね。

矢野　OISTのような大学が東京にあったら、組織運営などいろいろな面で、日本は変わりやすいと思っています。

自分を信じて情熱に従って

上原　先生が若い人たちのロールモデルになっているって実感されることはありますか。先生のようになるにはどうしたらよいでしょう。

矢野　わからないです（笑）。9年間勤めた自治医科大学では各学年1人は感染症科に進んでくれて、筑波大学でも1〜2人ぐらいいました。周りの若い人たちが感染症科を選んで夢中になって打ち込んでいるのをみると、興味をもってくれているのかなと思ったりします。私は感染症科が好きですし、その診療がとても楽しいです。それが結果として、社会になんらかの形で役に立っているのであれば、それ以上の喜びはないですね。

上原　先生が若い人たちに与えている影響は、先生が日々の仕事をする背中を見て、自然と感染症科に進んでいく人がいるというところにも現れていますね。例えば、先生の国際協力への興味を自分に投影させて、先生のキャリアを参考に「自分もこういうふうにしてみよう」という人が出てくるかもしれないですね。

矢野　それはお互い様なのだと思います。今一緒に働いている赤津晴子先生（国際医療福祉大学副学長）は、物静かだけれども、志が非常に高くていらっしゃる。ご自身に課している目標も高いしパフォーマンスも高い。毎日皆がそのプロフェッショナルな姿勢から影響を受けるような、美しい方でいらっしゃる。私も大変影響を受けています。

上原　最後に「難しい決断のとき」の決め手をお聞かせください。

矢野　難しいときほど「直感に従う」ということですね。やりたいかやりたくないか。好きか嫌いかが決め手かな。迷っているということは興味があるということだから、「迷ったらGO！」と知人に教えていただき、私自身も実践しており、学生にも言っています。あとは、昔教えていただいた"Follow your passion and make your own niche.（情熱に従いなさい、そして自分にしかできないことをやりなさい）"は私の信条ですね。

上原　直感を裏付けるのが情熱ということですね。ありがとうございます。貴重なお話がたくさん伺えました。

もっと知りたい！

国際医療福祉大学医学部HP	
五味晴美の感染症ワールド（矢野先生のHP）	
矢野先生のFacebook	
書籍『絶対わかる抗菌薬はじめの一歩』（執筆／羊土社）	

SHIMIZU's EYE　矢野先生は学生時代からの憧れでファンでレジェンドです。インタビューをお受けいただきとても光栄です。改めて、自分が今見ている風景をかつて自分が見ていた風景との差分から見ることができ、夢の再設定にもつながります。いつも日に影にご指導ありがとうございます！

UEHARA's EYE　最初にお会いしたのは2005年に帰国された直後でした。それから長い時間が経ちましたが、変わらずご自身の情熱と興味に向かって進み続けられています。矢野先生とお話することにより自分の考えがまとまってくることも多く、これからもご指導いただきたいと思います。

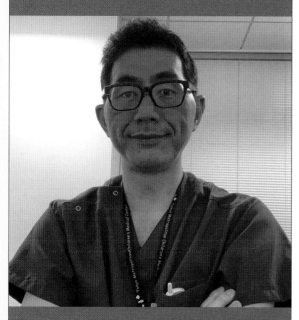

> 世界で活躍する
> 医師になりたい！

「とにかくやってみる」
チャレンジ精神の大切さ

世界中を飛び回って培った視点を活かして、
日本各地に小児感染症科を広め、
小児感染症専門医制度を立ち上げる。

堀越裕歩 先生
Yuho Horikoshi
東京都立小児総合医療センター 感染症科・免疫科 部長

2001年 昭和大学医学部卒業。沖縄県立中部病院、アンコール小児病院（カンボジア）、昭和大学病院、国立成育医療研究センター、トロント小児病院（カナダ）を経て、2010年より東京都立小児総合医療センターの感染症科を立ち上げ。2019年より WHO のナイジェリア、マレーシアでポリオ、新型コロナなどの感染症対策に従事。2021年より現職。専門は、小児感染症、国際保健、薬剤耐性、ワクチン。

研修医時代は
「とにかくやってみよう」

　私が医師を志したのは、国際協力に興味があり、開発途上国で仕事がしたかったからでした。学生時代はバイトをして、お金が貯まればバックパッカーで世界中を放浪していました。

　2001年に医学部を卒業したときは初期研修制度の開始前で、スーパーローテーションは珍しく、途上国では幅広く診療できなければと思って、スーパーローテーションの臨床研修で有名な沖縄県立中部病院に進みました。このとき米国から短期指導に来ていた小児精神科の先生が、カンボジアの小児病院で働いていたこともあって紹介してもらい、2カ月ほどカンボジアのアンコール小児病院に行きました。そこでは診たことがなかった小児の HIV/AIDS、結核、マラリアなどで苦しんでいる子どもたちに衝撃を受けました。とりあえず現場に飛び込んでみたというのが、私のキャリアのなかでターニングポイントになりました。沖縄県立中部病院の教えの一つに、"See one, do one and teach one" があって、とにかく見て、やってみて、教えられるようになれば習得できるという徹底的な実践主義でした。

　その後も国立成育医療研究センターでラオスでの研究にかかわらせてもらったのも、"とりあえずやってみよう"の精神からで、当時の成育の上司がアメリカ人の高山ジョン先生で、米国の「チャレンジすることに価値を置く」ことにも直接、触れることもできました。ジョン先生は今でも付き合いがあり、尊敬できるメンターに出会えたのも幸運でした。

　成育では、米国のカリフォルニア大学サンディエゴ校とイェール大学に2カ月、臨床留学させてもらい、小児感染症科を回りました。このときお世話になったのが、米国の感染症科で活躍していた齋藤昭彦先生（現在は新潟大学小児科教授）で、その出会いも幸運でした。そこで集約的な感染症研修、当時の日本でこの経験は積めないと思い、小児の感染症科医として専門性をつけるには海外に行くしかないと強く思いました。キャリアのなかで素晴らしい指導医と巡り会えたのもターニングポイントだったと思います。

　医師7年目でカナダのトロント小児病院の感染症科に進みました。**優れた教育システムのなかでクリ**

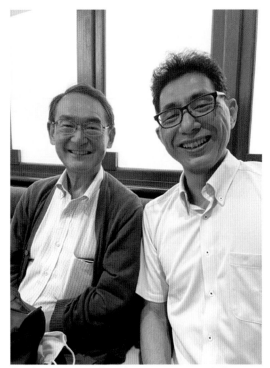

高山ジョン先生との再会。現在は、カリフォルニア大学サンフランシスコ校の小児科教授。

ニカルフェローとして2年間、研鑽を積むなかで、日本でもこの教育の仕組みが作れないかと考えるようになりました。ちょうど東京で新しい小児病院で感染症科を新設するというので、縁があって医師9年目に東京都立小児総合医療センターの感染症科の立ち上げのために帰国赴任することになりました。次なる挑戦は、日本でも小児感染症の集約的な研修ができるようにすることでした。

ゼロからの開拓！
日本での小児感染症科医の育成

　感染症科というのは、主科から相談のコンサルテーションを受けないと仕事が始まりません。感染症科がなかった病院に、科ができたからといって、いきなり相談してもらえるわけではありません。ましてや医師9年目の私は、小児の名立たる有名医師の前では若輩者で、感染症診療は各科で完結していて相談を必要とされていない状況でした。

　まずは観察をして、どこに問題点があるか、この病院を良くするにはどうするのかを分析しました。感染対策に改善する点が見つかり、まずはそこを徹底的に改善していくことから始めました。よばれてもい

ないカンファに勝手に出席して意見したり、いろいろな飲み会に顔を出したり、意識的に他部署のスタッフと仲良くなることをしました。初年度の忘年会で9カ所も顔を出していたのは私くらいでしょう。あちこちで話し合い、診療や感染対策を良くすることを重ねていきました。

　「なんかあいつに相談したら、感染症がうまくいった」という成功体験をしてもらい、少しでも信用してもらったら、次からは向こうから相談してもらえます。私が赴任して最初の2週間のコンサルテーションの数はたったの5件だけでした。今はその10倍ほどあります。コンサルテーション数を増やすことには、とにかくこだわりました。なぜなら、それは研修の質の根幹になるからです。

　最初は私1人でやっていましたが、2年目に兼任でフェローが来ました。コンサルテーションを一つ一つ丁寧にこなすことで、フェローに必要な知識と経験が身についていきます。小児感染症の研修は、普通に小児科医をやったら10年以上かかる経験値を1年で積める環境が必要となります。まさにトロント小児病院はそんなところでした。

　しっかりと臨床ができる環境が整ってきたら、教育、研究を充実させることを次の目標にしました。私も若くてイケイケ志向だったので、当時のフェローには、しんどかったといわれるプログラムを組みました。朝早くから教育アクティビティを行い、国内外の学会や論文発表を課しました。

　そのうちに、日本小児感染症学会の5％の演題発表を東京都立小児総合医療センターの感染症科が占めたり、国内や国際学会でフェローが賞をとってきたりするようになりました。論文もたくさん発表して、特に抗菌薬の適正使用の分野では、広域抗菌薬の使用を減らして、耐性菌と感染症関連死亡を減らしたことで、都知事に表彰されたり、一流の国際学会の教育講演や海外メディアに論文が取り上げられたりもしました。

　初期のプログラムはアクセルを踏みっぱなしで、『不思議の国のアリス』の赤の女王仮説の"全力で走らないとそこにとどまれない"というのが信条で、全力疾走で常に改善し続けるという無茶な研修路線でした。また、優秀な人材は抱えないで送り出す方針で、育てた人材は全国の小児病院や大学、基幹施設、国立感染症研究所などに散らばっていき、日本の小児感染症の裾野を広げることを最優先にしました。

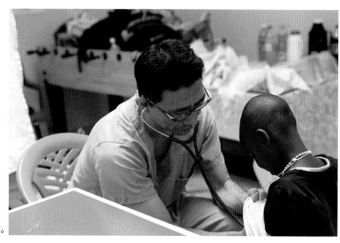
ケニアの孤児院で診療する筆者。

卒業生は、各地で小児の感染症科を立ち上げたり、各地域や全国規模のリーダーになったりとしていきました。

学会でも小児感染症専門医制度を立ち上げることになり、新潟大学の齋藤先生のリーダーシップの下、世界で互角に渡り合えるレベルを目指して、経験の積める施設だけが専門医研修ができるという制度設計にかかわりました。ここで日本でもコンサルテーション型の感染症研修を軸に据えて、集約的な研修を基本としました。多くの施設で体制の変更が必要で、少なくない反対意見がありましたが、研修の質の担保は妥協しませんでした。

2022年で3回目の小児感染症の専門医試験が行われ、ついに日本でも北米のような小児感染症研修ができるスタートが切られました。この環境を描けたのは、研修医時代にあちこちに飛び込んでいき、優れた指導医や研修の仕組みに出会えたからだと思います。

この間、国際協力にかかわることは少なくなっていましたが、細々とラオスに行ったり、毎年アフリカのケニアに若手を連れて行って診療したりと、好きなことは続けていました。私にとって海外で仕事をすることは、生き甲斐でもあり、エネルギーをもらえる源でもありました。

そして時代も私の研修医のころと異なり、研修でのワークライフバランスが重要視されるようになりました。出産や子育て中のフェローも増えてきて、早朝から勉強会や仕事を始めて、深夜まで病院にいるのは、普通の業界ではあり得ません。**保育園に送迎できる時間で完結するとなると、研修プログラムを9～17時に収めるようにしないといけません。**そこで妊娠子育て中でも研修できるプログラムにと舵を切りました。まだまだ理想とはいかないですが、質を高めて時間は短く、というのが必要です。

私自身も20～30代の若いころのような長時間の働き方は止めました。いつの間にか若い先生から一つの小児感染科医の在り方としてみられる立場になったので、**私自身が若手の先生に楽しそうに仕事をしているように映らないと（しんどいことも多いですけど）、小児感染症のロールモデルとはいえません。**若手が楽しく伸び伸びと、ワクワクする小児感染症を研修できる環境作りが、ひいては日本の小児医療を良くしていくと思っています。

夢を追いかけてアフリカへ
新たな挑戦

トロントから日本に帰国後の9年間で、小児感染症の研修整備と後進の育成にひと段落がつき、私自身が体調を崩して脳腫瘍という大病をしたこともあり、生きているうちにやりたいことをやろうと思うようになりました。

1人で始めた感染症科も、いつの間にか私の後ろにはたくさんの頼れる仲間が育っていました。2019年に東京都立小児総合医療センターを退職して、国内のあらゆる役職も辞めました。そして、医師を目指したころの夢である国際協力をやろうと、アフリカのナイジェリアに赴任しました。ほとんどの日本人には馴染みのない国で、ボコ・ハラムというイスラム過激派が爆弾や襲撃テロをしているというのが、ニュースで触れるナイジェリアだと思います。国連のWHOでポリオなどの感染症対策をするのが仕事

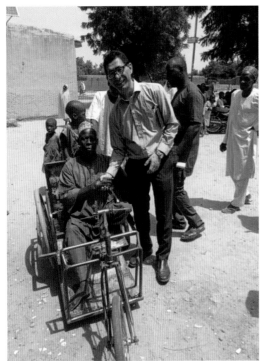

ナイジェリアにて。ポリオ麻痺で足が不自由で手漕ぎ車椅子の男性がワクチン啓発に協力。

でしたが、ナイジェリアは本当にさまざまな感染症があってよい経験でした。**アフリカ大陸で野生株ポリオウイルスの終息宣言を出す仕事にかかわれたことは、私の誇りです。**

その後、新型コロナのパンデミックが始まり、新型コロナ対策にも奔走しました。ナイジェリアからマレーシアに赴任となり、非正規外国人や難民の新型コロナ支援、感染症行政の技術支援をしました。そして 2021 年には再び日本に戻り、日本の小児医療と感染症業界に戻りました。

これまでのキャリアのなかでさまざまな選択肢を選んできた経験から、**若手にキャリア助言をするときには、「仕事、プライベートライフ、お金の 3 点の軸、10 年後に何をしていたいかで考えなさい」**と伝えています。私は 4 人の子どもがいて路頭に迷わないくらいは稼がないといけないし、この 3 つの軸のなかで、本当にやりたいことなのか、家族を含めて可能なのか、挑戦すべき価値があるかを"自分の基準"で判断することが大切だと思います。

もっと知りたい！

東京都立小児総合センター HP	
堀越先生の researchmap	
日本小児感染症学会 HP	
書籍 『小児感染症の微生物検査の進め方』 （編集／南山堂）	

UEHARA's EYE　なかなか例のないキャリアを歩まれている先生ですが、堀越先生からの「自分が楽しそうに仕事をしていないとロールモデルにはなれない」という言葉は大きな重みがあると思います。

世界で活躍する
医師になりたい!

カンボジアの
スタッフとともに
「世界一信頼される
病院」を目指して

「とにかく世界へ出てみよう」。
ビジネススクールで学んだ経営学で
視野とチャンスが広がり、アジアへ!

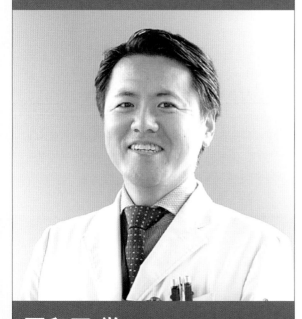

岡和田 学 先生
Manabu Okawada
サンライズジャパン病院プノンペン 院長

2002 年 順天堂大学医学部卒業。順天堂大学医学部附属順天堂医院で小児外科・小児泌尿生殖器外科の研鑽を積み、2008 年から 3 年間、米国ミシガン大学小児外科へ留学。2014 年 4 月～ 2016 年 3 月の 2 年間、東日本大震災で被災した福島県浪江町の仮設津島診療所の医師として貢献。2016年 早稲田大学大学院経営管理研究科入学［経営学修士（MBA）］。2017 年 12 月より北原病院グループ（医療法人社団 KNI）が手がけるカンボジアのプノンペン市にある「サンライズジャパン病院プノンペン」の小児・小児外科部門の立ち上げに従事。2020 年 3 月より院長として勤務。

海外へ向かう原点となった
山髙教授との出会い

　私の医師人生に大きな影響を与えたのは、山髙篤行教授（現・順天堂大学小児外科教授）との出会いです。入局を決めた大学 6 年当時に、「**外科医は臆病であれ。かつ丁寧に患者さんと病気に向き合い、結果を追求し、常に学ぶ姿勢が大切である。どんな小さなことも英文論文にまとめ、海外の外科医と常に勝負をする意識をもつように**」と指導されました。山髙教授と出会うまでは、医師としての将来像として海外をそれほど意識したことはありませんでしたが、大学卒業後小児外科医局に入局し、同時に大学院へ進学。小児外科研修医として可能な限り手術にかかわり、夜中や休日の時間を利用し臨床研究をまとめ、先輩の基礎研究にも参加していると、海外との距離が縮まっていくことを実感しました。初めての学会発表は医師 4 カ月目に香港で行われた国際学会で、世界の小児外科医の実力に圧倒されたことを覚えています。博士号の論文も医師 2 年目の研修医時代に書き上げ、その後も国際学会へ毎年参加し仲間が増え、英文論文を継続して書くことができたのも、医師としてのスタート時点で高い目標を定めることができたからだと感謝しています。

「失敗することを恐れるな」
Teitelbaum 教授の教え

　医師 7 年目の年から 3 年間（2008.3 ～ 2011.3）、米国ミシガン大学小児外科の故・Daniel Teitelbaum 教授（Dan）の研究室に、リサーチフェローとして勤務しました。著名な研究者が多数在籍するミシガン大学で、研究の厳しさと自分の実力のなさを実感しました。

　Dan とは 3 つのプロジェクトを行い、そのなかでも企業との共同研究である潰瘍性大腸炎に対する創薬プロジェクトでは、毎週金曜の朝に 1 週間の研究成果と翌週の戦略を 1 時間かけてプレゼンしなければならず、かなりのプレッシャーを感じ、精神的に追い込まれました。しかしながら、企業でのプレゼンに向かう Dan との車中での 30 分間は、私にとって大変貴重な時間でした。何度も車内でプレゼンの練習を行いながらも、ときには家族の話や将来の夢

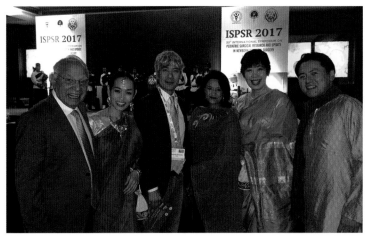

恩師 山髙教授（写真中央）とともに
インドでの国際学会にて。

を語り合うことで、気持ちが前向きに変わり、プレッシャーから解放されたことを覚えています。Dan からは「失敗することを恐れるな」との言葉とともに、戦略をしっかり立てて臨むことを教わり、同じラボのメンバーとも協力し、周りの研究者とコミュニケーションをとることを指導されました。日本では尖った形で勢い任せに勤務していた自分が、次第に丸くなり、周囲に気を遣うことができるようになり、研究も私生活もすべてが順調に感じました。

3年の研究を終え帰国準備をしていた際に東日本大震災が起こり、実家が被災したことを知った Dan からは、家族のことを含め温かい言葉をかけていただき、「帰国を延長し研究者として一緒に頑張ろう」というありがたい提案もしていただきました。2016年に脳腫瘍のために Dan は他界しましたが、彼のために研究を続けていこうと常に意識しています。

医局運営とビジネススクールで
マネジメントを学ぶ

2011年9月から2017年3月までの5年半の期間、山髙教授のもとで医局長として組織の運営にかかわりました。そこで、与えられた機会を活かそうと、組織改革に挑戦しました。外科医不足と環境の厳しさから医局員が減少し、残された医局員も疲弊していたなか、個別の定期インタビューと若手医局員を中心にブレーンストーミングを開催し、話を聞くことから始めました。得られた情報を基に、各自のタスクを見える化し、無駄を省き、休みの取りやすい環境の整備を進め、徐々に医局員も増えていきました。大学のなかでも女性外科医支援委員会委員長なども

経験させていただき、他科・他部署との連携でも大変勉強になりました。

自分のマネジメント能力の確認を含め、2016年より早稲田大学大学院（ビジネススクール）に進学し、経営面も含めた人材育成マネジメントを勉強し、医療従事者以外からの貴重な意見も伺い、さらに視野が広がりました。

少子化が進む日本において小児医療に関して危機感を抱いていた私は、アジアへの進出を考えていましたが、医療従事者からの賛同はまったく得られていなかったなかで、ビジネススクールの仲間からは「すぐにでもトライすべきだ」と応援され、現在に至ります。**自分の視野が広がると、チャンスが何倍にも広がるのだと実感しました。**

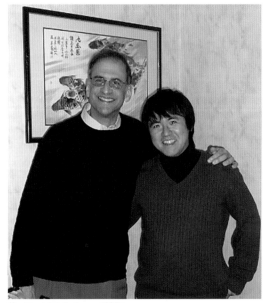

故・Daniel Teitelbaum 教授と。

夢を実現させるためには
強い意志と行動力が必要

　今しかできない貴重な機会を逃さず、とにかくチャレンジすることが医師10年目くらいまでは重要だと思います。機会を得るためのアンテナは常に張っておく必要もあります。機会を得ては失敗し、修正し、また挑戦することで生かされる経験が増えてきます。また、**専門分野で一通りのことを極めれば、応用力で対応できるようになります。** ですので、専門分野を可能な限り追求することを薦めます。

　私も小児外科医として先輩医師や患者さんから叱咤激励され、鍛え上げられ、必要な最終資格（小児外科指導医）を取得したこと、病棟医長・医局長のマネジメントを実践＋アカデミアで学んだことで強いバックグランドができました。その結果、カンボジアと日本の架け橋になりたいとの思いを実らせるために、カンボジアに自分を売り込むようになるまで自信が付きました。

カンボジアの医療者にもっと
アカデミックな力を

　医師としてのほとんどの時間をアカデミアのなかで過ごし、その重要性を理解していますので、途上国の医療者にもアカデミックな部分を追求したいと考えています。途上国だからと言い訳し、他国からの支援に頼るのではなく、自国の治療データを自分たちでまとめて、治療方針の再検討を行い、論文を常に読みながら診療に向かう姿勢と、地道な考え方を教育しています。

　基礎教育が整っていないカンボジアであっても、自分の力で医療者に辿り着いた努力家がたくさんいます。彼らにはヒントを与えるだけで飛躍的に伸びる可能性があることを、こちらに赴任してから強く感じています。 彼らの成長が私のモチベーションにもなっており、ともに勉強する楽しみを感じながら、国際学会・論文でカンボジア人が自国のデータに自信をもって発表する機会が増えることを期待しています。まだまだ眠っている珍しい病気やデータがたくさんあり、私自身も勉強することが楽しい状況です。

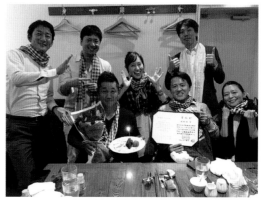

ビジネススクール仲間と

「新たな一歩」のために世界へ

　医療は世界中で通じるものなので、環境や場所を区分したくなる考えはいったん置いて、とりあえず外に出てみるのは、自分の実力を試したり視野を広げる意味でも、とてもよい経験になると思います。幸い、サンライズジャパン病院は、新たな一歩を踏み出すには出やすい場所だと思います。日本の医療者が安心して海外に出られる組織を作るためにも、医師がローテーションで赴任できる仕組みを構築したいです。

　また、40代は好きなことにチャレンジしようと決めています。5年後、50代を迎えたとき、北原病院グループでの新しいプロジェクトを牽引しているのか、ほかの病院の海外展開プロジェクトにかかわっているのかはわかりませんが、私と新しい事業や立ち上げを一緒にやりたいと言ってくれる人・組織と働きたいと思っています。それが、今後に続く先生方に示すキャリア形成のモデルケースの一つとなればと考えるところです。経験年数にかかわらず、海外での勤務に興味のある先生には、ぜひ気軽に声を掛けていただきたいです。

安心して暮らせる医療環境を
現地スタッフとともに

　途上国カンボジアであっても、今の時代では生活習慣病やがんの患者さんの治療を行うことが主体となっています。経済的にも成長過程にあるカンボジアでは、若い世代を中心にものすごい勢いを感じます。小児医療に携わる者としては、子どもの健診や生活改善などの基本的なことから指導を行い、生活習慣病を事前に防げるような環境を作ることや、将

来的にこの国に安心して生活できるような医療を提供できる環境づくりを現地のスタッフと行えることに、非常にやりがいを感じています。

私は自分の能力を活かせる環境を求めてカンボジアに来ましたが、まだまだやれることもたくさんあり、これからも非常に楽しみです。

もっと知りたい！

サンライズジャパン病院プノンペン HP	
サンライズジャパン病院プノンペン Facebook	
岡和田先生の LinkedIn	
順天堂大学小児外科 HP	

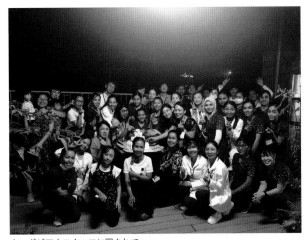
カンボジア人スタッフに囲まれて。

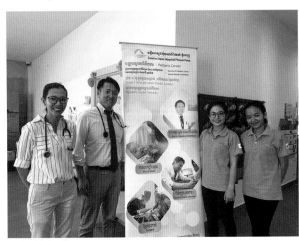
乳幼児健診の導入。

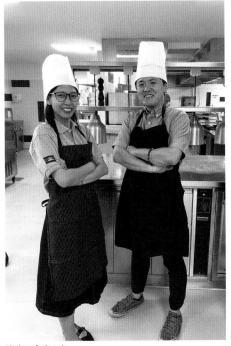
治療は食育から。

UEHARA's EYE 　順天堂では在籍期間が重なっておりましたが、現在カンボジアにおられるとは存じませんでした。すべてのキャリアがつながっていることがわかる印象深いお話です。

なぜ、ただの総合診療医が医療の質と患者安全へ向かうのか

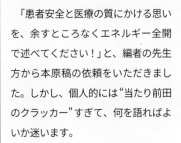

和足孝之先生

Takashi Watari

島根大学医学部附属病院 総合診療医センター 准教授

2009年 岡山大学医学部卒業（学士編入）。ハーバード大学医学部大学院 MHQS 修了（医療の質）。湘南鎌倉総合病院、東京城東病院、マヒドン大学臨床熱帯医学大学院、島根大学医学部附属病院 卒後臨床研修センターを経て現職。三度の飯と睡眠の代わりに臨床・教育・研究で腹を満たした生活。日本にとって重要であると信じる"ジェネラルマインド"を普及させるべく全国を縦横無尽に奔走中。ジェネラリスト教育コンソーシアム Editor in Chief。代表的書籍に『身体診察 免許皆伝』（医学書院）、『マクギーのフィジカル診断学』（診断と治療社〈翻訳〉）、『診断エラー学のすすめ』（日経 BP 社〈監修〉）など。

「患者安全と医療の質にかける思いを、余すところなくエネルギー全開で述べてください！」と、編者の先生方から本原稿の依頼をいただきました。しかし、個人的には"当たり前田のクラッカー"すぎて、何を語ればよいか迷います。

僕の持論では、キャリアとは目指して努力してできたというものではなく、結果的に後ろを振り返ってみるとあったもので、自分の通った道にはあまりカッコよくない轍ができていました（英語の語源はたぶんそういう印象を僕はもっています）。たぶん、生きてきた過程に患者安全と医療の質の活動や研究があるので、それを語りましょう。

「視野と視座と視点」を自由に調整する先人たち

僕は国内外の先人に学び、影響され、そして憧れ、自分なりに紆余曲折の道を進んできました。年齢が近い先人代表として徳田安春先生の直弟子として受けた影響は凄まじく、ときに人生を翻弄されました（もちろん、良い意味で）。もっと上の年齢層では、黒川 清先生からいただいたマインドセットが人生の基盤となりました。そして現在は憧れていた

Sanjay Saint 先生に弟子入りして、リーダーとしてのすべてを吸収しようと日夜研鑽しています。ふと思えば、これらの多くの先人に共通することは一体何でしょうか？　考えてみれば自ずと答えが見えてきたように思います。

おそらく僕が尊敬する偉大な人たちは、視野と視座と視点を自由に調整することができるのです。少なくとも僕にはそう見えてきました。優れた指導者は、研究者は、リーダーとはかくあるべし！　とでも言うが如く、自らの背中で後続を魅了し続けた方たちです。そして、この視野と視座と視点の調整ができる能力は、今の僕が医療の質と患者安全を語るときに重要な鍵となっています。

わが国で総合診療が普及するために必要なこと

僕はわが国の総合診療に対して時折憂いてきました。総合診療がわが国で本当に普及するために必要なことは何か？　僕は臨床＝研究＝教育＝リーダーシップの4つのバランスであると信じてきました。これは明治時代から脈絡と続くわが国の医学界の歴史（変われないマインドセット）のなかで、ほかの学問や診療科

から一定の尊敬をされ、かつ円滑に現場や組織のなかで発展し続けるために必須だと考えてきました。

ジェネラリストと研究テーマ

臨床と教育はよいとして、ジェネラリストの研究とはどんなことをしているのか？　それを明らかにして改善していかなければ、わが国の総合診療に未来はないと本気で思いました。過去に僕が調べた内容を要約すると、海外のジェネラリストが PubMed 上で発表している研究テーマは、ヘルスサービス系が22％、医療の質・患者安全が17％、医学教育が17％と併せて57％で、臨床研究が38％よりも多いです[1]。ちなみに基礎実験研究は1％のみです。日本の総合診療部門からの同様のPubMed 上での発表では、基礎研究は14〜17％と人気が根強かったですが、それはそもそも、もともと総合診療医としてトレーニングされていない研究者たちの流入の要素が強かったようです[2,3]。つまり、総合診療医にとって適切な研究テーマとは世界のトレンドの過半数を占める医療の質・安全、サービス、医学教育であると確信し、もしこの領域を発展させることができれば、わが国の総合

診療医の研究は爆進するだろうと考えました[4]。

「医療の質」と「安全領域」に照準を定める

だから僕の研究テーマは国際派ジェネラリストにとって"当たり前田のクラッカー"である医療の質と安全領域に設定するべきだと決心しました。これはジェネラリストが得意とする臓器別分野を超えた横断的俯瞰的な視点と、医療現場全体を見渡す広い視野と、地域や国などの視座と親和性が高く、実際に米国での医療の質・安全リーダーや研究者は、ジェネラリスト（hospitalist）が広く務めていることが多いという事実に基づいていました。結果的にこのような考えを基に、ハーバード大学医学部大学院（MHQS医療の質・安全修士）で寝食忘れて鍛えました。

さらに言えば、視座の調整は総合診療医にとってきわめて重要です。患者中心性の原理を骨の髄まで叩き込まれた医師は、まず患者の病だけでなく、生活や環境全体をみる視座をトレーニングされます（microsystem level）。少し学年や役職が上がると、好むと好まざるとにかかわらず、病院や地域全体を診る（mesosystem level）スキルが必要になります。さらにジェネラリストとして研鑽を深め、さまざまな問題に対して当事者意識をもてば、最終的には必ず行政レベル、政策の問題（macrosystem level）に対して取り組まなければならないと考えるようになります。具体例を挙げると、米国の死因3位は心疾患、悪性新生物に次いで、メディカルエラーである可能性を示唆するBMJの論文を読んだときに、僕は心震えました。血圧管理や糖尿病、COPDなどの慢性疾患に対する介入を毎日実践し続けたとしても、とてもカバーできず、圧倒的に多くの人が患者安全領域の問題で亡くなっているかもしれないのです。より上流のシステムや安全文化の改革が、早急に必要だと感じました。

システムの問題を診断し、適切に治療できるように

どのようなタイプの総合診療医でも、成長すればするほど視座を上下調整する必要が出てきます。臨床家としてきわめて自然なことであり、これが広義の意味で医療の質・安全研究や改善活動にドンピシャではまってしまいます（別名「術中にはまる」）。良医が患者の病態を診断し、的確に治療するように、僕は同様にシステムの問題を診断し、適切に治療（介入）したいのです。自分の通ってきた後にできた轍は、結局は患者や仲間の医療者のためという思いが強く、自然と医療の質・安全の領域にたどりつきました。しかし、この5年、そして10年後にはもっと面白い未来が広がっていると確信しており、このコラムを後から振り返って、僕の轍の紆余曲折を楽しもうと思います。

もっと知りたい！

JUGLER の HP	
和足先生の twitter	
第四部 Generalist in ミシガン大学編（和足先生の Blog）	

参考文献
1) J Gen Fam Med 2022; 23: 137–9.
2) Int J Gen Med 2021; 14: 1227–30.
3) Int J Gen Med 2022; 15: 7277–85.
4) J Gen Fam Med 2022; 23: 137–9.

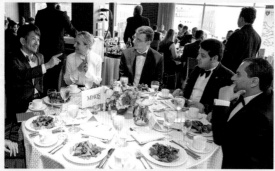

Harvard Medical School MHQS の卒業式パーティー。

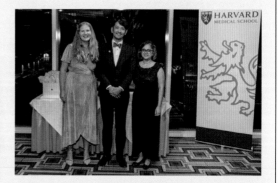

SHIMIZU's EYE 2010 年の出会いからすでにずいぶん時間がたち、さまざまなところでつながってきましたが、道なき道を行くその魂にいつもエールを送っています。

UEHARA's EYE 明るいエネルギーを多方向に放つ一方で、科学的な思考を世に現すこともなさる、類い稀な方だと思います。たまには休憩も忘れずに、というのが唯一の心配です。

AI 時代に医療はどうなる？

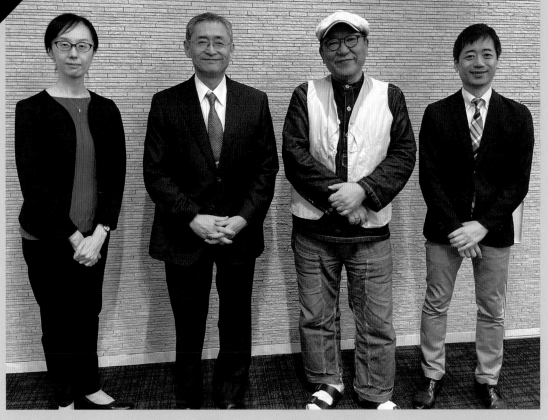

interviewer
上原由紀 先生

青木　眞 先生
Makoto Aoki
感染症コンサルタント

藤沼 康樹 先生
Yasuki Fujinuma
医療福祉生協連
家庭医療開発センター
センター長

内藤 俊夫 先生
Toshio Naito
順天堂大学医学部
総合診療科学講座 教授

開拓者としてさまざまな領域を切り拓いてこられた先生方。
現代の医療をどう見るのか、未来の医療はどう見えるのか。

情熱をもち続けるためのヒント

AI 時代だからこそ大切にしたい、現場に行くこと、
想像力を養うこと、「本当の人脈」を築くこと。

「今夜東北に行けない？」
東日本大震災後の電話

上原　読者の方への先生方のご紹介もかねて、先生方の出会いを教えてください。

内藤　僕がメイヨー・クリニックに感染症を勉強しに行くときに、青木先生の本を持っていきました。メイヨーはすごいところなんだろうなと思っていたのですが、この一冊にすべて書いてありました。

青木　これを聞けたから帰ろう（笑）。

内藤　日本に帰ってくると、外科も内科も自分で感染症を治療していて、総合診療医はそこからのコンサルトをどう受けてまとめたらいいのか、今後順天堂はどうしたらいいのかを上原に相談したら、青木先生をご紹介いただいて。そこから月1回、順天堂で講義をしてもらい、学生も楽しみにしています。

上原　内藤先生がメイヨーに行く前のことは知らないのですが、教育熱心になって帰ってきたそうです。

内藤　僕は大学は医師を教育するところではないと思っていたんです。米国に行って、大学や病院でも教育を受けるんだなとすごく感じて。例えば朝も昼も1時間講義を受けて、その間は呼び出されることはありません。歴史の講義や、お金を稼ぐための講義、面白かったのは、別の病院に勧誘されたときに自分を高く売るための講義もありました。そういう講義を勤務中に受けられる。帰国したら青木先生を中心に、大学で本当の勉強をさせなければと思いましたね。

上原　藤沼先生とはどうですか。

内藤　藤沼先生はずっと存じてはいたのですが、関係が深くなったのは東日本大震災のときです。被災地に手伝いに行きたいと方々に連絡していたんですけど、どうしたらいいかわからなくて困っていたんです。そしたら藤沼先生がひょっこり電話をかけてきて、「今夜東北に行けない？　夜7時の山形行きの飛行機のチケットを取っちゃった」と言って。

藤沼　僕はそのときプライマリ・ケア連合学会の理事で、対策本部が立ち上がって学会トップから「なんかやれ」と言われたけど、何をやったらいいかわからない。とにかくまず現地でニーズを把握してもらおうと思ったら、内藤先生がふっと頭に浮かんで電話したら「いいですよ」と言うから、「じゃあお願いします」と。

上原　その日は電力不足で電車もデパートも動いていなくて。内藤先生が外来にきて「何か役に立つものない？」というので、「じゃあこのペンライトをどうぞ」と。

内藤　あのペンライト返してないね。

日本の医師のモデルケースとなる
「お父さんとお母さん」

上原　青木先生と藤沼先生との出会いはどうだったんですか。

藤沼　徳田安春先生（群星沖縄臨床研修センター長）が青木先生の後輩で、僕の友人だったんで「1回飲み会やりましょう」って。普通に意気投合して。高尚な話はそんなにない（笑）。

青木　藤沼先生は家庭医で、僕はICUでアスペルギルスを診たりして、スペクトラム的には一番距離のある領域にいるのに、大事にしているものが同じで、同じ人種だとすぐにわかりました。

藤沼　1970〜80年代は領域横断的なことをやるのが辛い時代で、感染症科がまずなかったし、青木先生はそこで黎明期からやってきて、道は違えど同じようなバリアーが色々あったなと。

青木　僕は自分と同じ波長を感じる人たちとだけ、

Profile

青木　眞　Makoto Aoki

1979年 弘前大医学部卒。沖縄県立中部病院内科、米ケンタッキー大感染症内科、聖路加国際病院感染症科などを経て、2000年より感染症コンサルタント。米国感染症専門医。

43年間付き合ってきたところがあるんです。僕が藤沼先生に惹かれるのは、patient orientedの人だからなんですよね。この共通のスピリットが僕たちを自然にアウトローにしているけれど、アウトローであることが恥ずかしくないし、誇らしくあることのほうが多いですよね。

内藤　モデルケースを確立した二人なんでしょうね。同じ立ち位置に見えるところはあるなと。お父さんとお母さんみたいな、やっていることは違うけれども家族みたいな感じを僕はすごくもっています。日本の学生が将来どうなってほしいかって聞かれたら、こうなってほしいと思える。僕にはなれないと思いますが、自分の教えている人たちにはなってほしいと思います。

「首から下の手足で覚えろ」

上原　御三方の先生方が、いかにしてこうなったのかというのを伺いたいです。青木先生はどうして感染症医になろうと思われたんですか。

青木　医者1年目に沖縄県立中部病院に行って、喜舎場朝和先生（前・沖縄県立中部病院内科部長）という、日本人で最初の米国感染症専門医になった人に出会って、「こういうふうになりたいな」と思いました。医者になって最初の1〜2年が大事だといいますけど、中部病院ではロールモデルに間違いなく恵まれましたね。元々は外科医になって、途上国で分娩も骨折も肺炎も診られるようになりたいと思っていたんですが、針刺事故でC型肝炎のキャリアになってしまって。

上原　青木先生にとっては沖縄県立中部病院が大きいということですね。

青木　沖縄に行ったら「即、使える医者にしてくれる」という感じがありました。「お前ら首から上はいらない。首から下の手足で覚えろ」と言われて、「臨床って本来そういうものなんだろうな」という空気に触れたのが大きいです。僕の根っこはそこで作られたと思います。

「この人、感じいいな」という直感は大事

上原　藤沼先生はいかにして現在の藤沼先生になったんですか。

藤沼　最初の指導医が大事っていうのは、まさにそ

の通りですね。僕は医学部6年生になるまで医者になりたくなくて、むしろこういう人にはなりたくないと思ってしまうような医者に多く出会いました（笑）。ポリクリ時代は患者を素材にして勉強をするような実習で、患者さんがどういう人かというのは関係がなかったんですよ。臨床に興味が持てなくて研究をやろうかと思って。「アルバイトをするにも研修は受けておいたほうがいいよ」と言われて、東京出身だし、東京をみてみるのもいいかと東京第二病院（現・東京医療センター）や駒込病院に見学に行きました。駒込病院はちょうど立て替えのころで、すごく綺麗だったんです。「ここに就職したら親が喜ぶだろうな」と。

一同　（笑）。

藤沼　知り合いに「1回見に行かないか」と言われたのが、朝から晩まで1.5次救急はすべて受けるような90床ぐらいの小病院（王子生協病院）でした。当時12〜13年目の女性の先生がいて、「藤沼くんが来たら教えてあげるわよ」って言うんですね。それで2年間お世話になろうかなって。

上原　いやいや、大事です。

藤沼　最初に受け持ったのがSLEの患者さんで、SLEの勉強をして「俺は結構勉強してるぜ」とプレゼンするわけです。でもその先生は患者さんが「便が

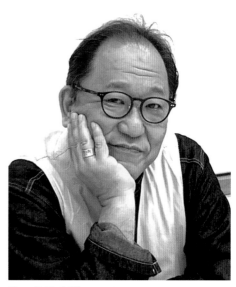

Profile

藤沼 康樹　Yasuki Fujinuma
1983年 新潟大学医学部卒業。東京都老人医療センター血液科、生協浮間診療所所長などを経て2006年より医療福祉生協連家庭医療開発センターセンター長。

出てない」「眠れていない」とか、病態生理じゃなくて、そこをひたすら聞いてくるんです。**その先生は「患者さんが入院に満足して帰れるのを目標にしている」って言うんですよ。**『日本臨床』や『最新医学』から仕入れた知識を開陳しても、「よく勉強してるわね」と言われるだけでした。あとは、ポリクリで診る患者ってすでに病名がついていたんですけど、プライマリにきた人をイチから医学的に診断して、マネジメントするって面白いなって思ったんです。当時は診断推論とかってコンセプトはなかったんですが、その先生は「頭から足先まで診察しなさい」と言って、総合内科的な診療をかなりやらされました。剖検医の資格ももっていて、自分で剖検するんですよ。

上原　診断はたしかに研修医になって困ることの一つで、手も足も出ないというのはありましたね。その先生は病因まで突き詰めようという姿勢があったということですね。

青木　その先生はどうしてそうなったんだろう。

藤沼　当時は東大紛争後で、ロックアウトといって東大は2年間入局させなかったので、卒業生はみんな外に出たんです。2年後にはみんな東大に戻ったんですけど、その先生はたぶんそのまま残ったんですね。すごく頭がいい先生で、新年会で自宅に呼ばれて行ったときに、めちゃくちゃ本があるなと。いろんな雑誌のバックナンバーが全部あったと思います。全然言わないんだけど、実はすごく勉強していた。

上原　当時はインターネットもなかったですし。環境は大事ですね。期せずしていい環境にあったと。

藤沼　すごく影響を受けたし、臨床医になるモチベーションがもらえたと思います。あのまま大学に残っていたら、僕は今ここにいないですね。

一生飽きないものはない

内藤　僕はポリクリ中にいろんな科を回って、もともと飽きっぽいので、どれを選んでも絶対飽きると思ったんです。当時、HIV感染症が東京で話題になっていたので、選ぶならこれかなと思って。HIV感染症を勉強してみたものの、肺に起きれば呼吸器内科、下痢したら消化器内科で、胆嚢の問題でもあり腎臓の問題でもあり、「結局これって何科の話なのか。どこで診たらいいのか」というときに、偶然に「総合診療科を作ってみよう」という先生がいて、それで「総合診療科でHIV感染症って診るものなんじゃないかな」と思ったのが医師3年目のときです。だから、僕が順天堂総合診療科のちょうど1年生なんです。今も同じことをやっていて、HIV感染者がHIVで亡くなることはほとんどなくなり、高齢化して糖尿病や高血圧になり、それを総合診療科で診ている。リウマチ科でも同じような状況にあると聞きますね。

上原　2000年代は臓器別に科が分かれるなかで、総合診療科がないと困るということになった時代でしたね。内藤先生は「急変させないレジデント」で有名だったらしいですよ。

内藤　いろいろな科の先生から「総合診療科なんてやめて、うちに入りなよ」って言われましたね。

藤沼　僕、2022年は日本エイズ学会学術集会に呼ばれてて。先生がおっしゃる通り、HIV感染症は慢性疾患になってきているので、プライマリケアや総合内科に担ってほしいみたいです。結局オルタナな仕事って必ずあるので、おそらくそういう感じになっていくんだろうな。

点を打つキャリア・束になって戦うキャリア

上原　パイオニア揃いの先生方から見て、今の若い

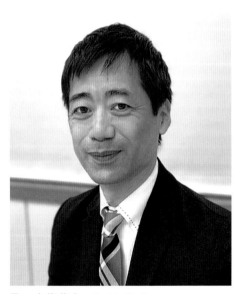

Profile
内藤 俊夫　Toshio Naito
1994年 名古屋大学医学部卒業。東京医科歯科大学医学部微生物学教室研究生、米国テンプル大学神経ウイルス学・癌生物学センター、米国メイヨー・クリニック感染症科などを経て、2015年より順天堂大学医学部総合診療科学講座教授。

人たちはどう見えますか?

藤沼　狂言師をやっている医学生、地域に本屋を出してる研修医、屋台を引いている医師とかいて、それは目立つ例なんだけど、この道一本を極めるよりも、やりたいことがいろいろあるって人が結構いると思います。上の世代は「それって診療の役に立つんですか」みたいな質問をみんなしたがるんですけど、彼らは別にそういう意味でやっているわけじゃない。スティーブ・ジョブズがスタンフォードで演説をしたときに、点と点は後からつなげるんだ、最初はとにかくやりたいことをやったほうがいいみたいな話をしていて、それを思い出したんです。もう一つは、すごく優秀で頭の良い若い人たちは「今の医学教育はただ医者をするにはどう考えてもハイスペックすぎる」と言うんです。彼らは勉強したことをすべて反映した社会貢献がしたい、つまり医者だけじゃなくて、起業とかも含めて考えている。右肩上がり成長のような、一流企業に入って、大学で教授になって、年々ステイタスが上がっていくような昭和的な価値観には興味を感じていないけれど、社会の役に立ちたいというのがすごくある。

上原　藤沼先生のところに来るのはそういう学生さんが多いのかもしれないですね。

内藤　アプリを作ったり起業したり、それが成功するかはわからないけど応援したくなっちゃうような一握りの集団と、家に籠っている人たちの集団と、二極化なんでしょうね。以前は、家に籠っている人たちはコツコツ勉強して、論文を書いて、教授になりたいって考えていたんですけど、たぶんそれも考えていないですね。専門医と学位をとったら勉強はおしまいという感じです。僕の立場では後者のグループをどうにかしなきゃいけないけれど、難しいです。僕ら教授を見て「なりたい」と思ってもらえていないのは、僕らが楽しそうに見えないのかなって。僕は楽しいからやっているだけですけど。あまり苦労して教授になるのはよくないのかもしれない。年齢制限をなくして、30代の教授をどんどん作ればいいと思う。それで40代で辞めたっていいわけで。

上原　そこから新しいことしたっていいですよね。

藤沼　大学が夢のある場所であってほしいなっていうのはすごくあるんですよね。

内藤　教授は基本的にはやっぱり大変な仕事ですよ。電話がかかってきたら、相手が上であれ下であれ、とりあえずまず「申し訳ございませんでした」（笑）。そういう話をすると、「辞めちゃえば」と言われるんですけど、**同じほうを向いた人たちが集まって、一人じゃできないことができるのは大学の良さ**ですよね。医局制度は悪のようにいわれますけど、例えば、コロナ禍に大学病院がなくて、日本中の医者がみんな一人で働いていた場合にCOVID-19に対応できたかっていうと、たぶんできなかったと思うんです。僕一人では論文にして発表する余裕はなかったのが、統計が得意な人が解析をして、論文を書くのが得意な人が書いて、研究のためのお金を集めてくれる人がいて、いいメンバーが集まってくれているのがあると思います。

上原　内藤先生も点を打つキャリアだったと思うんです。でも今は、コロナの診療をやりながら論文を書いたり、検査をやったりに興味をもってやってくれる人もいるってことですね。

現実の社会は非論理的・非合理的

上原　青木先生がレクチャーされているのはどんな若い人たちですか?

青木　全般的に大人しくなっていますよね。周囲に非常に気を遣って、相手を刺激しない、不愉快にしないことに著しくエネルギーを使っている青年が多いなと感じますね。そうしないと生きづらい国になってしまっているのかもしれないし、医学部に入る時点でエネルギーを使い切っちゃったのかもしれない。実際、僕が今受験したら医学部に入れないんじゃないかっていうぐらいに難しくなっている。僕が帰国した30年前は「青木先生なんて大したことない。簡単に抜けますよ」と言ってくる元気のいい青年がそこそこいたんだけど、だんだん静かになってきている。医学部だけじゃなくて、顧問をやっている会社にくる若者もそうだし、若い人たちは夢を描きにくいんじゃないかなって心配になります。

藤沼　例えば病院をローテーションしていて「何やってんだ」「ちゃんと患者を診てんのか」と言われて、PTSDみたいになっていたりするんですよ。最短距離で正解に辿り着く練習をずっとして医学部に入るから、卒業するまでネガティブフィードバックが全然ない。でも**現実の社会って非論理的・非合理的で、不確実性で、正解がない問題が必ず出てくる。**それを避けるなら自分の仕事の範囲をできるだけ狭くして、そこだけをやるほうが楽なんだけど、なん

047

とか別のこともやろうとするとガクッとくる。傷ついている人が多い感じがしたな。

青木　内藤先生の教室には中国やヨーロッパの、海外の人もいっぱいいるじゃないですか。彼らは元気だよね。日本にいるのに元気でしょ。それってものすごく意味があることなんですよ。

内藤　元気ですし、楽しそうなんですよ。人生で一番能力の高いのが18歳というとやっぱり困っちゃうわけですよね。本当のピークはそこじゃないんですから。**僕は1年生の最初の授業のときに「6年間でいろいろなことがあると思うけど、これは自分には関係がないと思っちゃいけないよ」と必ず言っています。**つまり「自分は眼科医になるから、眼科のことだけ」、もっと言えば「医者なんだから経済のことは関係ない」「日本でやるから海外のことは関係ない」、そのほうが楽なんですけど、そうじゃなくて何にでも興味をもつことは大事なのかなって。

答えのない問題に
答えられる人を育てるには

青木　医学部の少なくとも半分くらいは文系にしたほうがいいし、内藤先生の意見は違うと思うんですけど、国家試験はなくしたらいいと思うんですよ。ヨーロッパやアジアには国試がない国が多いと聞くし、医学部ってもともと職業訓練校ですから。試験に通らなきゃいけないっていう束縛感からリリースするだけでも、医学教育は本来の姿に戻らないかなって思うんです。

内藤　試験がなかったら彼らは路頭に迷っちゃうでしょうね。でも、僕は迷わせていいんだと思うし、

迷うべきだと思うんですよ。国としても4年生で試験を受けさせようという話になっていますが、そうすると今度は「最初の4年間はのんびりしていられない」っていう話になってきてしまいます。

青木　国家試験を易しくしてもダメですかね。

内藤　面接にしたらいいと思うんですけどね。

上原　メディカルスクールのカリキュラムを卒業できたら医者として働ける、でいいんじゃないかという気はするんですけど、そうすると今度は入試がもっと難しくなるんですかね。

青木　日本は国家として各科の医師を毎年何人揃えるかというコントロールをしていない唯一の先進国じゃないですか。国家としてどういう医者が何人ずつ必要かというような測定がないし、グランドデザインがない。僕は「最大のパンデミック対策は、藤沼先生みたいな人が日本の医者のマジョリティになることだ」って言ったことがあるんです。オランダは藤沼先生みたいな人が医者の95％です。1％でも専門医が増えると、医療費がぐんと上がる。教員も国内外から平等に応募するような医学部もいいですね。沖縄科学技術大学院大学（OIST）の医学部バージョンみたいな。

内藤　英語で全部授業をするとなると、留学生で英語がすごくできる人と、大学に入って初めて英語で授業を受けますという人が出てきちゃって、先生たちは英語で授業をした後にもう一度日本語で授業をするハメになりますね。

上原　2つのことを勉強しなきゃいけないですよね。日本のことと世界のことと。

青木　医学部で習うことのほとんどは文系向きだと思います。理系的な素養が求められるフェーズって

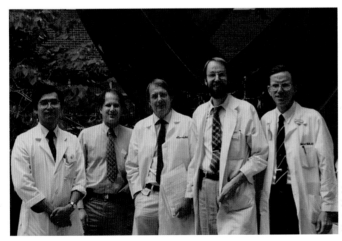

30年前、Kentucky大学で感染症科 Fellow の時代。20ドル（含ガソリン代）で10日を過ごす極貧生活にもかかわらず毎日が充実していた。当直の初日の夜は「狂犬病疑い」のコンサルテーション。（青木）

すごく少ない。それよりはこの患者さんの人生観ってなんだろう、何を大事にして生きているんだろう、この人にとっては血圧を下げるよりも大事なことがあるんじゃないかっていうことだよね。

内藤 総合診療専門医の試験は250問のうちの半分がそういう問題です。「このおばあちゃんをどうするんですか」、答え「何もしない」みたいな。僕は国家試験委員のときにそういう問題を作りたくて作れなかったんです。医学教育で知識を問う問題しか作れないのであれば、せめて総合診療の人たちには全体を診るということをさせてあげたい。回診でも「診断はわかった、それでこの人を今後どうするの?」って聞くと、みんな「まだそれは考えていません」とか「検討中です」と答えてしまう。そのためにはペーパーよりも面接なのかなって。プライマリケアの専門医試験のときに、患者役と家族役の人が入ってくる、それで付き添いの人に「どうぞ座ってください」と椅子を勧めるかどうか。

上原 勧めないんですか?

内藤 テストだからかもしれないんですけど、必ずしも勧めないですね。そういう意味では、文系とか、芸術学部や音楽学部の人たちが医学部に入ってくることはいいのかもしれないですね。

青木 ティアニー先生が音大卒だよね。内藤先生が招いていらしたシンガポールの医学部の学生も、元教官だったり、警察官だったり、銀行員だったり、いろいろですよね。

内藤 4年大学に行ってから医学部に入るっていう制度は悪くないと思います。軍隊に入ってお金を稼いでから医学部に入ったなんていう人はやる気が全然違いますからね。

情熱をもつためのヒント①
現場に行くこと

上原 先生方のように、情熱をもち続けるためのヒントを教えていただければと思います。

藤沼 モデルコアカリキュラムの改訂を若い人たちが進めているから、行動科学を重視しているし、地域医療教育が必修なので、かなり違ってくると思います。「地域医療に学生さんが来ると気分変わっていいよね」という先生たちは結構いますね。

青木 医学部を1〜2年休学して、日本の外の世界を見てきたらいいと思う。自分と同年代の人たちがものすごくエネルギッシュで、元気で、根拠のない将来に対する夢をもって、バリバリ生きている。日本という空間が特殊なんだと感じられることはとてもいいと思いますね。

内藤 留学する人は全然いないですね。コロナの前からです。彼らの言い分としては「日本にいてもできるじゃないか」って。僕も留学に行って「すごかった」とは全然思わないんです。でも留学はそれがわかるだけで十分なのだと思います。現場に行くと言えば、東日本大震災のとき、学会本部に藤沼先生がいらして、僕が先遣隊として被災地の医療ニーズをみてくる役だと言われたんです。先遣隊ってなんかかっこいいし、ぜひやりますと言って、「ところで先遣隊って何人なんですか?」と聞いたら、「一人です」と。それって「隊」なんですかと思いました(笑)。

上原 内藤先生が震災のときに現地に飛んでっちゃったときは感動しましたけどね。

内藤 大学の教官って、本当はそういう役目なのかと思うんです。僕がいなくても周りの人がうまくやっ

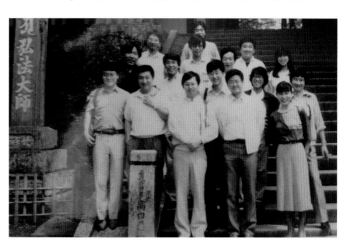

王子医局旅行。
前列右側が最初の指導医の伊藤先生。(藤沼)

てくれる余裕があるので。開業医が「今日から行きます」とはなかなかできないですからね。

上原 壮絶だったんだろうなあと。内藤先生は辛くてもあまり表に出ないので、心配していました。

内藤 こちらに帰ってきて、家で普通にニュースを見ていて、悲しいわけではないのにボロボロ泣いていたことがありました。何もできなかったですけどね。DMATの時期を過ぎたころだったので、僕らは高齢者の血圧の管理や、肺炎を診ていて、健康管理という意味では重宝されました。現場に行って今後肺炎が増えるなとわかりましたので、製薬会社に掛け合って、学会主導で肺炎球菌のワクチンを5,000人ほどに打ちました。**今回のコロナもそうですけど、現場には行ったほうがいいと思います。こういうイベントがまた起きたときに動けるかどうかだと思います。**僕は地下鉄サリン事件のときに研修医2年目で、まったく何もできなかったという負い目があっ

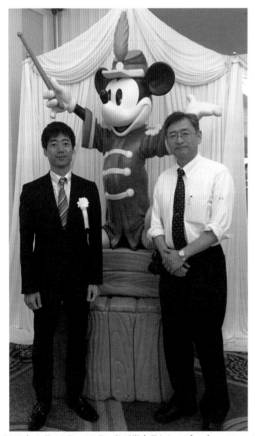

2017年9月14日〜15日、私が学会長としてディズニーアンバサダーホテルで第15回 日本病院総合診療医学会学術集会を開催いたしました。この学会のメインイベントは、診断の神様ローレンス・ティアニー先生と青木 眞先生によるケースカンファレンスでした。早くまた大勢で集まって賑やかな議論をしたいです。（内藤）

たんです。今の学生さんもCOVID-19に何もできなかった、手も足も出なかったという感覚を次の何かに生かしてもらえればって。

藤沼 パンデミックはこれからもシークエンシャルでやってくるし、おそらく震災もあるだろうし、やっぱり非日常ってめちゃくちゃ考えますよね。

上原 日々の仕事をちゃんとしながら、いざというときにちゃんと対応できる。内藤先生は飛行機に乗るときにお酒を飲まないんですよ。急変した人が出ると困るから。

内藤 それも大学生のころ「お医者さんいますか」と言われて出ていけなかったことがあるからなんです。5年ほど前、飛行機でおじいちゃんを助けて、パイロットが「マイアミまで引き返して30分、ミネアポリスまで1時間、どうする？」って判断を任せられて、乗客がみんな「まさか戻さないよな」って僕を見てました。ちゃんと助かってよかったです。

上原 内藤先生といえば、雪かきをして怒られていたこともありましたね。

内藤 雪が降った朝、医局に行ったら、普通にカンファレンスをしていたんです。「おじいちゃんおばあちゃんが雪で順天堂まで来れてないんじゃないの」って、みんなでシャベルを持って雪かきをしたら、そのときの病棟医長に「カンファレンスもしないで雪かきとは何事だ」ってすごく怒られてね。

上原 医局員でハトを助けたこともありましたね。ハトが医局前の階段で弱っていたら、内藤先生が「総合診療だろ！ 箱に入れて連れてこい！」って言うので、研修医たちがみんなで段ボール持って助けに行こうとするのに「ちゃんと手袋をしなさい」って。

内藤 ちゃんと元気になったよね。雪かきの日も、ハトの日も、見学に来ていた人が「この科で働きたい」と言ってくれて、僕が教えたことじゃなくて、それで興味をもってくれたこともありました。

藤沼 ヒドゥンカルチャー（隠れた教育文化）ですね。言葉で出てくるものじゃなくて雰囲気。キャリアを選ぶときは見学に行くのが良くて、説明会で言っていること、実際にやってることが違うって結構見えるよね。特に論理的思考で考える人は「救急台数こっちのほうが多いな」「手技の経験件数がこっちのが多いな」とかで選んだりするけど、**字面やステイタスで選んじゃいけないよね。雰囲気や相性を感じられる直感は結構大事です。**

青木 僕もすごくそれは思います。

上原　直感は結構正しいですね。アンテナを広く。

藤沼　有名教育病院のなかには過度にコンペティティブなところがあるんですけど、それは実はあまり良くないんですよ。今はマッチングだから難しいかもしれないけど、レジデントを7人採るとしたら、この人は勉強家、この人は○○みたいな感じで、「キャラクターの組み合わせ」で学習共同体を形成するのが大事だと思う。トップ5％ぐらいの人たちにはコンペティティブな環境が合うんでしょうけど、大多数の人たちは2年間を無事に修了したいと思っているから、切磋琢磨よりも、助け合える環境のほうが伸びる。**人の成長を自分の成長のように喜べるほうが医師集団っていいと思う。**

上原　他人と自分を比較し出すと辛いですよね。

藤沼　人数が多いと大丈夫みたいですよ。最低4人以上は研修医がいないと大変みたいです。2〜3人だと厳しくて、1人だと「いったい僕は大丈夫なんだろうか」って2年間過ごすって言ってましたから。

情熱をもつためのヒント②
想像力を養うこと

上原　若い人と一緒に回診すると、例えば患者さんはカーテンを開けてらしたのに、カーテンを閉めて診察して、開けないままで帰る人もいます。あるいは、個室のなかで患者さんはマスクをしていなくて、「診察のときはマスクしてくださいね」って声をかけるけど、帰りにマスクを外してあげて帰るっていうのが、できる人とできない人がいるんですよ。やって見せるんだけど、それを感じ取って自分もやる子もいるし、やっぱりやらない子もいます。そういう配慮があるかっていうのはみています。例えば内藤先生は診察室の外まで患者さんを呼びに出しますよね。

内藤　マイクとかは使わないですよね。せめてドアを開けて、「どうぞ」って。そういうのが教育でどうにかなるのか、すごく不安になるんですよ。

青木　そういう内藤先生たちをみて「こうなりたいな」って思う人もいるだろうし、そうでもない人もいるだろうし。向こうのレセプターの問題もあるでしょうね。ティアニー先生は回診するときに、床頭台に家族の手紙とか写真とかいろいろ置いてあるのを見る。それで何にもないと「この人は何も置くものがないのかな」みたいに考えてみる。

藤沼　僕は診療しながら、隣の診察室で話しているのを聞くのが得意なんですよ。そうすると、患者さんが「7年前に家が火事になって夫が亡くなったんです」と言うのが聞こえてくる。それに対して「それは大変でしたね」って答えていて、「そうじゃないだろ。もっと驚かないといけないだろ」って思いましたね。一つ一つ指摘しないと難しいですね。

上原　OSCEの弊害ですよね。最初に患者さんの主訴を聞いてシンパシーを示せっていうシナリオになっていて、「それについて深く聞かせてくれませんか」っていう決め台詞じゃないですか。

藤沼　「火事で夫が亡くなったんです」に対して、「それについて深く聞かせてくれませんか」っておかしいですよね。

上原　不意打ちを食らうことって外来では結構あると思うんです。コミュ力なのかなあ。内藤先生はネコの相談まで受けてますよね。

内藤　患者さんが「最近ちょっとお腹が張ってきちゃったから」って言うから診察しようとしたら、「私じゃなくて、ネコが」って（笑）。やっぱり「関係ない」と思わないことだと思います。ポリクリではベッドサイドでの雑談が本当は大事なんですけど、病棟実習の間も講義が入っているし、最後に小テストもあったりするわけですね。そうすると、2時間空いたら、彼らはベッドサイドじゃなくて図書館に行くわけで、それはもったいないですよね。戦争のときの話とか聞いてみたら、医学的な発見じゃないにしても、何か発見があるかもしれないし。

藤沼　僕も学生が在宅診療に行くときは「若いときに好きだった音楽を聞いてきて」って言います。そしたらカルテに「ふせあきら」ってひらがなで書いてあったから、「じゃあ布施明を調べてみて」って。世代が離れたところの文化は、知識としてちゃんと得たほうがいいなって思いますね。「団塊の世代ってどういう人なのか、ステレオタイプでいいから調べてみて」ってwikipediaで調べさせたりもします。雑談って知識が必要で、その世代の人のことを調べて聞いてみるっていうのはいいと思うんですよ。

内藤　例えば、中国人の患者さんについて「どんな患者なの」って聞くと、「中国人の58歳男性です」としかプレゼンしないんです。「じゃあ中国のどの辺から来たの」「北京のお金持ちの人が来てるの、田舎の人が来てるの」「なんで北京にはいい病院がたくさんあるのに、わざわざ日本まで来てるの」と聞

きます。勉強の機会はいっぱいあると思うんです。そこで例えば中国の医療活動の問題とかに興味をもって、大学院に行きますとなってくれるのが本当は一番の理想ですけどね。教育って、19個の専門領域のなかから全員が一つを選んで5年後にとりますっていう話じゃなかったはずなんですよ。

藤沼 これから20年スパンで考えると、医者の仕事の内容が相当変わってくると思います。今やっている仕事が20年後に存在しているかも全然わからないから、損得勘定で動くとアウトだな、後で後悔するかなって思います。僕は「近道をすると近道にしっぺ返しを食らう」っていうのが人生訓なんですよ。遠回りに見えてもやりたいことをやったほうがいい。このキャリアがいいだろうと計算しても全然違うから、計算しないほうがいいと思います。僕は自分の子どもに「本当にやりたいことが見つかるってめっちゃラッキーな話だ」と言っていたんです。**「やりたいことが見つからないのがほとんどだから、見つからないときは人の喜ぶことをやりなさい。そしたら絶対失敗しないから」**って。だけどみんな好きなことを見つけてやってる（笑）。だから「やりたいことないんですけど」って言われたら、「人が喜ぶこととか、今あなたを求めてる人たちのために役に立つことをやったらどうですか」というのが僕のアドバイスですね。

上原 目の前のことを一生懸命やる、フレキシブルに変わっていけるほうがいいってことですかね。

内藤 実際には難しくて、やりたいことがないんだったら、やりたいことが見つかったときに対応できるように準備しておかなきゃいけない。うちの医局が「COVID-19の研究だけを10年やっていく」としたらたぶん生き残れない。やりたいことをやりつつ、何が起きても対応できる準備は大事なのかなと思います。

情熱をもつためのヒント③
「本当の人脈」を築くこと

上原 先生方が人と仲良くなるためにしていることがありましたら教えてください。

青木 仲良くなりたい人と仲良くなりたくない人を峻別することはあります。僕は極端にそうです。

上原 ティアニー先生もそうですよね。極端です。

藤沼 僕はあんまり好き嫌いはない。「この人ってどういう人なんだろう」「どんな生育史なんだろう」「どんな価値観で動いているんだろう」とかにすごく興味があって、そこから出てきた答えが「そうなんだ」と思うだけの人と、「この人なかなかいいね」という感じの人と分かれます。でも、**僕は質問はあまりしないんです。「お母さんで苦労してるでしょ」とか言うんですよ、占い師みたいに（笑）**。何人兄弟で、どこで生まれてって、仮説設定して問いを投げちゃう。「違います」とか「なんでわかるんですか」とかいろいろ反応がありますね。

上原 高等テクニックですね。

藤沼 どうとでもとれることを言ったりするんですよ、「今、進路に悩んでるでしょ」とか。

上原 「ストレスがありますね」とか。

内藤 若い人は人脈を作りたがりますけど、一緒に仕事をしないと、本当の人脈はできないと思います。僕は青木先生と一緒に教育をしたり、藤沼先生と震災で活動したりで仲良くなれたと思います。知り合いが大勢いると言う人はいますけど、それって本当に人脈なのかなと思います。

藤沼 「この人は僕に何かしてくれるのかな」というのはアウトだと思います。「あなたのために何かできることありますか」っていかないと、見透かされますよね。

上原 相手がどういうつもりでいるのかはわかりますから、浅い付き合いになってしまいますよね。

藤沼 探り合いが下手な人が増えましたね。マッチングアプリで、最初に条件を全部クリアした人と出会う形になっているから、「いったいこの人どういう人なんだろう」という始まりがあまりないのかなと思います。人間関係の作り方がアプリに影響されている可能性はありますよね。恋愛でも「どこかで運命の人と出会う」なんて考えている人はいない。

内藤 僕は考えています。

一同 （笑）。

上原 マッチングアプリは先生がおっしゃる「近道をすると近道にしっぺ返しを食らう」人間関係なのかもしれないですね。それに、相手をどう思うかは、受け手のほうも大事ですよね。青木先生が中部病院で喜舎場先生と出会って、感染症が嫌いになっていた可能性だってありますよね。そうじゃない人がいて、青木先生みたいな方も出てくる。

青木 収入とか職業とか容貌でさえ、一種の部品として取り替え交換可能な価値ってたくさんあるじゃないですか。でも自動車ではないのですから性能や

オプションとは異なる説明不能な魅力をもつ人がいると思います。喜舎場先生にはものすごく叱られるんですけれども、嫌な感じが残らないんです。喜舎場先生は「ただ目の前の患者を助けたい」と真摯に、真剣になれない研修医は絶対に許さない人で、そういうところが人を惹きつけたりするのだと思います。そういうのが今の若い人たちにも通じるのであればいいなと思いますね。代替可能な価値とは真逆の概念ですよね。私もネットワークは広いですが、自分と共通項目を備えた人とのネットワークではなくて、バラエティがあるんです。人として信頼できる、毅然とした誠実な人だなと思えばつながれる、逆にそういうのがない人は僕は嫌だねえ。

藤沼　ネットワークが広い人は現役感がありますね。常に好奇心をもって、年上でも年下でもフラットに話を聞ける人は間違いはないと思います。

内藤　常に新しいネタをもつべきなのかなとは思います。先週8Kのカメラで皮膚や喉を撮って、どこまで見えるかをやったんだけど、僕は本当は若い人がこういうことをやって「先生これ見てくださいよ」って言ってほしい。僕が「みんな見てよ」って言って、それに興味もつ人ももたない人もいるんですけど、僕がそういうことをしなくなっちゃったらどうなるんだろうと思いますね。

上原　医局が止まっちゃいますね。天野 篤先生（順天堂大学心臓血管外科特任教授）はバリバリの心臓外科医ですが、テレビや本をよく見ていたりします。頼りになる先生たちは、興味をもったことをついうっかり勉強してしまう、そういう人が多い気がします。努めて真似しようと思うんですが、なかなか難しい。

藤沼　徳の低い人との付き合いだけは避けたほうがいいですね。

一同　（笑）。

上原　貴重なお話をありがとうございました。

もっと知りたい！（青木先生）

書籍『レジデントのための感染症診療マニュアル 第4版』（執筆／医学書院）	
感染症診療の原則（青木先生の Blog）	
日本医療政策機構 HP	

もっと知りたい！（内藤先生）

順天堂大学総合診療科 HP	
内藤先生の researchmap	
書籍『身体所見のメカニズム A to Z ハンドブック 原書2版』（監訳／丸善出版）	

もっと知りたい！（藤沼先生）

家庭医療学開発センター HP	
藤沼先生の twitter	
Reflective Podcast by YasukiF（藤沼先生のポッドキャスト）	
藤沼康樹事務所（仮）（藤沼先生の Blog）	

SHIMIZU's EYE　心から参加したかったです。アゲインを希望します。

UEHARA's EYE　大変興味深い対談に同席させていただき光栄でした。とにかく皆様にお読みいただきたいです。

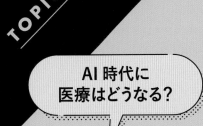

AI 時代に
医療はどうなる?

AIと協働して
診断する時代に

「ひとは誰でも間違える」――。
医療の世界、そして総合診療科の
大きなテーマである「診断エラー」。
AI は診断エラーを解消しうるのか。

（※本インタビューは ChatGPT 公開以前に行われたものです）

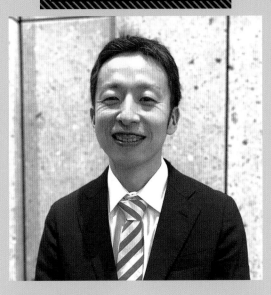

原田侑典先生
Yukinori Harada
獨協医科大学 総合診療科

2010 年 東京医科歯科大学卒。長野中央病院での初期・後期研修、
ドイツハートセンターミュンヘンへの留学を経て、2016 年 10 月
より現職。2019 年にミシガン大学への短期留学も経験。

「診断エラー」とは何か?

――まずは診断エラーとはどのようなものなのか教え
てください。

1999 年に米国医学研究所が「To Err is Human」と
いう報告をしました。ひとは誰でも間違えますので、
医療の世界でも同じように間違いは起こっていて、
それが患者さんに不利益をもたらしているというと
ころから出発しています。間違いにもいろいろあり
ますが、診断についての間違いを「診断エラー」とよ
んでいて、ほかの間違いよりも害が大きいことがわ
かっています。注目され始めた当時は診断エラーが
どれくらい起きているのか、どのような原因で診断
エラーが起こるのかはよくわかっていないだけでな
く、どのようにして調査すれば良いのかということ
すら確立されていませんでしたが、さまざまな研究
者の努力でそれが明らかになり、ツールを使って標
準化できるようになったのが2015年ごろまでの流
れです。2015 年には米国医学研究所のレポート
"Improving diagnosis in healthcare"で定義が確立さ
れ、2021 年には、単に診断エラーというアウトカ
ムを減らすのではなく、診断の過程の効率性や患者
体験の向上も含めた、より大きな概念として診断エ
クセレンス（diagnostic excellence）を目指すことが
提唱されるようになり、ますます注目されています。
日本では徳田安春先生（群星沖縄臨床研修センター
センター長）や志水太郎先生（獨協医科大学総合診療
科教授）が尽力してこられました。

――先生は診断エラーについてどのような研究をさ
れておられるのですか。

診断エラーを判定するために開発されたツールを
用いて、実際に自分たちの診療でどのくらい診断エ
ラーが発生しているのかを調べる研究や、大学病院
などの総合病院で総合診療科がどのように診断に貢
献できているのか、課題は何かを調べる研究など現
状を把握する研究に加えて、エラーを減らす方法に
ついても研究しています。その一つがAIです。日本
では各専門科の医師が、自身の専門分野だけでなく、
幅広い分野の患者さんを診る機会が多くあります
が、慣れない分野では聴くべき質問や診断名を想起
できなくて診断に難渋することもあります。そのよ
うなときにAIはよいサポートツールとなります。現
在、さまざまな企業や研究機関が診断サポートAIの

開発を進めており、AIを使うことが標準となる時代も近いと思います。その時代を見据えると、AIには利点も欠点もあるので、「診断精度を最大にするためのAIの使い方」を確立させる必要があると感じており、現在あるデータを利用して、多面的に検討する研究を行っています。

AIは診療の場に
どのように導入されていくか？

——では、先生は診療の現場でAIは具体的にどのように使われていくと考えておられますか。

　僕が今研究しているのは鑑別疾患リスト提示機能を有する自動問診AIです。例えば、患者さんが症状を入力すると可能性の高い疾患名が表示されるようなツールがあります。診断プロセスの初期段階で精度の高い鑑別疾患リストが提示されることで、次に何を聴くべきか、どのような身体診察を行うべきか、どのような検査を行うべきかを想起しやすくなり、診療が効率的になります。また、電子カルテ上の過去の診療録やデータをまとめてサマリーを作ってくれるAIや、次にすべき検査を提案してくれるAI、特定の疾患（たとえば肺塞栓）を示唆する場合にアラートしてくれるAIなどもあり、**現在はバラバラに開発されていますが、これらが診療の各ステップで効率的につながることで、医師が診断しやすくなる状況が構築されていくと思います。**

——AIは医師の仕事にとってかわる存在ではなく、サポートしてくれる存在ということですね。

　医療の世界に限らず、AIの研究者は「AIは人間の能力を拡張するもの」と表現しています。AIはArtificial Intelligenceの略ですが、Augmented Intelligenceと表現する人もいます。**これからはAIか人間かではなく、AIによって能力を拡張した人間か、していない人間かという見方が一般になるので**はといわれています。よって、AIといかに協働できるかというスキルが求められる世界になっていくと思います。

——AIを裏付けるデータはどのように蓄積していくのでしょうか。電子カルテと結びついて蓄積されていくのでしょうか。

　まずは論文や教科書、エキスパートの意見などから従来の知識をベースとしてモデルをつくり、実際に臨床現場に導入して教師データを集めていく形が多くなると思います。それなりに質が担保されないとそもそも臨床現場で使ってもらえないという問題もありますが、電子カルテと結びつけて使ってもらえたとしても、教師データとして採用してよい質の高いフィードバックが行われるかという問題もあります。例えば、私たちの研究で、あるカルテを2人の医師が独立にチェックして、最終診断を記録するという作業を行った場合に、数値や画像などで判断できない疾患については診断が一致しにくいという現象も確認できていますので、電子カルテと単に結び付けるだけではだめで、一つ一つの診断に対して一致度や確実性を高める努力をしている医療機関でのデータ収集が重要となります。

AIに興味をもった理由

——AIにはいつごろ興味をもたれたのですか？

　高校2年生くらいまでは工学部に行って「空飛ぶ車を作りたい」みたいに考えていたことがあったものの、もともとプログラミングなどに興味があったかというと、そういうわけではありませんでした。医師になってからもそういう最先端なものとは縁遠く、どちらかといえばアプリケーションなどもあまり使えない部類でした。それが、獨協の総合診療科に来てから、ある学会会場でAIを開発している方の話を偶然聴く機会があり、なんだか面白そうだ、と思ったのがAIへの興味の始まりでした。

——総合診療科に決められたのは、獨協に行かれるタイミングだったのですか。

　医師2年目までは外科医になりたいと思っていましたが、そのころに、当時研修していた病院に総合診療病棟（研修医を通年で育てる病棟としても機能）ができるという話が持ち上がりました。病棟はできるものの病棟をどのように運営するかなどの実務を担当する医師がいないということになり、「最終的に外科医になってもいいから、後継者ができるまで3年間ぐらいこの病棟を担当してくれないか」と誘われ、立ち上げを担当することになりました。それが総合診療との関わりの始まりでした。

——その後外科には進まれなかったのは、総合診療が面白いと思われたからなのでしょうか。

　そうですね。比較的自由度が高い分野であり、一つのことに興味関心を持ち続けられない自分に合っているようには感じました。まあ、今から外科には

行けないなと思ったのもありますが（笑）。

——では、ドイツにご留学されたことがAIへのご関心にかかわっておられるのでしょうか。

　ドイツに行ったのもたまたまです。ドイツでは冠動脈カテーテル治療の臨床データを解析していました。総合診療を4年、5年とやって、カテーテルの研究室に留学というのがたぶんおかしいですよね（笑）。当時勤めていた病院の院長が循環器の先生で、すごくよくしてくださって、「留学してみないか」というお話をいただきました。自分で留学先を探すのかと思っていたら「ドイツ」というお話で、ドイツの総合診療科かなと思っていたら「ハートセンター」で、何をやるのかと聞いたら「カテーテル」でした。NEJMやLancetなどに論文を出しているすごい施設だということは下調べでわかりましたが、実はヨーロッパで最初にできたハートセンターという歴史ある施設だということや、直属の上司や教授の凄さは留学した後でやっとわかり、とても良いチャンスをいただけたのだと実感しました。

——先生は総合診療科におられて、その後ドイツでカテーテルをやられて、また総合診療科に戻られているということになるのですね。ギャップがあったのではないでしょうか。

　総合診療病棟の立ち上げの前は循環器に半分所属

していて、カテーテルの研修は少し受けさせてもらっていたので、カテーテルについてなんとなくはわかっていたつもりでした。しかしながら、留学1日目に自分の甘さを思い知らされることになります。上司から「手始めに、この研究で扱われているステントすべてのストラット厚を調べろ」と早速指令がありましたが、ステントの種類をすべて把握できていないばかりか、製品文書のどこを見ればストラット厚が書いてあるのかもわからず、泣きながら夜通し調べたという辛い思い出があります。「カテーテルについて徹底的に知らなければいけない」と痛感し、その後は研究室にあった分厚い教科書をひたすら読み、教科書に書かれている参考文献をしらみつぶしに読みました。その結果、「今自分がやっていることはこういう位置にあるんだ」ということがわかるようになり、研究結果の解釈や新規の研究の発想ができるようになりました。この経験を通して、**どんな分野も歴史的な背景を学ぶと、何が問題になっているのかが見えてくる**のだとわかりました。このようにして、新しい分野で何かを始めるときにやるべきことを体感的に学ぶことができたことは、総合診療の分野で新しいことをしなければならないときに活きています。ですので、日本に戻ってまた総合診療に戻る際には、根底は同じ、という感覚だったのでギャップはあまり感じませんでした。

——留学はおすすめですか？

　私のいた部屋はドイツ人の他にイギリス、アイルランド、イタリア、インド、レバノン、アルバニアなどさまざまな国から留学生が来ていたので、多様な価値観・考え方・行動に触れることができました。みんな英語を話すことはできましたが、教授の方針で共通言語はドイツ語だったので、イギリス人やアイルランド人も言語的アドバンテージがないという状況であり、お互いが伝えたいことをつたない言語で如何に伝えるかというコミュニケーションの方法についても学ぶことができました。なお、言語の問題はネガティブに捉えられることも多いですが、言葉が分からなければ何を言われていても気にならず、余計なことを考えなくて済むようになり、目の前のことに没頭できるという利点もあると思います。「言語の壁」という制約があることで、ほかの**何かが自分のなかで育つ**、を体験できることは留学をおすすめする一つの理由になると思います。

お子様が生まれて
何が変わりましたか？

　自分ではまだ客観視できないのですが、いまその時間をどう過ごすのか、を改めて考え直すきっかけになったのかなと思います。また、子どもの日々の成長を間近にみることで、なにかを学ぶというのはどういうことか実感できています。まったく未知のところにいったときにどう順応していくのかというのは興味深いですね。たとえば、とにかく繰り返してみることが大事なんだな、などと思ったりします。子どもは実際に体を動かして繰り返しますが、大人は思考を繰り返すという方法ももっているので、未知のことに対しては思考を繰り返すことを実践するようにしています。志水先生と一緒に働いていると、未知の事柄について取り組むチャンスが舞い込んでくることが多く、そのときにとても役立っています。

日本は世界とどう戦うべきか？

──ドイツの研究環境は日本とどう違いますか？

　ドイツでは一部のスーパースターが活躍していたイメージはあります。分野にもよりますが、ドイツではいわゆるハイボリュームセンターが主要地域にあり、均一性が高い診療実績を大規模なデータとして扱えるのが強みなのだと思います。日本は地域のそれぞれの病院が独自に努力を重ね、それぞれが匠の技を磨いているという印象があります。分野によっては学会主導でナショナルデータベースを構築することができていますが、診断のように幅広い領域にまたがる分野ではいかにして大規模データとしてのアウトプットを出すのかが課題となります。

──そのような世界のなかで、日本の研究はどう戦っていくべきだと思われますか。

　若い人口が少なくなっているので、人口や資金力といった数字で戦うのは難しいと思います。たくさんの人が切磋琢磨するからこそ、そこから一番が出てくると思いますので、それに対抗するには質の高い人たちが集まって、数の力に打ち勝つ仕組みが必要だと思います。それにはベースラインを上げていくことが大事です。限られた分野で一番を目指せればいいのかなと思います。たくさんの人がいるわけではないからこそ、少ない人にリソースを使えると考えれば、一人一人を大事に育てる、力を注ぐ、集中できるという方向に行けばいいのかなとは思います。

──質の高い教育が大事だということですね。大学では臨床・教育・研究の3つが軸になると思いますが、どのようにしていかれますか？

　もちろん全部できればいいのですが、全部を均等にやるのは難しいと感じています。臨床と教育、臨床と研究、教育と研究というように、大きな二つをやりながら、その二つをうまく活かすような形で、もう一つをそこにうまく合わせていくというのが現実的なのかなと思っています。自分自身はまだどこにも重きをおいていないですが、将来的にはどれか二つに重きを置いていきたいと考えてはいます。総合診療科は研究も教育も日常の診療がベースになりますので、どれに重きを置くにしても現場が中心になっていると思います。

──世界と戦うには「数」、同じ志をもった仲間を増やすことも大切だと思いますが、どのようにしていくべきだと思われますか。

　「自分はこうしたい」「ほかの人はこうしたい」どちらも尊重すべきだと思いますので、一致する部分をうまく探せるといいのかなと思います。**自分がこう思うからあなたもこうすべきだというふうでは、仲間は増えない時代だと思います。**A地点とB地点で目指すところは違っていても、分岐点A'に行くまでは一緒に歩むことができるというのを見出していけるのが重要だと思います。いかに共通点を探せるか、どうすれば見つけられるかはスキルの一つになると思います。そのためには、その人のやってきたことは学ぶべきかなと思います。例えば、協働して何かプロジェクトを進める場合には、相手が発信している情報をなるべく調べて、こういうスタンスの人なんだなと理解して取り組まなければいけないですね。自分と違う部分にもリスペクトをもつのは大事なことだと思います。

──キャリアにおいては情熱が大事だと思われますか、情熱以外が大事だと思われますか。

　情熱以外のエネルギーでも行けるのかなと思います。ドイツへの留学やアメリカのミシガン大学への短期留学も、周囲から勧められるという受動的なきっかけで始まり、迷いながらも行ったという感じで、なにかを成し遂げてやろうという情熱があったわけではなかったです。研究でも、そこにやることがあるから、それに向かって一歩一歩やっているうちに少しずつ成長しているという感じだと思います。**チャンスがありそうな場所に身をおくことや、目の前に来たチャンスを逃さない、などの心がけの方が、自身にとっては情熱よりも大事だと思います。**

──ありがとうございました。

もっと知りたい！

獨協医科大学総合診療医学・総合診療科 HP	
原田先生の researchmap	
原田先生の twitter	

SHIMIZU's EYE　7年前より同じ釜の飯を食う仲間ですが、その絶え間ない向上心とフェアな判断力、丁寧な物事への取り組みに、チームは助けられ、また自分にはない Asset に対しても尊敬しています。

地域で活躍する
医師になりたい！

総合病院が見据える未来

地域になくてはならない「断らない医療」は
いかに実践されたのか

Special
Contribution

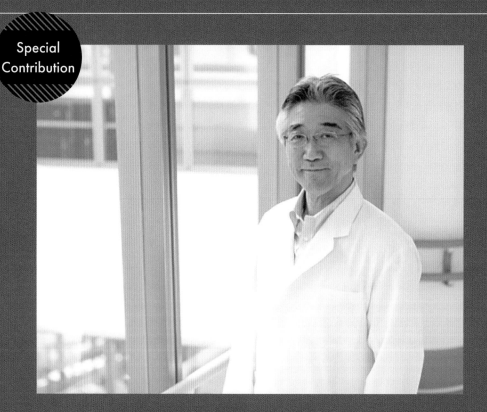

渡部和巨 先生

Kazunao Watanabe
東京西徳洲会病院／
Fellow of the American Association
for Respiratory Care

1985年 旭川医科大学卒業。同年茅ヶ崎徳洲会病院（現・湘南藤沢徳洲会病院）入職。1991年 外科チーフ・レジデント終了、湘南鎌倉病院（現・湘南鎌倉総合病院）入職。1992年 国立がんセンター（現・国立がん研究センター中央病院）研修。1994年 米国研修。1996年 第55回日本気胸研究会（現・日本気胸・嚢胞性肺疾患学会）会長（世界で初めてインターネットで国内、国外と交信討論をハイブリットで行う）。1998年 外科部長。2006年 湘南鎌倉総合病院副院長。2008年 茅ヶ崎徳洲会総合病院（現・湘南藤沢徳洲会病院）院長代行兼務（〜2013年）。2009年 第5回日本短期滞在外科手術研究会副会長。AARC（American Association for Respiratory Care）からHector Leon Garza, MD International Achievement Award（国際功労賞）受賞。2014年 東京西徳洲会病院院長。2016年 医療法人徳洲会常務理事（〜2023年）。2019年 Fellow of the American Association for Respiratory Care（FAARC）。2023年 東京西徳州会病院名誉院長。

茅ヶ崎徳洲会病院での見学実習。
スタッフと研修医の距離が
近いことが入職の決め手。

　医学部5年の夏、北海道から関東の病院見学の一つに茅ヶ崎徳洲会病院（現・湘南藤沢徳洲会病院）がありました。そこを皮切りにいくつかの病院の見学実習を考えていました。1週間の予定が3週間となり、その年の冬は正月を跨いで2週間、そして6年生の夏は1週間、計6週間。そこで実習したことが、私の医師人生のターニング・ポイントです。

　1983年、私の憧れの湘南、茅ヶ崎は想像していたキラキラな場所ではなく、とても素朴な田舎町でした。当時は茅ヶ崎ルミネ（現・ラスカ茅ヶ崎）もなく、無人駅かと間違えるほどの駅舎。米国でBoard取得医師、Board eligibleの医師数人で始まり、私が行ったときはまだできて3年目でした。そのころは患者様が少なく、研修医が病院の掃除をしていたとも聞きます。1980年、映画『ヒポクラテスたち』（当時京都府立医科大学生の大森一樹監督・脚本）の撮影現場でもあり、研修医も多く出演しています。

　1983年夏、初めてポケベルを持たされ、なぜか嬉しく、近所の本屋に行くときも鳴るはずのない院内ポケベルを持ち、密かに呼ばれることを期待している自分がいました。医局には日本語の教科書はなく、英語本があちらこちらに置かれていました。ワシントンマニュアルを始め、さまざまなリトル・ブラウン社のマニュアル、ハリソン内科学やセシル内科学、外科のサビストン、シュワルツ、ランゲ医学叢書など。各科持ち回りのカンファレンス（Grand Rounds）では、朝遅刻することもなく集合するスタッフ、研修医。各自コーヒーを注ぎ、どこからともなく質問があり、時間通りに終了。各科のスタッフが談笑しながら持ち場へ戻り、1日が始まります。その年は十二指腸潰瘍穿孔腹膜炎の手術で年を越しました。6年生の夏、もう心は決まっていました。夏冬夏と計6週間で、72件の手術に入り、救急外来で縫合、そして外科病棟を回診している自分がいました。

　徳洲会を知るために、自分なりに調べてみました。徳田虎雄理事長の著作『生命だけは平等だ　真の医療を求めて』等や竹村健一氏との対談『オレたちのように生きてみないか　80年代の成功するリズム』、『徳洲』などを読んでみました。徳洲新聞も、当時は『徳洲』として月1度発行のB5の小冊子でしたが、東京本部にお願いすると82年の創刊号からのを送ってくれました。毎週発行の『徳洲新聞』になるまでのものを、今でも大事にもっています。創刊号には竹下景子さん、竹村健一さん、京セラの稲盛和夫さんらのお祝いの言葉が写真入りで載っていました。医局紹介や各先生の徳洲会入職までの話など、内容は実にほのぼのとしていました。医局会は、今のように売上云々という話はなく、速やかに終了。皆で寿司をつまむといったものでした。とにかく、スタッフと研修医が近く、研修医を職員皆が、分け隔てなく叱っていました。だからこそ私は、茅ヶ崎徳洲会病院での研修を選んだのです。

熱心に学んだ研修医時代

　1985年に医学部を卒業し、私はすぐに茅ヶ崎徳洲会病院（現・湘南藤沢徳洲会病院）に入職しました。

　自分で見つけた症例なら、手術に入れてもらうことができるので、いつも症例がないかと病院を徘徊していました。救急にしょっちゅう顔を出し、「腹痛が来たらいつでも呼んでください」と言って回っていました。カンファレンスの症例提示は前日深夜一人でフィルムを選び、いかにスムーズに提示するか何度も繰り返します。もたつくことは参加者の時間を奪うだけ、カルテは見られないので必死に覚え、ストーリーを考えます。いいコメントをもらえるよう、前もってスタッフに情報を流せなかったことを悔やみつつ、その場で寝込んで朝を迎えます。他病院の同級生、いや茅ヶ崎徳洲会病院の上級医にも決していつも負けないようにと思っていました。

　入院があれば、例え深夜でも全身をくまなく見なければ上司から叱責されました。直腸診をしていないことを退院前日のミーティングで指摘され、患者様にお願いしたところ、直腸がんが見つかったこともありました。入院当日には、どんな理学所見もとらせてもらえますが、その時期を過ぎると難しいものがあります。

　また、患者様がお腹を痛がってナースコールをされたら、病床に行って話を聞き、所見をとるのもさることながら、しばらくその場に座ってお話を聞きながら、ときにはただ寄り添うだけ、でもできるだけ一緒にいました。その時間から得られる情報は実は多いのです。これからこの患者様のお腹を開けなければならないかどうか、そばにいればその答えが

出るともいえます。腹部の聴診は1、2分ではわかりません。疲れたら隣のベッドで横になる。看護師さんも起こしやすいからです。そうして一夜をともにし、開腹せずにすんだ患者様もいました。スタッフになったら情報を聞き出してもいいでしょう。でも研修医と一緒に患者様を診ないとダメ。自分のアートを見せないと、呼んだ者はそこから何かを見つけないといけないのです。

入職6年で外科チーフに。 疑問に思ったことは必ず調べる

入職6年でチーフになりましたが、私の場合は上と下がおらず、4年生後半から大和徳洲会病院と茅ヶ崎徳洲会病院で、2年半外科チーフを務めることができました。自分でカンファレンスを計画し、他科の先生に連絡。質問されたこと、会話で何か疑問に思ったことは必ず調べました。文献検索は当時は「Index Medicus」で行いました。それを調べている最中に別の事項が目に入り、またそれを調べる。気付いた文献はコピー。関連本はどんどん買う。独身で病院にいるから給与はほとんど本代に消え、研修の6年間で本棚は15にも増えていきました。

研修とはまず見ること、見るといっても「観る」ぐらいでないとダメです。観ないと訊けないからです。また訊いてヒントを得て、さらに調べる。答えは一つではありません。その一つを聞けただけでも感謝して、お礼に「それ以外のこともありますが、どうでしょうか」と訊くぐらいでないと、教えるほうもつまらないものです。そしてまた訊く、この繰り返しです。最初は上級医の真似。神経を研ぎ澄まさないと、見落としてしまいます。ほかの医師が訊かれたこと、ほかの医師同士の話、なんでもがヒント。実

際の手技や処置、抗菌薬の使い方など、本に書かれているのとは違うと思っても、すぐには訊きません。しかし、何か違うと思ったら勇気をもって進言します。怒られるぐらいは平気。深夜、上級医を呼ぶのをためらってはいけません。例え怒られても、呼び続けます。

私の尊敬する上級医師は、一度も嫌な声で出たことがありません。自然と自分もそうしなければと思います。まずやってみせ、感動させて、そこから指導は始まります。作法がなっていない、勉強不足だから教えないとは言ってられません。いつ研修医が大化けするかわからないから、指導医はそれを夢見ているのです。

体調が悪いときでも、工夫すれば働けます。そんなときこそ自分を鍛えるいい機会。カンファレンスに出られるように工夫しましょう。「忙しくて出られませんなどと言うのは、ああもったいない」と考えないで、どうしますか。

「自分以外は皆、師」と思っていろんな先生と接触できないと辛いです。人から「変」と思われている先生が確たる技術をもっていたりします。研修医にとっては誰もが上司。自分で働きかけないと、何も得られないという危機感をぜひもちましょう。いつも「これでいい」と思わないことは結構大変。自分の周りの先生をできるだけ活用して、もう使えないと思うくらいになってから外に行っても遅くはありません。

どこへ行っても、口までスープを持ってきてくれるところはないのです。いい研修プログラムとは何か。患者様が多いことが必要条件。自分達が研修医であるとともに、病院の重要な医師であることに早く目覚め、皆で作っていく喜びを感じてほしいものです。望むものは探すのではなく、作り上げていくものではないでしょうか。

外科は病院の父、 内科は病院の母

いくつかの徳洲会病院に勤務した後、91年からは湘南鎌倉病院へ。2008年から茅ヶ崎徳洲会総合病院で院長代行を5年3カ月兼務し、DPC導入、新築移転、経営再建、2014年から今の病院の院長をしています。その過程で痛切に感じているのは「外科は病院の父、内科は病院の母」ということです。もちろん、各科専門医の重要性は痛いほど理解してい

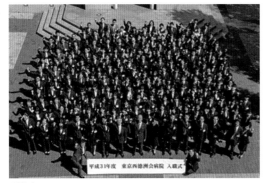

入職式

るのですが、地域になくてはならない総合病院の基本はやはり救命救急であり、総合内科と一般外科だということです。皆さんのこれからのキャリアは選択の繰り返しです、これからの自分たちの国の行く末と世界情勢を見据えることが、これまで以上に重要になってくると思います。

ACGME（米国卒後医学教育認定評議会／卒後研修を規定）とABMS（米国専門医認定機構／専門医研修を規定）は、1999年に6つのコンピテンシーを、医師が身に着ける能力として発表しました。ACP（米国内科学会）は2012年、無駄な検査・治療をしない「Choosing Wiselyキャンペーン」を起こしました。2014年のJCI（医療機関認証組織）病院認証基準第5版には"resource stewardship"を医師のcompetenciesの7つ目として取り上げ、今に至っています。

"System-based practice"と"resource stewardship"が、医師の7つのコンピテンシーの最後の2つですが、互いに補完し合っていて、医師は日本の地域包括ケアの仕組みを理解し、それを基に日々の診療を、多職種と情報を共有して（communicate）行います。

ホスピタリストは、患者様の入院先病棟の選定、複数科にまたがる患者様のケア、治療の継続性にかかわり、入退院支援部門と連携します。これはとりもも直さず病院マネージメントに直結します。さらにそのなかでadvance care planning（ACP）、advance directive（AD）、DNAR（do not attempt resuscitation）、そしてfutile careも学びます。ホスピタリストは病院が入院診療の質や提供体制をコントロールしやすくし、質の高い入院診療を無駄なコストをかけずに提供します。病院は限られた資源で、地域の患者様に最適の医療を提供します。米国オバマ大統領が主導した医療制度改革ACO（Accountable Car Organization）／PCMH（Patient Centered Medical Home）と日本の地域包括ケアシステムは、共通の方向に向かっています。

倍加年数（高齢化社会から高齢社会に到達するまでの所要年数）が20年以下のシンガポール、韓国、そして24年の日本。しかし、世界のどの国も他人事ではないのは自明の理です。ホスピタリスト、この役割を担う、担える人材育成は2016年に動き出した総合診療医の腕の見せ所です。また、初期研修を終え、総合診療を志す医師のキャリア選択肢が広がりました。入院診療に特化した知識や技能を積む、入院診療に関連する研究を主導する、病院の組織運営や経営にかかわるなど、そのキャリアパスには今後も広がりが期待できます。

当グループは総合診療科基幹病院として31病院、63名の医師を受け入れることができます。徳洲会には高度急性期から離島僻地医療を管理している医事部会の豊富な資料と、専攻医にとっても魅力あるビックデータがあります。これまで30数件（依頼中も含めて）が分析され、多いものでは約90万件のデータ解析が行われています。総合診療科のカリキュラムのなかに医事部会のナレッジとビック・データの活用法を入れることで、他施設との差別化ができます。ミニ経営分析会での討論など、ぜひ実現したいものです。

病院マネージメントの研修を大幅に導入することで、次のキャリアの礎になるのではないか。当グループにはまだ眠っているtreasure troveがたくさんあります。私の病院の周辺は当院を含めて今の敷地の3倍以上の土地がありますので、そこに665床の病院を新築移転し、敷地内にホテルを併設し、大学を誘致する。未完に終わったEPCOT（Experimental Prototype Community of Tomorrow）を、医療を中心に据えたcommunityとして作ってみたい。**地域の人が何か困ってどこへ行けばよいのか迷ったそのとき、真っ先に当院を思い出して来てくれる病院、ホスピタリストが病院を切り盛りする病院を作っていきたいと思います。**

時代を生き抜くために、しなやかな強靭さを

ウォーレン・ベニスは1968年、43歳のときに官僚主義に対してadhocracyを、1987年には冷戦後を「VUCA時代」と名付けました。今まさにその時代を生き抜くために、何がどのように変わっているのか？　何を知らないのか？　どこに向かって舵をとるのか？　何が本当なのか？　を問い続け、しなやかな強靭さを涵養してほしいものです。そのなかで国際バカロレア10の学習者像をいつも自分に投影してほしいです。これにもう一つ、気付き（awareness）を加えてみましょう。

・探究する人：inquirers
・知識のある人：knowledgeable
・考える人：thinkers
・コミュニケーションできる人：communicators

・信念のある人：principled
・心を開く人：open-minded
・思いやりのある人：caring
・挑戦する人：risk-takers
・バランスのとれた人：balanced
・振り返りができる人：reflective

　常にもう一人の自分とともに考えます。世の中に出ている意見・主張があれば、必ずそれを否定する意見・主張を同じように調べて、自分で判断する、その労を厭わない。自分の知識、能力に安住しない。チーム医療の重要性を体感し、発展させていく。ハワード・ガードナーが1982年に最初に発表した7つのintelligencesのなかで、"linguistic intelligence"と"interpersonal intelligence"をもった人であってほしい。Give informationでなく、communicationの重要性を育んでほしい。Impartとかpass on、つまり自分の知識・理解を伝えることでinformationをshareする、これがチーム医療の神髄です。

　また、Cyberが喫緊ではありますが、Security Awarenessを意識してほしいです。A chain is no stronger than it's weakest link.（鎖というものは、その鎖を構成している輪のなかで、最も弱い輪よりも強くなることはあり得ない）とあるように、human firewall（=its weakest link）をいかに強くしていくかを意識してほしいです。それには、そのためのトレーニング法を学ぶ必要があります。Awarenessとは何かについて知っていること、ある物事の存在を知っているだけではなく、かつそのことが重要であることを知っていることを表しています。気づきのある人になってほしいのです。

　最後に以下の2つの言葉を味わってください。
　ヘンシュ 貴雄は縁あって2019年度東京大学大学院入学式の祝辞をし、終わりを"Find the right mentor who will earn your loyalty, then go forth and spread beauty and light!"と締めくくり、2015年ロバート・デ・ニーロはニューヨーク大学ティッシュ芸術部の卒業生に向かって、"Break a leg. Next !!"と喝破しています。皆さんも"Next"の意味を噛み締めてください。

もっと知りたい！

東京西徳洲会病院 HP	参考書籍『海の地政学 - 覇権をめぐる400年史』（中央公論新社）
湘南鎌倉総合病院 HP	参考書籍『国家の崩壊：新リベラル帝国主義と世界秩序』（日本経済新聞出版）
参考書籍『Empire of the Scalpel: The History of Surgery』（Scribner）	参考書籍『進化と人間行動 第2版』（東京大学出版会）

リーダーとして 大切にしていること

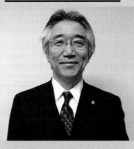

　徳洲会の創始者・徳田虎雄先生は「命だけは平等だ」を究極の目標（ideal）としました。それを実践することは容易ではなく、常に問い続ける終わりなき目標です。
　リーダーより理念が上であることを職員に事あるごとに周知する。ベクトルを皆で共有する。軸足はぶれない。そのためには言葉と行動を磨く。腹落ちする説明をする。具体例を挙げる。
　抑制が掛かった強さで語り掛ける、ときに個人に向かって普遍性のあることを加味して伝える。理念こそが最高経営責任者です。その基本は些細なことへの気付きを常に大事にすることです。

SHIMIZU's EYE　ザ・リーダーといえば渡部先生。そのスケールの大きさ、豪胆さや明るさに、いつも医師キャリアの後輩として勇気をいただき、また渡部イズム、SSAイズム、徳洲会イズムを学ばせていただいています。

Chapter 2

巻き込む力と情熱が原動力

地域で活躍する医師になりたい！

「KISA2隊大阪」「つながるちからフェス」はどう生まれた？
地域医療を目指した理由、総合診療医だからこそ踏み出せたキャリア。

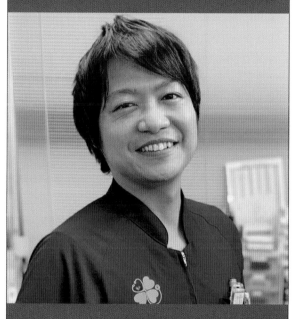

小林正宜 先生
Masanori Kobayashi
葛西医院（かっさい いいん）院長
KISA2隊（きさつたい）大阪 隊長

2009年 帝京大学医学部医学科卒業。2011年 大阪市立大学（現・大阪公立大学）※ 医学部附属病院 総合診療科。2015年 大阪公立大学大学院医学研究科 卒業。2018年7月 葛西医院 院長（大阪市生野区）。2021年9月 新型コロナ訪問診療チーム「KISA2隊大阪」隊長。大阪公立大学医学部 非常勤講師。大阪市生野区で開業医として外来と訪問診療を行いながら、医学生や研修医に対しての教育活動や、多職種連携勉強会の主催などを行う。2021年9月からは新型コロナ診療チーム「KISA2隊大阪」を立ち上げ、外来と在宅診療の傍ら、多くの仲間とコロナ患者への診療と支援を行う。

（※本項では大阪公立大学と統一表現する）

どんな医師になりたいか、曖昧だった医学生時代

私は大阪市生野区という下町に生まれ、実家に併設して葛西医院という診療所がありました。祖父が初代院長で、小林家に養子に入ったため小林愛次郎となりましたが、医院の名前は以前の名字である葛西をとっています。祖母は私が医院の跡継ぎとなることへの期待が大きく、私もその期待に応えようとしましたが、中学、高校と不登校が続き、高校2年生のときには留年してしまいました。高校は卒業したものの、センター試験の総合成績は偏差値35と散々でした。両親も祖母も私が医師になることをほとんど諦めていましたが、予備校に通い、生物や英語を克服して帝京大学ならではの文系教科受験に挑み、医学部に滑り込みました。ただ、どのような医師を目指すかは置き去りで、臨床実習も熱心に参加したわけではなく、国家試験の合格だけを目標にする医学生でした。卒業して大阪に戻り、大阪公立大学医学部附属病院（大阪公大病院）での研修医が始まってからも、学生の延長上の甘い気持ちで、楽に研修生活を過ごすことばかり考えていました。

自分のキャリア転換となった父の脳卒中と総合診療との出会い

大阪公大病院では当時、2年間大学病院の研修コースは総合診療科の選択が必須でした。医師人生を大きく変えた総合診療科との、カリキュラムによる強制的な出会いでした（笑）。総合診療科がどんな診療科かを丁寧に教えてもらい、「診断学」という側面があることを知りました。積極的に外来診療をさせてもらえ、よい経験となりましたが、まだ学生気分が抜けきれていませんでした。

研修開始から1カ月経った10月31日土曜日の朝、父が救急搬送されたと連絡がありました。重篤な脳出血で開頭血腫除去術をするかの瀬戸際でした。意識はなく、なんとか自発呼吸をしている状態でICUにいる父を見て、とてつもなく悲しい感情に打ちひしがれました。その後、診療所の運営をどうするかが一気に私にのしかかりました。

途方に暮れた私は翌日曜日の夜に、総合診療科の当時教授であった廣橋一裕先生に相談の電話をしま

した。月曜日から、午前は廣橋教授をはじめとする総合診療科のメンバーが外来をしに来てくださり、横で私は電子カルテ上の記録やオーダーをしながら研修し、午後から大学病院に戻って研修し、それが終わると夜診をしに葛西医院に戻るという日々でした。廣橋先生をはじめ、首藤太一現教授、津村 圭先生、森村美奈先生、町田浩久先生、そして竹本恭彦先生に、12月末まで外来診療を手伝っていただき、感謝してもしきれません。

オンボロの診療所で得た
地域医療への思い

この2カ月間の経験が私を変えてくれました。予定していた先生が来られず私1人で診療を行ったときは、医師としての職責を強く感じました。慢性疾患で落ち着いている患者さんでも、多くのことに気を配りながら短時間でフォローアップするには、卓越したスキルが必要だと感じました。

背筋がヒヤッとする経験もしました。夜間に受診した高度な腹痛・背部痛を訴える患者さんに大動脈解離を疑い、電話でいろいろな病院を当たり、救急車で搬送してもらいました。結果的には大動脈解離ではなかったのですが、「これが患者さんを診るということか！」と強く思いました。

高齢患者さんはさまざまな症状で困っており、相談相手がかかりつけ医しかいないこともあること、命にかかわる疾患も珍しくなく、その命を預かっていること、大阪下町のオンボロの診療所で得た経験は、「地域医療をやりたい」という思いになりました。長期間のリハビリ入院を経て退院した父が、外来を再開しましたが、左半身麻痺があり、当初は構音障害も目立ちましたので、早く一人前になって父を助けたいとも思いました。

大阪公大の総合診療科に入局を決め、大学院への進学も決意しました。研修を終える1カ月前の2011年3月11日、東日本大震災が日本を襲いました。

医療ボランティアとして赴いた
被災地での経験が財産に

被災現場の報道を見聞きし、いても立ってもいられず、前出の廣橋先生に相談しました。4月1日に総合診療科に入局してすぐ、日本プライマリ・ケア連合学会の医療ボランティアとして、宮城県石巻市雄勝町の大須小学校の避難所に1週間派遣されました。自ら車を運転し現地へ向かいました。瓦礫に埋もれた町の光景に愕然とし、大きな船が横たわり道路を塞いでいるような信じられない光景も目にし、得体のしれない無力感を感じました。

300人を超える避難所で対応する医師は私1人だけでしたが、問診と身体所見が患者さんの利益に直結する大切なことだと実感し、総合診療医として大きな経験となりました。このとき出会ったボランティアスタッフや被災者のメンバーとは今も連絡を取り合い、お互いを支え合える仲間であることも私の大きな財産です。

適々斎塾で総合診療の達人たちと出会う

大阪公大病院には研修医時代を含めて10年ほど在籍しました。上司になんでも相談できる居心地のよい環境で、がむしゃらに外来診療、病棟業務、救急医療（救命救急センターでの研修）、外勤先の市中病院での救急外来、医学生や研修医の教育、大学院生としての研究に打ち込みました。多くのことを学びましたが、当時の大阪公大病院は臓器別専門医で構成され、総合診療、プライマリ・ケア、家庭医療の達人の教えを請うチャンスが少ないことが自分の弱点だと気付いていませんでした。

大学院を卒業した翌年、大阪公大の大先輩で開業医である板金 広先生から「適々斎塾という総合診療、プライマリ・ケアの勉強会を作るから入らないか」とお誘いいただき、1期生として入塾しました。製薬会社などの共催を受けずに、有志の医師で作る総合診療、プライマリ・ケアの勉強会で、月に1～2回朝から晩まで、ベテランも若手も楽しく勉強する、それまで見たことのない素晴らしい勉強会です。多くの講師陣が双方向性の講演を行い、血の通った総合診療、プライマリ・ケアを学ぶことができ、何よりよかったのは、かけがえのない仲間となる医師とつながれたことです。

現在では適々斎塾を運営する西日本臨床医学研修機構の理事にも就任し、運営する側としても勉強しています。さまざまな人との出会いがキャリア形成には必須だと思います。個人的には大学病院に所属してキャリアを進めることはお勧めです。多くの医師、専門家と意見を交わし、学会活動、教育活動、研究

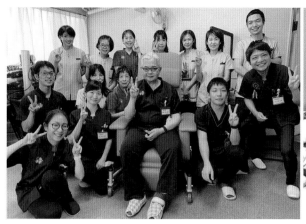
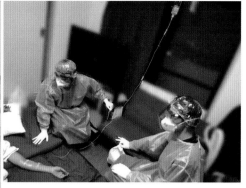

左：葛西医院の仲間と。
右：日本で初めての在宅抗体カクテル療法。

活動にも参加するチャンスが多く、それらの経験が私のキャリアの礎になっています。

診療所の醍醐味を知る

2018年に医局を離れ、葛西医院院長を父から引き継ぎました。父が倒れた経験に始まる地域医療への憧れが、10年を経てついに実践できる喜びを感じました。父親の体調面からの外来の縮小により赤字となった収支を見たときは慄きましたが、患者さんのための診療を続けることで、それも1年ほどでなくなりました。念願の訪問診療も始め、多くの患者さんを任せてもらっています。

地域医療をよくしたいと思うなかで、多職種連携の重要性を強く感じました。多職種での勉強会「おかえりネットワーク」を立ち上げ、そこで出会った方々からのご意見や、交流によって得られた知識や情報が診療そのものに活かされています。

私は週に半日は大阪公大の外来や病棟回診に付き、市中病院の総合内科外来、救急外来を担当し、研修医教育を行いながら診療を続けました。単一の組織（筆者の立場では診療所）に身を置くと、診療や考え方に柔軟性がなくなり、独善的な診療方針に走る可能性があると考えるからです。

コロナ禍で鬱屈した空気を打破した「つながるちからフェス」

葛西医院の院長となり約1年半が経った2020年1月、日本でも新型コロナウイルスの影響が出始めました。非常事態宣言下での外来や訪問診療は手探りで、勉強会や講演は軒並み中止となり、適々斎塾も

おかえりネットワークも一時中断しました。診療も勉強も交流も分断され、外出すらままならない毎日に鬱屈としていました。

5月初旬の休日の朝、突然アイデアが降ってきました。コロナ禍でスーパースター・ドクターズのスケジュールが空いている。そんな先生方を一斉に集めた特別なオンライン・イベントで、コロナ禍を支える医療界、特に総合診療の先生方を勇気づけられないだろうか。自分1人ではできるわけがないといったんは諦めましたが、医師同士の情報共有や連携の場を提供するAntaa株式会社代表の中山 俊先生に相談したところ「ぜひやりましょう」となり、私が妄想したアイデアを基に、連日昼夜を問わずミーティングを繰り返し、構想からわずか3週間でイベント開催となりました。

朝9時〜夜11時まで生放送で、約1時間ごとにスーパースター・ドクターズがオンラインでさまざまなテーマのディスカッションを行う「つながるちからフェス（つなフェス）」という前代未聞のイベントとなりました。総合診療科の先生だけでなく、特定非営利活動法人ジャパンハートの代表をされている吉岡秀人先生、感染症のトップランナーの忽那賢志先生や岡 秀昭先生、在宅医療を牽引する佐々木淳先生など、錚々たる約60名の先生方が、ボランティアでご登壇くださいました。スペシャルゲストとして、山中伸弥先生、建築家の安藤忠雄さん、五体不満足の著者である乙武洋匡さん、当時の日本医師会長であった横倉義武先生なども、動画や対談で激励・応援メッセージをくださいました。反響はとても大きく、医師限定の視聴にもかかわらず、視聴数は常時500人ほどもありました。「コロナ禍においてとても勇気付けられた」と多くの先生方から感想をいただきました。

良いと思ったことはできるだけ多くの仲間を集めて行動してみれば、その熱意が原動力となり、周囲を動かしていくのだと学びました。

総合診療医だからこそ踏み出せた「KISA2隊大阪」の立ち上げ

新型コロナの流行が第3波、第4波と波を追うごとに全例入院治療は到底できなくなり、自宅療養が当たり前になりました。医療が届かず、自宅で亡くなる事例が出てきてしまい、自宅療養者を支える医療提供体制が求められました。そんななか、京都の在宅医である守上佳樹先生、宮本雄気先生が2021年2月に**新型コロナ訪問診療チーム「KISA2隊」**（Kyoto Intensive area care unit for SARS cov2 対策部隊 注：後にKyotoからKansaiに変更）を立ち上げ、行政、感染コントロールチーム、保健所などとタッグを組んで、自宅療養中のコロナ患者さんの往診を開始しました。京都府知事も「KISA2隊」を記者会見で発表しました。守上先生とは仲が良く、以前からこの計画を聞いていた私は実現に驚愕し、その情熱に畏敬の念を覚えました。

大阪でも自宅で亡くなられる方々が増え、不甲斐ない気持ちを抱えた大阪の若手開業医仲間とともに、「生焼けのたこ焼きの会」（コロナ診療に踏み出したいのに踏み出せない悶々とした状態＝生焼けのたこ焼き状態）と称したオンライン会議を何度も行いました。発起人は奥 知久先生で、川畑仁貴先生、田中崇洋先生、岡村知直先生をはじめ、有志でジレンマをぶつけ合って出した結論は、「大阪にも『KISA2隊』を結成しよう」でした。大阪府医師会の賛同を得て、2週間後には当時の大阪府医師会長である茂松茂人先生と吉村洋文大阪府知事が共同記者会見で発表し、2021年9月に「KISA2隊大阪」が6診療所のチームとして誕生し、私はその隊長を拝命しました。もちろん葛西医院の診療を続けながらです。

診療所同士が無理なく助け合えるシステムを構築し、多職種の多くの仲間とともにチームを作り、保健所、医師会、大学病院、感染対策チーム、行政、看護協会、訪問看護ステーション協会など、多くの組織のリーダーの賛同を得ながら協力体制を構築しました。2023年5月現在で約1,500名以上の重症や症状の重篤な自宅療養患者さんの往診を行い、5,000回以上のフォローアップ、300カ所以上のクラスター施設支援を行ってきました。2022年10月31日からは大阪府からの委託により、大阪市、堺市、東大阪市、八尾市、柏原市の合計440万人の地域で自宅療養を余儀なくされ、医療機関や保健所やサポート機関が対応できない患者さんを、24時間体制ですべての診療を担っています。生焼けのたこ焼きがこんがり焼けてきた瞬間です。

大きな情熱がキャリアを作る

アフターコロナ時代においても、「KISA2隊」でつながった多くの組織や多職種の皆さんと地域医療をよりよくする仕組みを生み出すきっかけを提供し続けたいと思っています。

大阪の外れにある下町の小さな診療所でも、患者さんを助けたいという強い気持ちを糧に、多くの仲間が手を取り合うことで、地域医療を支える大きな大きな一歩を踏み出すことができました。**組織の大小ではなく、大きな情熱がキャリアを作る原動力になるのだと思います。**

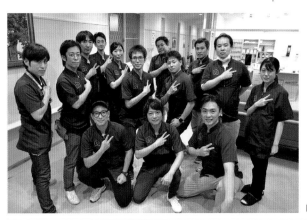
KISA2隊

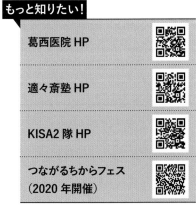

もっと知りたい！

| 葛西医院 HP |
| 適々斎塾 HP |
| KISA2隊 HP |
| つながるちからフェス（2020年開催） |

SHIMIZU's EYE 愛すべき大阪のプライマリケア・総合診療を地域でリードして支えていく小林先生の記事はどうしても実現したかったものです。ぜひご覧ください！

地域で活躍する医師になりたい！

地域全体を病棟のように診る

在宅医療はあきらめの医療でない。
がん治療を専門にしてきたからこそできる
在宅緩和医療。

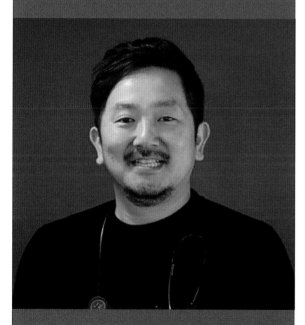

月永洋介 先生
Yousuke Tsukinaga

杏医療法人賛永会 さつきホームクリニック 理事長

2003 年 兵庫医科大学卒業、順天堂大学医学部附属順天堂医院 泌尿器科学教室入局。2005 年 越谷市立病院泌尿器科、2006 年 医療法人慈正会 丸山記念総合病院泌尿器科部長。2016 年 4 月 さつきホームクリニック院長。医療法人賛永会理事長として、宇都宮・鹿沼・益子にて在宅診療の専門クリニックを 3 カ所運営。日本在宅医療連合学会 専門医・指導医。日本泌尿器科学会 専門医。経営管理修士（MBA）。日本緩和医療学会。日本プライマリ・ケア連合会所属。

　私は医師 20 年目の元泌尿器科医（43 歳）です。現在は、栃木県で 3 カ所の在宅療養支援診療所を経営しています。どのようにして在宅医＆経営者に至ったのか、振り返りながら紹介したいと思います。研究職・外科医、プライマリ・ケア医・検診医などさまざまな医師の働き方があります。これから未知のキャリアを積む先生たちに、私の半生が少しでも参考になれば幸いです。

兄に感化され医学部へ

　まず初めに医師を志したキッカケは、単純に幼ながらに「医者ってかっこいいな」と思った、ただそれだけです。そんな不純な動機がゆえに成績は振るわず、到底医学部に合格できるような成績ではなかったです。また、医者家系ではないので両親や教師の誰一人、私の夢を現実視している人はいませんでした。しかし、比較的優秀であった 3 つ上の兄が周囲に勧められるがまま大学受験をして、現役で医学部に合格する姿を見せつけられ、私のなかで医学部入学（医師）が現実になりました。「もしかしたら僕も医学部に行けるかもしれない」と思い込むようになります。もちろん、その時点で実力はまったく伴っておりません。まずは合格請負人である兄が教わっていた家庭教師を、自分にもお願いしました。しかし、自分のレベルはまだそこには至っておらず、それでは足りず、加えて兄自身をスパルタ家庭教師として雇いました（もちろん兄が父へ高額な報酬を請求したことは言うまでもありません）。その甲斐もあり、成績はみるみる向上し、自己推薦入試ではありますが、兵庫医科大学に現役合格することができました。この 2 人の家庭教師には感謝しかありません。

その後の人生を決めた、父の死

　しかし、その直後に悲劇が起こります。父が体調を崩し、原発不明がんで入院し、合格から 3 カ月でこの世を去りました。この話をすると皆さん非常に同情をしてくださるのですが、そのときの自分は早期に医学部現役合格を決め、遊び呆けており、そこまで大切な人を失うという実感が弱かったように思えます。

　今となってはこの実体験が、在宅医療・緩和ケアの道に進んだ要因であることは間違いありません。

終末期の患者さんを多く診ますが、本人も家族にもそれぞれの生活があり、それぞれの価値観があります。当然家族を病気で失うことは悲しいこともあると思いますが、それだけではないいろいろな思いがあることも経験をした自分だから、わかってあげられるような気がします（私の父は伊達男だったので、弱っていく自分を息子には見せたくないところがあって、「見舞いには来なくていいから遊んで来い！」と言われていたのを今も覚えています）。

早く一人前になりたいと選んだ泌尿器科が、在宅医療の礎に

　暗い話はこれくらいにしておいて、現実的な話です。入学した大学は私立の医学部ですので、学費の工面があり、医師国家試験に合格し医師になったときには、数千万円の借金からのスタートとなります。これがまず大きなポイントです。経済的な理由で自由なキャリアを選択できない先生も多いと思います。当然大学院に進学するなんて選択肢はありません。それがゆえに**誰よりも早く臨床力を高め、独り立ちしなくてはという気持ちが強かったです。**どこに入局すればよいか、とりあえず家族のいる東京で探しました。

　私の出身医局の順天堂大学泌尿器科は当時（臨床研修医制度開始の1年前で各科に直接入局する時代）とにかく人気がなく、毎年1人入局すればいいほうの医局でした。その理由は単純で、入局者数が少なく仕事がキツイ、それでまた入局者が少ないといった悪循環です。逆手にとるとライバルが少ないので仕事量が多く、一人前になるのが早いのでは？　と予測を立て即決で入局しました。他大学出身でありながら前述の通り内部生からの人気がないため、大歓迎で受け入れてもらえました（その面倒見のよい先輩方と出会ったのも自分の先の運命を助けます）。

　実際に入局後3カ月もすると、ほぼ病棟を任されます。加えて検査・手術も前立腺生検や経尿道的膀胱腫瘍切除術など、早々に術者として経験させてもらうことができました。順天堂医院は患者さんを何より大切にする方針でしたので、初期教育を順天堂で行えたことは本当によかったと思います。医師である前に人として接遇を学ぶことができました。加えて当時の泌尿器科学教室の藤目 真教授は患者ファーストの診療方針で、急性期医療でありながら患者さ

んの生活のことまで配慮した治療方針を常に提案していました。その診療の姿を常に横（外来もインフォームドコンセントも常に研修医が陪席に付くので、当時は辛かったですが）で感じることができたのは、私の在宅医療の礎になっているのは間違いありません。

若くして診療部長に立候補。すべての責任を自分で負う

　そして忙しい毎日を過ごしているうちに5年目になり、何でも自分でできるのではないかと錯覚（天狗）している時期に転機が訪れます。医局の関連病院であった丸山記念総合病院の常勤医が開業し不在になったため、無謀にも自ら立候補し就職を決めてしまいます。経済的な問題があったため、早く民間病院に行って少しでも報酬を上げたかったからです。丸山記念総合病院の丸山正薫理事長先生も、若輩ものの私を受け入れてくださり、医局も事情を考慮し、特別に送り出してくれました。しかし、比較的器用なほうではありましたが、すべての手術を含めた治療を5年目の自分だけでできる器量はありませんでした。自分の兄貴分である荻島達也先生（現・成田富里徳洲会病院泌尿器科 主任部長）が毎週手術の補助、治療方針のアドバイスなど8年にわたって指導してくださいました。この指導があったからこそ安心して安全に事故を起こすことなく診療を全うできたと思っています。何より医師として行った治療への責任感を教わりました。お礼をしてもしきれません。

　とはいえ、指導医や仲間たちの支援があっても、結局はすべての決定・責任は私自身にあります。**丸山記念総合病院泌尿器科 診療部長に若くして就き、そのプレッシャーに耐えてきたことが自分の成長につながっているのは間違いありません。**

リーダー論を学んだことで、社会貢献を考えるように

　その後、診療も安定し、生活も結婚をして子どもを授かり公私ともに充実し、何より経済的な面もある程度見通しが立ったときに、皆と同じスタートラインに立った気がしました。しかし欲張りなもので、自分は医師として人として本当にやりたいことは何だったのか？　と自問自答し始めるようになりました。そ

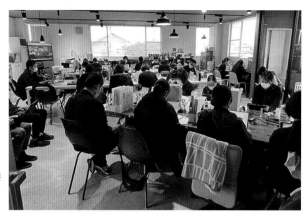

開院以来、毎朝かかさず行っているスタッフ全員での診療カンファレンス。医療だけでなく、介護、療養のこと、さまざまなことをディスカッションします。

んなとき高校の大先輩、朝比奈一郎さん（青山社中筆頭代表CEO）から青山社中リーダーシップ・公共政策学校に誘われ参加しました。その名の通り、リーダーシップと政治的なことを学ぶセミナーなのですが、何よりもリーダーとは何かを学んだことが大きなターニングポイントとなりました。医師として働いているなかでリーダーについてなど考えたことはありませんでした。印象に残っている言葉をいくつか紹介します。

「大局観」：局面だけでなく全体をみる。

「指導力ではなく始動力」：リーダーとは指導するのではなく始動する、変革する人である。

「信頼蓄積」：何かを始める、変えるには地道な信頼の積み重ね（蓄積）があってこそ。

「lead the self, lead the people, lead the society」：まずは自分自身をリードする、次に人々をリードする、そして社会をリードする。

その後に参加したIHLヘルスケアリーダーシップ研究会（創設者：武藤真祐先生）でも同様に「lead the self, lead the people, lead the society」が議論の中心でした。これらの言葉を今も常に意識し、行動しています。

それらを通じて自分自身、医師として社会に対し、何かできないかを考えるようになりました。

在宅医療と在宅緩和ケアの道へ

話は前後しますが、医師としての縁はほかにもあります。丸山記念総合病院に入局同期で、医局で隣になった高橋孝郎先生（現・埼玉医科大学国際医療センター支持医療科 教授）です。乳腺外科医として同病院に赴任されましたが、緩和医療学会暫定指導医でもおられたため、独学で学んでいた私の緩和ケアを系統だったものに教育してくださいました。

その後、社会を大局的にみたときに、医師として社会に今必要とされていること、そして私ができることは何かと考え続けました。それが在宅医療と在宅緩和ケアだったのです。がん治療を専門にしてきた自分だからこそ、治療を終えて自宅に帰ってくるさまざまな思いの患者に、個別の対応で在宅医療を提供できるのではないかと考えたからです。在宅医療≠看取りが当時の私の思いです。「在宅医療はあきらめの医療でない」と掲げて開業することになりました。30代の若いうちに24時間365日毎日オンコール、家族には大変迷惑をかけたと思いますし、感謝しています。

地域全体を病棟のように診療

どんな疾患も断らない方針で行っていたため、すぐに診療所は軌道にのり、半年で100名以上の在宅患者をもつまでになりました。右肩上がりに増える患者、そしてさらに求められる在宅医療、1年も満たない時点で、「自分の考える在宅医療を安定した質で提供するには、1人ではできない」と考えるようになりました。

何より看護師の力が非常に大きい。そして理念に共感してくれるドクターの存在、大きな組織で地域全体を病棟のように診療していく、そうするしかないと考えました。そのためには診療だけでなく、組織を運営するスキルがさらに必要だと考え、2年目から診療の傍ら、組織構築や経営学を学ぶため、オンラインで経営学修士（MBA）も取得しました。現在開業7年目で総職員150名、常勤医師12名、常勤看

護師 40 名の大所帯になりました。大きくなればいいわけではない、質も同時に担保しなくてはならない、患者ファーストの気持ちを決して忘れてはならない、これをすべての職員に浸透させ、常用できるようになるにはまだまだやらなくてはいけないことが多くあります。

「夢はなんですか?」とよく聞かれることがあります。自分のみえる範囲のすべての患者さんに質の高い訪問診療が行き届くこと（別に私でなくてもいい）。また法人の理念である「医療の力で暮らしを豊かに」に反することなく、「lead the people, lead the society」：人々を、そして社会をリードできるように研鑽し続けたいと考えています。

皆さんも医師である以上、何でもいいから自分のためだけでなく、人のためになる仕事を選択してください。

もっと知りたい！

さつきホームクリニック HP	
さつきホームクリニックのFacebook	
青山社中リーダーシップ・公共政策学校 HP	

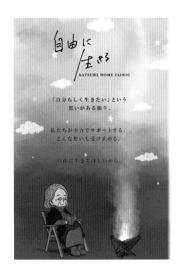

さつきホームクリニックの理念。

SHIMIZU's EYE　現職でのリアルなつながりと、現在行わせていただいている月数度のブレインストーミングの時間は自分にとってかけがえのない大事な開発的・創発的時間です。本文の「月永冒険譚」もぜひ皆さまにお読みいただきたいです。

やっぱり憧れ！
救急医になりたい！

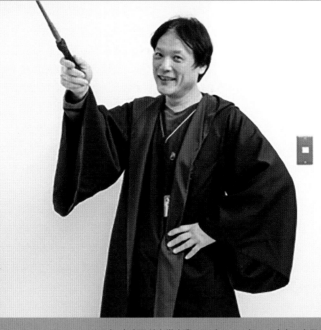

林　寛之 先生

Hiroyuki Hayashi

福井大学医学部附属病院
救急科総合診療部 教授

1986 年 自治医科大学卒業。硬式テニス部で 2 度東日本医科学生総合体育大会優勝。福井県僻地医療に従事。1991 年 カナダ・トロント総合病院救急部臨床研修。1997 年 福井県立病院救命救急センター。福井県立病院創立以来男性医師で初の育児休暇取得。2011 年 現職。臨床教育関連の著書、ビデオ多数。救急とプライマリ・ケアの二足のわらじ。田坂賞、厚生労働大臣賞。TV 出演は NHK のみ（『プロフェッショナル 仕事の流儀』『総合診療医ドクター G』は最多出演）。座右の銘は "Happy go lucky"。

迷った挙句の君の選択は
常に正しい

人生、思うようにいかないから、面白い♪

　先輩医師に話を聴くと、「こうするといいよ」だの、「こんな資格をもっていたほうがいいよ」だのと、まことしやかに話されますが……ちょっと待った！　それって『俺（私）の人生はよかった』って回顧しているに過ぎません。自分の人生くらい、自分で選択していこうではありませんか。君はブラック・ジャックにも、Dr. コトーにも、山 P やガッキー（『コード・ブルー』）にもなれないけど、彼ら、彼女らだって君にはなれないんです。キャリアとは結果であって、目標を掲げても思うようにいかないから、人生は面白い。いろいろチャレンジするから楽しく充実するんです。

　迷った挙げ句の頭の選択は常に正しいものです。すべてが経験であり、失敗なんて人生にはありません。川の流れのように、人生に振り回されて行き着いた私のキャリアの「私の人生はよかった……かも？」の話をしましょう。賢いみなさんが私の話を糧に、さらなる皆さんのワクワク冒険譚を始められるよう、応援しています！

地域が医者を育てる

　自治医大卒は僻地勤務を義務付けられているため、意識高い系として最初の2年間、初期研修は前後見境なく頑張りました。研修内容は自分で勝手に組み、毎日違う指導医に教えを乞い、内視鏡、心エコー、腹部超音波、胃透視を毎日行い、内視鏡は750例行いました。『最初の2年を制する者は医師人生を制する』と山崎 信院長（故人）の言葉をいただき、2年後には万能感だけたっぷりの生意気な若手医師が出来上がりました。

　3年目に医師が2人だけの織田病院に外科医として赴任し、自分の無力を痛感しました。多彩な患者が多く、救急車が3日に1回、1日おきの宅直、入院受け持ち25人。患者さんの背景や既往歴などは看護師さんが教えてくれ、無能な私に対して患者さんが背中を撫でてくれ、「頑張りぃや」と優しく応援され、つくづく患者さんや地域に医者として育てていただいたと思います。モノやシステムがないから不満を言うのではなく、地域でできうる限り踏ん張ろうとしたら、自頭力と胆力が育まれました。『医者は地域に育てられる』とまさに実感したものです。

　地域枠の医学生は、私と同様おのずと地域に出るわけですから、ラッキーです。ぜひ地域での経験を力にしてほしいです。地域で必要なことは地域でしか経験できないんです。臓器専門医だけを目指していたのでは、せっかく地域に出るのにもったいないです。できうる限り能力を地域で伸ばせば、将来あなたの専門医としての幅が広がり、相当腕のいい医者になるに違いありません。「自分がみたい疾患だけをみる（自分のニーズ）」のではなく、「患者・地域のニーズに応える医師になろう」とすると、間違いなくブラック・ジャックに近づけます。私も人間ドックに配属された際、あまりの無能力さに途方に暮れましたが、振り返れば大変勉強になり、将来総合診療をするうえで大変役に立ちました。自分が苦手なことにも積極的にかかわることで、確実に医者としての幅は広がります。

臨床留学で視野を広げる

　留学は、そもそも妻が最初に「したい」と言い出しました。私が「行けるもんなら行ってみな」と言ったら、妻は本当に奨学金をとってきやがりました。（うぅ〜ん、置いて行かないで……）と焦った私は、

一緒に留学を決意しました。決して高い意識をもっていたわけではありません、エッヘン。ところが自治医科大学の義務を途中で切って行くことへの反対があり、なかなか話は進みませんでした。それでも香港までカナダの医師試験を受けに行き、TOEFL 9回目でようやく合格点をとり、留学準備を進めました。そして「将を射んとすれば馬を射よ」というわけで、病院長の家まで直談判に行ったんです。そこで院長の奥様の「鶴の一声」でようやく許可が下りました……どこの家も偉い人は同じです。私の留学もひとえに妻のお陰です。

最大の収穫：ロールモデルとの出会い

　臨床留学で得たものは、
　①突き抜けるためには英語が必須。
　②勉強のリソースが拡がった。
　③かけがえのない人とのつながりが拡がった。
　④時間の流れが遅く、余裕のある人生を垣間見た。
といったところです。特に「歩く辞書」といわれていた Dr. Mohamud R. Daya（現・オレゴン健康科学大学救急教授）は毎月40冊のジャーナルを読む天才で、人間的にも優しいロールモデルであり、彼に出会えたのが最も大きな収穫でした。臨床留学はハゲができるほどストレスの多いものであるものの、世界的視野が広がり、多くの人とつながるという意味で、ぜひ若い先生達にも挑戦してほしいです。どうせ辛い思い出は時とともに忘れるから……ニヤッ！

臨床経験はアカデミックに学んでこそ意味がある

　自治医科大学義務明け後、福井県立病院救命救急センターでひたすら臨床経験を積みました。そこで中堅医師のもつ変な万能感はものの見事に打ち砕かれました。喉が痛い心筋梗塞の見逃しや、痛みのない大動脈解離の見逃しなど、危ない橋を渡るたび、さらなる学びの必要性を感じ、感度・特異度を意識して臨床をするようになりました。謙虚に勉強すればするほど、「自分はまだまだだ」と痛感するようになりましたが、着実に力をつけていきました。そして、なるべくアカデミックにものを考えること、後進に惜しみなく教授すること（teaching is learning twice）を心に刻み、北米のトレーニングコースをま

ねて、いろいろ勉強会を開催しました。

　このころ救急マニュアルを作ろうとしてできたのが『研修医当直御法度』です。メンターの寺澤秀一先生からは、「ほかの本は見るな。自分たちの言葉で書こう」と指示を受けました。現場の本物の言葉で書き上げたものの、まさか売れるとは思いませんでした……今や第7版になり、15万部以上売り上げたのですから、人生どう転ぶかわかりません。

福井県立病院で、男性医師初の育児休暇を取得

　結婚11年目にして授かった子どものために育児休暇を取得しようと頑張りました。これもカナダの友人が当たり前に育児休暇をとっていたため、ワークライフバランスを重視してまねただけ。育児休暇取得はいい上司をもつに限ります。子どもは感謝してないでしょうが（どうせ覚えてない）、親としては成長させてもらったと感謝しています。

医学教育：無駄な努力をたくさんせよ

　ある日、自治医科大学の大先輩・箕輪良行先生から電話があり、「林先生、カナダで外傷コース受けたんでしょ？　じゃ、一緒に日本の外傷コース作ろうよ」とお誘いを受けました。PTLS（Primary-care Trauma Life Support）を創設した箕輪先生のバイタリティと、人を集める能力には舌を巻いたものです。「僕は人が好きなんだ」という箕輪先生の「人たらし術」は大いに勉強になりました。その後、PTLSコースを全国各地で開催し、日本の外傷コースJATEC設立にも、PTLSのノウハウが大いに役立ちました。

原稿執筆とTV出演に追われる日々

　メンターである箕輪先生からは「**依頼された仕事は断るな**」と教わりました。「自分にできることなら喜んで、できないことは大いに勉強するチャンスだからチャレンジするんだ」と。『レジデントノート』と『ERマガジン』の連載、ほかにWEBの連載2つ、『CareNeTV』などを抱えて、目まぐるしい日々を送りました。「もう限界だ」と思ってから、またちょい突き抜ける経験を繰り返しました。案外、限界って伸びるもんです。「**楽しい仕事」は決して「楽な仕事**」

ではありません。多くの無駄や試行錯誤の後に開花するものであって、効率重視ではいいものはできないと学びました。

　その後、たまたまPTLSコースを取材に来ていた羊土社の編集者から声をかけていただき、雑誌の連載が始まりました。ホラ、計画された人生なんて私の辞書には全然ないんです。とにかく中堅医師に情報を提供したいと『レジデントノート』で『Step Beyond Resident』の連載を始めました。当時ギャグや冗談の入った医学書などなく、よくこんな文章を載せてくれたものだと羊土社の英断に感心します。忙しい人のところに仕事は集まるというのは本当で、その他依頼原稿や書籍執筆、NHK『総合診療医ドクターG』の撮影も次々開始されました。それはひとえに「仕事は断るな」の箕輪先生の言葉に忠実に従ったから。「忙しすぎて死ぬかと思う」と箕輪先生に打ち明けたところ、「そんなもの、原稿は後輩に回したらいいんだよ」と言われました。「アレ？自分でするんじゃないの？」……メンターの言葉もコロコロ変わることがあると学びました。

　心に秘めていたカナダ移住計画も座礁しつつあるころ、「林君、君、教育好きなんだろ？　大学においでよ」と寺澤先生に再三誘われ、徐々に隣の芝生が青く見えるようになり、大学に異動しました。教授選があるなんて全然知らなかった……ただの世間知らずの阿呆でした。

大学病院は内的報酬の宝庫

　大学では研究、教育、臨床の3本柱で動いていきます。市中病院と比べ給料は安く、臨床の曝露量は

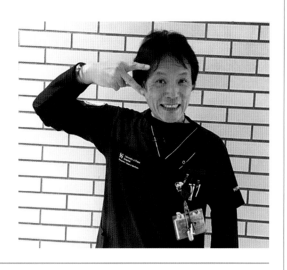

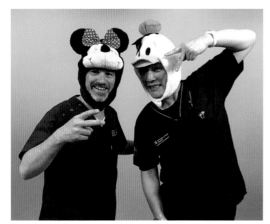

Dr. Goldman と。

少なく、いいところは何もないと思いきや、こんなに安い給料でアカデミックに働く人たちは聖人だと思うに至りました。教育は医学生のみならず、研修医や専門医、看護師、多職種、患者さんに至るまで必要であり、不思議と大学だと**教育の機会が多く鍛えられました。海外講師とのつながりができるのは大学ならでは**であり、メンターである Dr. Goldman とも知り合い、充実した人生になりました。私なんて地域医療大学院が始まるなんて知らずに大学に来たので、寺澤先生にはうまくはしごを外されてしまった……思うように人生はいかないものです。

大学病院は外的報酬（お金）は少ないものの、内的報酬（役に立っている感じ、自己実現・成長）は高いです。市中病院にも双方いい面があります。外的報酬：内的報酬＝ 3：7 がいいそうですが、みなさんはどう思いますか？

自己実現には全力でサポート

借り物の言葉は決して心に響かず、実臨床を大事にしないと臨床教育はできません。医学教育は難しい理論をかざすものではなく、成人の受講者に、今までの経験に上乗せするような実践的知識を教授し、かつ優しい安心な環境で楽しく学ぶものだという信念をもってやっています。笑いのない医学教育なんて……。

専門医プログラムや医局運営には、ビジネス書も大いに役に立ちました。人生は「競争」だと思っていると、上には上がいるもので息が詰まってしまいます。**人生は「旅」**なんです。いろんなキャラがいたほうが『ONE PIECE』だって楽しいじゃないですか。凸凹上等、出来のいい奴、悪い奴、仲間みんなが息がしやすい医局で、**各々の自己実現のために踏み台になるのが大学の役割**と思っています。うちの医局は出入り自由の ATM 並みです。『白い巨塔』の上昇志向の人には合わないけど、自己実現には全力でサポートします。仲間同士ならお互いフレンドリーで自由に意見が言えるのは当たり前。上下関係なんて関係ないです♪

"Take Home Message"

・メンターをもとう……君の人生を照らすにはいいロールモデルをもつべし。
・その場その場を全力で、無駄な努力をいっぱいしよう……大きい病院だけで働くと、ろくな医者にならないよ。
・人生、思うようにはいかないもの。どうせなら笑い飛ばしてエンジョイしましょう。

もっと知りたい！

福井大学附属病院 救急総合診療部 HP	
福井大学救急部・総合診療部の Facebook	
書籍『改訂版 ステップビヨンドレジデント 1』（執筆）	
書籍『「子どもが苦手」な研修医へ 小児救急の極意を伝授』（執筆 /Gakken）	
書籍『新装改訂版 もう困らない 救急・当直』（執筆 / 日本医事新報社）	

SHIMIZU's EYE 林先生を目にするたびに「林先生〜！」と叫んでしまう自分がいます、というくらいファンです。本文からもにじみ出ますが、人を惹きつける（惹きつけてしまう）というのはこういうことだということが良くわかると思います。説明不要、ぜひお読みください。

UEHARA's EYE 冒頭のお写真のごとく大変朗らかな林先生ですが、基礎となる着実な歩みがあってこその高い自由度なのだと改めて思いました。

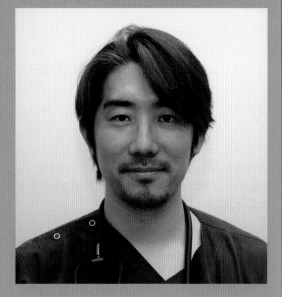

やっぱり憧れ！
救急医になりたい！

情熱的かつ
クールに

研修医を即戦力まで急成長させる
教育とレクチャーのコツ。

坂本　壮 先生
So Sakamoto
総合病院 国保旭中央病院 救急救命科 医長

2008 年 順天堂大学医学部卒業。順天堂大学医学部附属練馬病院救急・集中治療科、西伊豆健育会病院内科を経て、2017 年 順天堂医学部附属病院 救急・集中治療科。2019 年 4 月より現職。

救急外来と研修医

　私は現在、救急医として、主に救急外来で初期研修医とともに働いています。多くの病院がそうであると思いますが、当院も初期や後期の研修医が初療を担当し、救急外来の最前線で働いています。私自身がそうでしたが、初期研修医時代、救急外来で数多くのことを学び、さまざまな処置を経験するとともに、苦い思いも数多く味わったものです。

　救急外来患者数は非常に多く、walk-inから救急車まですべての初療を担うため、研修医達を戦力となるように成長させるべく、指導医も力を注ぐ必要があります。しかし、彼らを教育するための術を系統立てて学んだ経験はなく（少なくとも私は）、日々試行錯誤です。私が実践している方法が正しいか否かはわかりませんが、少なくとも前向きな姿勢で放り出すことなく継続できているので、ここに紹介してみようと思います。

研修医教育は「ともに育む」
ことからスタート

　教育というと大袈裟に聞こえますが、いくつか研修医を教え育てるのに意識していることがあります。まず、とにかく一緒に診療の場に出て姿勢で示すことです。ともに診療すれば、特に知識の伝授など言葉をかけることなくメッセージが伝わることは、いくらでもあります。口では理想的なことを言っていても、実際に自身の振る舞いがそれに見合うものでなかったら、そりゃ伝わりません。逆に、攻める問診で聞きたい情報をパッと聞き出したり、身体診察で優位な所見を見出し、診断につなげることができたり、研修医が描出が難しかったエコー所見を綺麗に示すことができれば、それを目の当たりにした研修医は自ずと習得し、また慕ってくれるものです。

　研修医は十人十色、悩む点はおおよそ同じでも、実力は異なり、望んでいることもまたさまざまです。彼らとかかわり意思疎通をとらなければ、何ができて何ができないのか、今知りたいと思っていることは何なのかすらわかりません。ともに診療している

と、この点もおのずとわかります。

　研修医は判断に迷ったら相談するべき、これはその通りと思いますが、そもそもみなさんが相談しづらい指導医であったら、彼らはおそらく相談しない、または相当慎重な対応をとることでしょう。「なんでもっと早く相談しないのだ！」って研修医に怒鳴り散らしたり……これはNGです。**研修医とともに診療に当たりながら、いつでも相談できる関係作りを心がけています。ちょっとなめられているぐらいがちょうどよいものです。**

心理的安全性を担保する

　救急外来というのは施設にもよりますが、大抵忙しく混沌としています。皆が穏やかでのんびり時間が過ぎることは珍しく、皆がせわしなく、そしてさまざまな音が鳴り響いています。そんな環境のなかで、緊急性が高い患者を的確にピックアップしながら、重症患者をマネジメントするのはたやすいことではありません。複数の患者を同時並行で診療したり、病棟からの電話が鳴ったりとマルチタスクが強いられることも多いでしょう。マルチタスクや中断が多くなるとストレスが溜まり、エラーも増えます。そこで、可能な限りこれらを避ける努力を心がけています。具体的には、救急車やwalk-inで来院する患者の全体像を把握し、研修医それぞれの実力を見極めながら患者さんを担当してもらいます。そして、**マンパワーが足りないなと思ったら応援を呼び、周囲から見ると落ち着いている、そのように見えたら理想的です。**

　「○○先生がいると荒れるね」、こんなこと言われた経験がある人もいると思います。「お祓い行ったほうがいいよ」なんてコメントもよく聞きますよね。急性期疾患、それも派手な外傷やショックなどの診療にあたり、窮地を凌ぐと、充実感や達成感を得がちですが、実はもう少し介入が早かったら、もう少し人を集めていたら、そんな大事にならずに済んだなんてことも多いものです。それを事前に手配し、初療にあたる研修医達が恐怖を感じることなく、自身のパフォーマンスを十二分に発揮する場を作ることができるとよいと思います。

　診療の終わりに、いろいろと大変なことはあったけれども、「今日の救急外来は落ち着いていましたね」と言われることを目指して、全体を俯瞰したいものです。

考えさせる問いを投げかける

　研修医がアプローチに迷ったり、検査の選択を誤ったり、場合によってはエラーをしたり、そんなことはよくありますよね。経験が浅く、知識は例えあったとしても、臨床で活かすためにはトレーニングが必要ですから。私自身も多くのエラーをしたものです。例えば、頭痛を主訴に独歩来院した50歳の男性がいたとします。研修医は二次性頭痛を考慮したものの、重症感はなかったため、頭部CTは不要と判断しました。しかし、診断はクモ膜下出血……こんなケースは決して珍しくありません。このような場合の指導方法はそれ程難しくありません。なぜなら、クモ膜下出血のエラーパターンというのはおおよそ決まっているからです。①痛みの程度や重篤感からクモ膜下出血を疑わなかったなど想起しなかった、②頭部CTの読影エラー、③CT陰性を理由にクモ膜下出血を否定してしまう、この3つのうちのどれかでしょう。そして、それぞれに対する注意事項もまた決まっています。①であれば、発症様式や発症時の症状に重きを置くこと、②では、わずかな出血を見逃さないためにSylvius裂など読影エラーが起こりやすい部位を、左右差を意識して読むこと（読影に自信がなければ相談すること）、そして③は、CT陰性でも否定はできず、発症様式や症状経過から疑わしければその先の検査（腰椎穿刺やCT Angiography、MRI&MRAなど）が必要であること（専門科へのコンサルトでもOK）です。これらの足りない部分、いわゆる知識を簡潔に伝えればOKです。典型例と臨床現場におけるリアルな症例のギャップを埋める知識を伝授するイメージですね。

　それでは、研修医がそつなく対応している場合には教育の機会はないのでしょうか。頭部外傷患者を例に考えてみましょう。高齢男性が段差に躓き前額部を打撲し、救急外来を受診したとします。バイタルサインは問題なく、意識障害や意識消失、健忘も認めません。担当した研修医は高齢であるため念のため頭部CTを撮影し、若干の皮下血腫を認めるものの、それ以外は問題ないことを確認しました。そして、頭部外傷患者に対する今後の注意事項（今後の出現しうる症状や慢性硬膜下血腫など）を説明し、帰宅の判断を行いました。一見するとなんら問題な

く、特にこちらから指導する点はないように思えます。しかし、こういった症例でも教育の機会は多分にあります。みなさんであればどのようにこの症例を教育の機会とするでしょうか。誰もが考えつくのが「頭部CTは必要であったのか？」ということでしょう。軽症頭部外傷に対する頭部CTに関しては、カナダ頭部CTルール（Canadian CT head rule：CCHR）を始めとした臨床予測ルール（clinical prediction rule：CPR）を理解すればよいのですが、今回お伝えしたいのはそこではありません。研修医を成長させるためには、こちらから知識を与えることよりも、彼らが自ら疑問をもち、自身で解決できるようにすることがポイントとなります。疑問をもたなければ、思い描いている範疇から出ることはなく、いつもそのなかで解決することになってしまいます。例えば今回の例では、「もしも抗血栓薬を内服していたらどのように対応するか」、「もしも頭部CTをなんらかの理由で撮影できない場合にはどのようにフォローするか」、などを問うてみてください。このように投げかけることで彼らは考え、いろいろと探求することでしょう。

知識ではなく手段を伝える

初期研修医の教育でやりがちなことは、沢山の知識を伝えるために時間を割くことではないでしょうか。振り返りをしたり勉強会を開いたり、文献を渡したりと、皆さんいろいろと苦労していると思います。もちろんこれらも重要ですが、思った以上に効果は得られず、継続するのは億劫ですよね。

令和の研修医は情報収集能力に長けており、私が研修医だった15年前と比較しても、あっという間に知りたい情報をキャッチできています。スマホでググればある程度の答えは得られます。文献もその場で検索でき、英語が苦手でもコピペして貼り付ければ翻訳もあっという間です。こんな時代だからというわけではありませんが、知識以上に、知識へ到達するための術を伝授することに重きを置いたほうがよいでしょう。

『授人以魚　不如授人以漁』は老子の教えとして有名ですね。「飢えに苦しむ者には魚を与えるよりも魚の釣り方を教えてやるほうがよい」という意です。**質問に対する直接的な答えよりも、参考となる文献や書籍へのアクセス方法など、今後の行動を変えうる活きる方法を伝授しましょう。** もちろん、緊急性の高い場合や知識がゼロの場合にはその限りではありません。飢えてしまっては（患者さんが不利益を被ってしまっては）元も子もありませんからね。

レクチャーのコツ

私はレクチャーをする機会が比較的多く、直近の2022年度は自施設以外に年間20数カ所の初期研修病院、計50回以上のレクチャーを担当しました。主な依頼は、初期や後期研修医へ向けたERで出会う頻度の高い症候に関してです。レクチャーをする際、いくつか意識していることがあり、そのなかで特に重要と思っている2点について、ここで記載しておきます（**表1**）[1]。

休日の過ごし方

仕事に前向きに臨むためには、仕事以外の充実も大切ですよね。休みの日もいろいろと仕事に追われているときもありますが、最近はパソコンを開くことなく子どもと遊んでいます。また、欠かせないのはミュージカル鑑賞ですね。祖母や母との共通の趣味であり、また最近では娘と一緒に観劇を楽しんでいます。

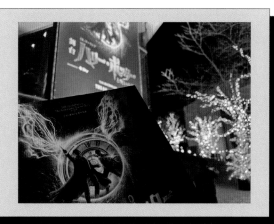

2 聴講者は何を聴きたいのか、実情を把握しテーマを選択せよ！

　日々の臨床現場での教育もそうですが、研修医は今まさに困っている点に興味があります。目の前の症例と関係のない事柄は、余裕があれば聞く耳をもちますが、そうでなければこちらが伝えたと思っている内容の半分も頭に残らないでしょう。

　レクチャーも同様です。プロの噺家であれば話術など技術で引きつけ、あっという間に自分の世界にしてしまうかもしれませんが、その域に達するには相当の努力が必要です。まずは相手の興味がある内容を探り、それに見合ったテーマを選択しましょう。私は必ず事前に希望のテーマを当事者に募り、その理由も把握し臨むようにしています。

8 練習なくして成功なし！

　当たり前ですが、レクチャーをいきなり上手にはできません。練習がきわめて大切です。スライドも大切ですが、私はあまりスライド作成には時間をかけてはいません。スライド作成に関しては、以前に連載をしたことがあるので参考にしてください[2]。

　私が依頼されるレクチャーの時間は60〜120分のものが多いですが、**15分を1つの括りとして作成**し、それごとに練習するようにしています。車移動の時間を利用し、車内で一人練習しています。また、**実際のレクチャーはiPhoneのボイスメモで必ず録音し、聞き返し反省するようにしています。**

参考文献
1) 坂本　壮, ほか：レクチャー概論. 総合診療 2022；32（6）：1456-61.
2) 坂本　壮, ほか：スライド作成 KISS approach：プレゼン上手はKISS上手!?（第1-11回）. J-COSMO 1（1）-2（6）：2019-2020.

表1

	レクチャーの Tips
1	相手を知り、相手が理解しやすい言葉を選択しよう！
2	聴講者は何が聴きたいのか、実情を把握しテーマを選択せよ！
3	誰もが陥りやすい失敗談を提示し、共感を得よう！
4	客観的な数値を提示し、説得力を増そう！
5	レクチャー全体を分割し、注意力を維持しよう！
6	プレゼンは情熱的に！　スライドはクールに！
7	レクチャーは（時間管理を徹底して）インタラクティブに！
8	練習なくして成功なし！
9	テクノロジーに精通せよ！　トラブルシューティングの方法は頭に入れておこう。
10	聞き取りやすい話し方で、そして聴きたいと思わせる熱意を示そう！
11	目線は聴衆、スライドは読まない。読み原稿も作らない。
12	自分を語り、目標を示し、興味を引け！
13	怒涛の反復で知識の定着を！

もっと知りたい！

総合病院国保旭中央病院 HP	
坂本先生の twitter	
坂本先生の note	
書籍『救急外来オススメ処方・ダメ処方』（編著／中外医学社）	

SHIMIZU's EYE　折りに触れて若手の会などで度々お会いすることがありますが、坂本先生の独自路線・マーケティングにはとても学ぶところが大きく、本文でもその分析的な記載が、坂本先生らしいな、とにっこりしてしまいます。

UEHARA's EYE　今も昔も変わらず、どこかエレガントな救急医だと思います。ご寄稿はあたかも先生のご講義を伺っているときのように、気がついたらうんうんと頷いてしまう内容です。

やっぱり憧れ！
救急医になりたい！

「救える救急医」で
あり続けるために

災害医療への取り組み、
地域連携の試み

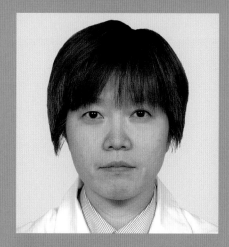

山口順子 先生

Junko Yamaguchi

日本大学医学部 救急医学系救急集中治療医学分野 准教授

2000年 日本大学医学部卒。日本救急医学会指導医・専門医、社会医学系指導医・専門医。医学博士。日本大学救急医学教室へ入局。救急専門医取得後、2004年 国立病院機構災害医療センター救急科レジデント、2007年 公立阿伎留医療センター救急医長として出向後、現職。日本大学医学部附属板橋病院救命救急センター科長として救命救急センターにおける診療に従事している。

「外科医になりたかった」
医学部臨床実習での挫折

　"どんな患者も診られる医師に"。私の家には医療者がいないこともあり、具体的なこれを叶えるキャリア像はとても漠然としておりました。今と異なり、医学部卒業後、すぐに希望診療科を選ぶ時代でしたし、ジェネラリストの存在意義はあまり浸透していなかったと思います。では、どうしたら叶うかなと考えたときに、外科をやらないとだめかなと考えて外科を志望していました。

　しかし、外科臨床実習の1週間であっけなく挫折しました。偶然その週に、膵頭十二指腸切除術が3回あり、長時間の手術療法ののちに、外科志望の私に、熱烈歓迎してくださる外科先生方による宴会がありました。深夜に及ぶそんな宴のあとに、早朝からスッキリと患者さんの回診をされる先生方に、体力も気力もかなわない「へたれた自分」と向き合うことになってしまいました。今考えれば、それは都合のよい自分への言い訳に過ぎなかったのですが、自分には決して外科はできまいと挫折してしまいました。では、救急医ならばどうか？　声を掛けてくれたのが救急科の先輩医師でした。救急医なら自分の考える医師像に近いかもしれないと直感しました。

　その後の救命救急センターでの2年の臨床研修では、当直は同期研修医3人で分担し、手術の際には、助手にも入るため、病院で寝泊まりする日が何日も続いたのですが、不思議と「へたれた自分」に見舞われることはありませんでした。とても充実した時間を過ごしました。

「止血で救命したい」
臨床研修医2年目の苦しみから
専門医取得後、IVR修行へ

　20代の女性。高所墜落事故によるショック状態。血管が虚脱して静脈路さえ確保できない。搬入から、20分でお別れ。ご両親の号泣を目の当たりにしました。救えない救急医なんて！

　骨盤骨折や肝損傷による大量出血の患者さんの対応を救命救急センターで対応していくうちに、止血場所を捉え、止血を学びたいと考えるようになりました。しかし当時は、救急医によるIVR（interventional radiology）による救命診療は、まだあまり普及しておりませんでした。救急専門医取得後、すぐにIVR研修を希望し、国立病院機構災害医療センターに出向させてもらえることになりました。同院の放射線科は、24時間365日すべての迅速全診療科の画像

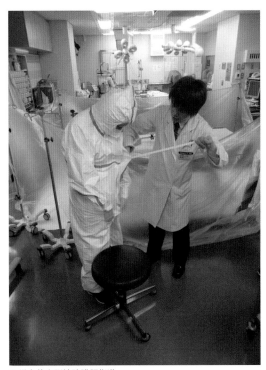
N 災害養生訓練防護服指導。

診断を担当していました。術前検査など、メスを持つところ以外はすべて放射線科医が行う米国のスタイルを取り入れていました。また、年間2,000件を超える3次救急と2次救急のマネジメントをすべて救急医が統括する救急科、外傷診療のメッカともいわれるほど多発外傷診療に長けた「救える救急医」である上司からのご指導を、救急科レジデントとしていただきながら、週に1、2回、放射線科でトレーニングを受けることができました。放射線部では、全診療科で撮影された画像を6、7人の放射線科医が手分けして読影をしていたのですが、画像診断ができなければIVRは的確に行えないということで、毎日50〜60件の読影トレーニングを専門医のご指導の下行うことができました。今考えると、**駆け出しの時期に画像診断の基礎を徹底的に学べたことが、救急医としての私の財産になりました。ぜひ救急医には、放射線科をローテートしてほしいと思っています。**

災害医療と出合い、DMAT 1 期生になる

　前述のとおり、私の災害医療センターへの出向の理由は外傷診療やIVR修行でした。

　しかし、病院の名前の通り、そこは災害医療センターでした。災害時"ひとりでも多くの命を助けよう"というDMAT構想がちょうど日本で実現した年に、救急科レジデントであった私に「災害医療も学びませんか？　これからは、災害は忘れないころにやってくる時代が来ます」と当時の院長であった辺見 弘先生が、10年後に災害時役立てる医療人材に機会をと、救急専門医取得まもない自分にも声をかけてくださり、DMAT 1期生になりました。それから、たくさんの災害医療を学ぶ時間を得て今に至ります。"10年後"を見据え、ETS（スウェーデンで開発された災害シミュレーション教育システム）や、ADLS（米国医師会災害医療教育コース）など、災害医療の現場で実務につながるトレーニングを学びました。これまで実際に東日本大震災での現場派遣もありましたし、緊急事態への備えという点で、わが国の大きなビックイベント、例えば、東京五輪における都市オペレーションセンターでの統括医師補佐や、東京DMATによる東京都コロナ医療調整補佐など現場の実務に参画することができました。

　今後は、できる限り多くの救命を目指したく、区の災害医療コーディネーターとして災害時減災計画立案の支援や、次の"10年後"に災害時役立てる医療人の育成に私も何かお役に立ちたいと考え、DMAT隊員養成を続け、医学部における災害医学教育を進めたいと考えています。

救急医が NST！ つながりを求める社会は救急医学を必要としている

　現在、院内のNSTに所属しています。NSTは、nutrition support team（栄養サポートチーム）の略です。栄養管理は管理栄養士との協同での栄養処方だけではできません。薬剤師、リハビリ科・麻酔科・精神科、歯科衛生士、理学療法士など、患者さんの回復に向けてあらゆるエキスパートがかかわる包括的栄養管理こそが、結果を出すことができます。救急医がNST？　と疑問に思われるかもしれませんが、実は意外と親和性があります。不安定骨盤骨折症例の止血IVR修行後に今さらわかってしまったこと。多くの患者さんは腹部合併損傷も伴っており、総力戦でなければ救えない。これに限らず、**救急診療を成功させるには、チームのなかの救急医として**

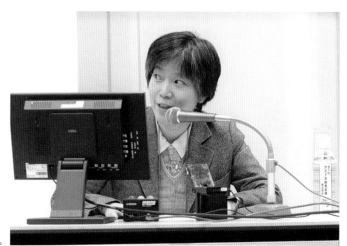

救急医学会教育講演座長。

の判断と決断が最も大切なことです。救急診療で普段からお世話になっている各診療科の強みを、われわれは知っています。日々連携をとっているからこそ、全身管理のコンサルテーションを果たすことができます。初期診療に成功しても、その後の栄養管理が不完全で患者が感染症を起こせば、敗血症、多臓器不全で患者さんを失うことがあることを、われわれは痛いほど知っています。腸管機能維持や血糖コントロール、エネルギーを骨格筋に変えていくための早期リハビリテーションを含めた包括管理の重要性を、日々の集中治療の経験からNSTに活かすことができます。

救急医は地域包括ケアのなかで
中心になれる

東日本大震災時の在宅往診業務において、われわれの日々の診療技術を役立てることができました。例えば、救急医は在宅で褥瘡や胃瘻などの処置が必要なときに、すぐに対応ができます。救命救急センターへ連れていくことだけが救命じゃない。患者さんの始まりと終わりをたくさん見てきた私たちは、急変したときに患者さんのQOLを踏まえて、搬送の要否の判断ができます。

地域包括ケアのなかで、救急医がその中心になれる能力を十分もっていると考えています。教室の救急医の先輩が経営されている茨城県急性期医療も担う在宅療養支援病院「小豆畑病院」（医療法人社団青燈会：那珂市）と広域在宅診療グループ医療法人いばらき会（医療法人社団いばらき会：水戸市、東海村など）は、2つの異なる経営母体の病医院が「1つの病院」として機能するよう「連携」の試みを進めています。在宅医療を受けている患者が増加傾向にあるなかで、急変時の患者が救急搬送されることで生じる問題を解消しようという試みで、このような考えも救急医視点で生まれる新しい構想だと思います。

新しいロールモデルを
切り拓きたい

現代の医療では、自然災害の増加、新型コロナウイルス感染症への対応や津波肺、テロの台頭など、公衆衛生医だけでは対応しきれない複雑な時代となってきています。救急医がこうした問題解決をサポートし、社会医学で役立てる日も近いのではないかと考えています。極論かもしれませんが、メディカルコントロールに長け、危機管理対応能力が優れた救急医が、この能力が必要とされる保健所長など性差が問われない管理職にも適していると思います。

働くすべての人にとって、その職業を全うするために必要なことは、存在意義ではないかと私は考えます。前述の災害医療を学ぶ過程で私がBCP（事業継続計画）という言葉を知ったとき、すでに金融業界をはじめ、むしろ医療以外の世界では常識的な概念となっていました。たまたま、学ぶことを導いてくださった方々のおかげで、経済や経営マネジメントに携わるテキストに触れる機会に恵まれたのですが、院内医療の世界だけで黙々と仕事をしていたら、おそらく気付かなかったことと思います。

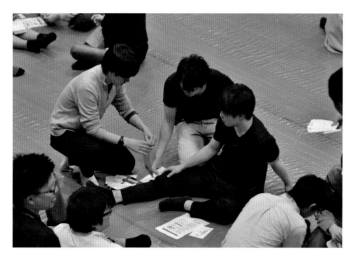

医学生への災害医学教育（フィールドトリアージ）

　救急医学が教えてくれたのは、命を守ることの使命感と、それを果たすためのvisionの転換でした。黙々と白い巨塔で医学だけをやっていては、最大多数の最大幸福は得られない。今後、リエゾン型医学者として学び続ける必要性を感じます。通常救急医療で必要なtunnel visionから、災害医療時の視野であるbirds' eye、そして救急医学の成果としてgods' eyeを得るために、われわれは最大多数の命を守るために広い視野をもって、これからも努力しなければならないと考えます。ハードと思われる仕事は敬遠されがちで、何十年も救急現場で働くことの難しさしか今は、私たち救急医は皆さんに見せられていないのかもしれません。しかし、救急医学は短い歴史です。昭和40年代、救急車のたらい廻しをなん

とかしなくてはというのが発祥のきっかけです。今後の活躍の場は前述のほか、多岐にわたっていくだろうと思います。

　社会のニーズが多様なほど、難しいほど、私たちができることが増えるのだという手ごたえがある。 それが、私が救急医学に「魅せられる」理由です。救急医の将来ビジョンを作ることができれば、男女問わず、救急医を目指す人が増えると私は確信しています。これからの救急医の多様なキャリア支援、救急医を全うするための働き方支援について、できることを続けて愉しみたいと思います。私自身も、まもなく50代となる救急医の自分がどんな道を歩むのか？　自身を実験台に愉しみながら見つけたいと思っています。

これからの夢
仕事以外の時間

　以前はピアノとドラム演奏でした。最近はもっぱら散歩と庭いじりです。ふらっと入った店内の日常会話、庭の植物たちの姿にインスパイアされ、仕事とつながったりします。あれ？　仕事以外の時間になっていない？（笑）。

もっと知りたい！

日本大学医学部救急医学系
救急集中治療医学分野 HP

山口先生の researchmap

UEHARA's EYE　厚生労働省の会議で久しぶりにお会いして一緒に仕事をさせていただきました。確かな知識と経験に裏打ちされた考え方や言葉が、本当に素晴らしい先生です。

やっぱり憧れ！
スポーツドクターになりたい！

前例の有り無しに
かかわらず挑戦する

Jリーグチームドクター、
さらに欧州のトップクラブにも帯同。
怪我が原因で、スポーツ活動を
続けられなくなるアスリートをなくすために、
再生医療にも取り組む。

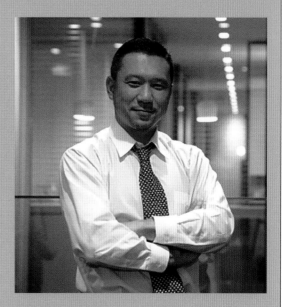

齋田良知 先生
Yoshitomo Saita
順天堂大学医学部 スポーツ医学・再生医療講座 特任教授

2001年 順天堂大学医学部医学科卒業、順天堂大学整形外科・スポーツ診療科入局。2015年イタリア Istituto Ortopedico Galeazzi、AC ミランへ留学。順天堂大学整形外科講師、准教授を経て、2020年より現職。現在、順天堂医院、常磐病院で PRP 療法、東京国際クリニック、いわき FC クリニックなどでも診療を行う。

文武両道！
プロサッカー選手を目指した
医学生時代

　私の高校時代の目標は「サッカーも勉強も国立へ」でした。サッカーでは高校サッカー選手権の福島県大会で優勝し、夢の国立へ行くことができましたが、国立大医学部の道は険しく、順天堂大学医学部へと進学しました。

　私が好きな言葉に儒学者 中江藤樹先生が述べられた「武なき文は真実の文にあらず、文なき武は真実の武にあらず」という言葉があります。私は文と武を両立することにより相乗効果が得られると思っています。どちらかが欠けた場合は、どちらも真の文でも武でもないという思いを胸に秘めながら、これからも文（アカデミア）と武（スポーツ現場）の両立をしていきたいです。

　自分が順天堂に入学したとき、医学部のサッカー部に入るかスポーツ健康科学部（旧体育学部）のサッカー部に入るか悩みましたが、大学浪人してしまったことと、医学と体育のキャンパスが異なることか

ら全学のサッカー部へは入部せずに、医学部サッカー部に入部しました。しかし、順天堂の医学部サッカー部は全学の東京都大学リーグにも参加しており、大学3年のときに私はリーグ優秀選手に選出され、東京都選抜として海外遠征にも参加しました。そんななか、サッカー選手としてのキャリアを諦めきれずに国家試験を真近に控えた医学部6年生のときにも、プロサッカーの入団テストを受けるべくトレーニングを続け、あるドイツのプロサッカーチームの練習生として合格することができました。しかし、「練習生」とはつまりアマチュアであり、給与も支給されないため、収入がなかった私はドイツ行きを諦め、選手としてのキャリアに終止符を打ち、医学の道に専念することを決意しました。

スポーツドクターになりたい。
道を示してくれた恩師たちとの出会い

　私が順天堂大学医学部の門を叩き、最終的にスポーツ医学の道へ進むことを決心した過程で、最も影響を受けたメンターは池田 浩先生（現・順天堂大学保健医療学部教授）です。池田先生は、ジェフユ

ナイテッド市原・千葉（以下、ジェフ千葉）のチームドクターを経て、サッカー日本代表ドクターを2期（ブラジルW杯〜ロシアW杯）務められたサッカードクター界のレジェンドで、現在は日本サッカー協会の医学委員会の委員長でもあります。

研修医の時分、池田先生の鞄持ち兼運転手として、Jリーグの試合に金魚のフンのようについていき、池田先生の一挙手一投足を学んだのが、私のスポーツドクター人生の始まりでした。池田先生に「スポーツドクターになるにはどうしたらいいですか？」と尋ねたときに「まずは整形外科医としての腕を磨きなさい。目の前の患者さん一人一人をしっかり診なさい」と教えられました。

整形外科・スポーツ診療科に私が入局したときの主任教授は黒澤 尚先生でした。黒澤先生は教授でありながらスポーツ現場にも赴きメディカルサポートをしたり、アメフトで問題となっていた頸髄損傷の予防などにも取り組まれていたりと、スポーツドクターの先駆的存在の先生であり、また膝関節手術のスペシャリストとして世界的にも名の知れた高名な先生でした。

入局したころの私は黒澤先生に憧れ、早くいろいろな手術ができるようになりたいと思っていたのですが、そんな先生にある日こう言われました。「手術加療の発展は限られている。これからは保存加療がとても大切な時代になる。大学院に行って基礎研究をみっちりやりなさい。必ず将来役に立つはずで

す」。私は、せっかく医者になったのに基礎研究を4年間もやるなんて……と悩みましたが、その言葉を信じて大学院へ進学し、動物実験や分子細胞生物学に4年間従事しました。大学院を卒業後10年ほどが経過したときに「大学院に行っていてよかったな」と感じました。危惧していた手術の技術は同期の仲間に追いつき、臨床現場で生じた疑問を大学院での経験を活かして基礎研究に落とし込んで、スポーツ医学や再生医療の研究をオーガナイズできるようになったからです。

ジェフ千葉のチームドクターから、なでしこジャパンのチームドクターへ

池田 浩先生というサッカー医学会のスーパースターに師事し、スポーツ現場での対応から病院での手術まで、すべてを学ぶことができました。「池田先生と同じジャッジができるように」というのが当時の私の目標でした。ですので、どんな場面においても「池田先生ならどう判断するだろう？」と考えながら、常に相談と報告を怠らず、選手から自分への信頼を失ってでも「池田先生の判断を仰いでから」と、ジャッジを池田先生に預けてきました。しかし、あるときその池田先生に言われたのです。「そろそろ自分でジャッジするときだ」と。

その後、日本代表ドクターに就任した池田先生からジェフ千葉の責任者の座を引き継ぎ、自分自身で

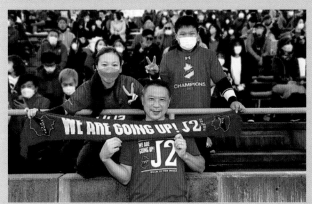

仕事以外の時間は家族のために

それはもちろん「家族との時間」です。スポーツドクターは、平日は病院でフルタイム勤務し、当直もこなし、週末は自分がみているチームに帯同するというハードワークで、月休0日、365日オンコールも当たり前の世界です。ワークライフバランスを考えたら、とてつもなくバランスの悪い職業です。それでもなぜ続けることができているのか？
その問いかけに対する答えは「それを支えてくれる家族がいる」ということと、「仕事を生き甲斐にする」ことの2つに尽きると思います。ですので、その限られた仕事以外の時間は、家族との時間を大切にしています。

ジャッジをする日々が訪れました。ジェフ千葉には女子のチームもあり、私はそのチームのドクターもしていた関係から、なでしこジャパンのチームドクターとしても声が掛かり、なでしこジャパンの最盛期「ドイツW杯優勝・ロンドンオリンピック銀メダル」のサポートにも携わることができました。

「自分の目で欧州を確かめてこい」オシム監督の言葉に背中を押されてイタリアへ

私は整形外科医ですので、怪我をした選手の手術をすることも多く、自分が手術をして怪我から復帰した選手がピッチを駆け回る姿を見ることに生き甲斐を覚えていたわけですが、あるとき「怪我をしないのが一番」と思うようになり、スポーツ外傷・障害の予防医学が進んでいる欧州へ留学するきっかけとなりました。

ジェフ千葉では、さまざまな監督やコーチと一緒に仕事をさせていただき、本当にたくさんのことを学びました。そのなかでも最も印象に残っているのが、イビチャ・オシム監督（当時）です。オシム監督の数々の名言はすでにたくさん書籍化されていますので、ここでそれらを紹介はいたしませんが、興味のある方はぜひ書籍を手に取ってご一読くださればと思います。

私は池田先生や黒澤教授にしたように、オシム監督にも質問をぶつけました。「日本のスポーツ医学をどう思うか？　欧州と比べてどうか？」と。果たしてその答えは「それは欧州に行って自分の目で確かめてこい」というものでした。私はその言葉に背中を押されて、順天堂を退職、ジェフ千葉を後輩の小林洋平ドクターに引き継ぎ、イタリアのミラノへ家族5人で飛び込んだわけです。

ミラノではACミランの育成チームにかかわり、ここでは述べませんが日本と欧州のスポーツ医学の違いをいろいろと考える機会となりました。

故郷・いわきFCのチームドクターとして、PRP療法の研究者として、選手の力となりたい

留学からの帰国後は、自分の生まれ故郷でもある福島県いわき市に東日本大震災からの復興をきっかけに「スポーツを通じて社会を豊かにする」との企業理念のもと誕生した「いわきFC」のチームドクターを務めることになり、現在に至ります。いわきFCでは、欧州で学んできた怪我の治療だけではなく、「怪我の予防」「血液検査（栄養）」「遺伝子別トレーニング」「疲労の数値化」など、さまざまな取り組みを行いながらチームサポートをしております。チームも福島県リーグ2部（J7）からJ2まで駆け上りました。

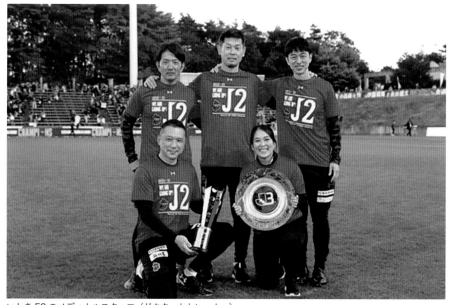

いわきFCのメディカルスタッフ（ドクターとトレーナー）

今後もぜひ活躍に注目してほしいです。

　私のライフワークの一つに「怪我が原因で、スポーツ活動を続けられなくなることをなくす」というものがあります。そのためには運動療法をはじめ、さまざまなアプローチがあるわけですが、その一つのツールとして「再生医療」があります。ミラノへの留学中に現地で経験した再生医療としては、患者さん自身の血液を使用するPRP療法や、皮下脂肪や骨髄から細胞を採取して患部に注入する幹細胞治療など、多岐にわたり、欧州ではアスリートたちがそれらの治療を受けていました。

　私は今、これらの治療法を日本に持ち帰り、日常診療における一つの治療オプションとして提供しております。アスリートはもちろん、一般の方でもやはり自分の身体にメスを入れるのは躊躇われます。私も外科医ですので、手術加療で確実に良くなるものは手術加療を勧めます。しかし、手術加療をしても残念ながら術後成績が思わしくない例や、保存加療に抵抗性であるが手術加療の適応ではない例など、既存の治療には限界があるのも事実です。

　私は、そのような場合に指を咥えてみているよりも、新しい治療法を開発したいと思うタイプの人間です。そこで、これまでにPRP療法や幹細胞治療に関する数々の基礎研究（動物実験）や臨床研究を行ってきました。例えば腱損傷の治癒をPRPが促進することや、変形性関節症の軟骨破壊を脂肪由来幹細胞注射療法が抑制することなどを示して、国際的に権威のある雑誌で論文化しました。

　日常診療から出た疑問を基礎研究に落とし込み、基礎研究から得られた知見を臨床応用に活かしていく。そのようなサイクルを回し続ければ、「怪我が原因でスポーツ活動を続けられなくなることをなくす」という目標に近づくことができるのではないかと思っております。

夢のもっとその先へ。
スポーツ医学教育システムを作る

　スポーツドクターとしてのロールモデルということに関していえば、がむしゃらに現場に出向いて経験を積み、セリエAのメディカルサポートまでも経験した「変人」ということになるのでしょうが、あまり普遍性のない特殊な経験であり、皆さんの参考にはならないのではないかと思います。

　そこで、私のロールモデルを一般化して一言で表現するとすれば、「自分の信念に基づき、前例の有り無しにかかわらず挑戦する」ということではないかと思います。サッカーでいえば中田英寿ではなくて奥寺康彦、野球でいえば大谷翔平ではなく野茂英雄、でしょうか。私の知る限り、欧州のトップクラブで年単位でチームドクター経験をした日本人スポーツドクターは、なかなかいないのではないでしょうか。

　高校生の時分の私の夢は「スポーツドクターになること」でした。順天堂に来てJリーグのドクターになり、その夢は叶ったといってもいいと思います。しかし、そのこと（夢を叶えた）で自分が前進を止めたという感覚はまったくありません。むしろ「もっとその先へ」という新たな目標が生まれてきて、それに向かって突き進んできたからこそ、今の自分があると思っています。そして今の自分の夢は、スポーツ医学教育システムを構築して、たくさんのチームドクターやトレーナーを育てることです。そのためにはスポーツ医学に特化した大学を作り、スポーツ医学を学びたい若者が国内だけでなく、世界中からそこに集うような街づくりができればと思っています。「それは無理でしょ」と思われるかもしれません。しかし、だからこそ「夢」なのではないでしょうか。そして、チャレンジしていきたいと思います。

もっと知りたい！

いわきFCクリニックHP	
齋田先生のresearchmap	
書籍『レベルアップ！スポーツ外傷の診かた』（編集／日本医事新報社）	

UEHARA's EYE　ご家族と一緒に一年間ミラノに飛び込まれたときは驚きましたが、さすが齋田先生！とも思いました。サッカーというスポーツをされていたこと自体が、齋田先生の突進力を養ったのかもしれないと思っています。

やっぱり憧れ！
スポーツドクターになりたい！

「循環器内科スポーツドクター」という働き方

整形外科医ではなくても
スポーツ医療に携わることができる。
サッカー日本代表ドクターとしての働き方。

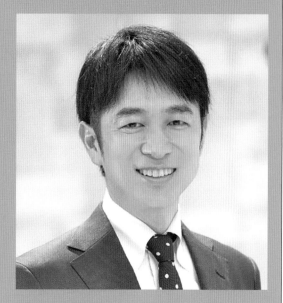

福島理文 先生
Yoshifumi Fukushima
順天堂大学医学部 循環器内科講座・臨床検査医学講座・
スポーツ医学研究室 准教授

2004年 順天堂大学医学部卒業。医学博士。専門は臨床循環器病学、脂質異常症、スポーツ医学。日本内科学会総合内科専門医、日本循環器学会循環器専門医、日本医師会産業医、日本医師会健康スポーツ医、日本スポーツ協会ドクター。アジアサッカー連盟メディカルオフィサー、日本サッカー協会医学委員会アンチ・ドーピング部会・サーベイランス部会・スポーツ救命部会、東京オリンピック2020 サッカー日本代表帯同ドクター、JリーグいわきFCチームドクター、埼玉スタジアム2002 スタジアムドクター、ユニバーシアード2019 日本選手団本部帯同ドクター、東京オリンピック2020 選手村総合診療所内科医師などを歴任。数多くのスポーツ大会を医療面からサポートしている。

　スポーツへの関心の高まりや国際競技力の向上に伴い、スポーツ現場でのスポーツドクターが果たす役割も大きくなってきました。現場での高い医療技術や、感染対策を含め、専門性をもった医科学的視点での日常的なコンディショニングサポートが求められています。一方で、高い専門性やスポーツへの造詣が必要とされるものの、アスリートのみを診察して活動するスポーツドクターは少なく、多くは一般の患者さんの診療を行いながら、その役割を担っています。

　私は循環器内科医としての臨床を行いながら、約10年前に「スポーツの医療に整形外科以外の診療科のドクターが携わることがある」と知り、その後サッカーを中心としたスポーツドクターとしてスポーツに携わっております。今回、内科スポーツドクターがどのようにスポーツとかかわっているかについて述べさせていただきます。

サッカー日本代表
内科チームドクターの働き方

　スポーツドクターの仕事は、アスリートの健康管理やケガの診断・治療・予防だけではありません。トレーニング内容や強度の確認、競技会の医事運営、ドーピング検査、スポーツ医学の研究・教育など、仕事内容は多岐にわたります。

　チームドクターの場合は、遠征や大会に帯同することもあり、各選手のメンタルケアや栄養管理、ドーピング管理、感染症対策なども行います。

　内科スポーツドクターの仕事は大きく分けると「病院での仕事」と「スポーツ現場での仕事」があります。

　「病院での仕事」としては、①心電図、血液検査、胸部X線などの内科的なメディカルチェック、②健診で心電図に異常が見つかった方や持病をもった方へのスポーツ活動継続可否の判断、③運動中の胸痛などの症状が出る方の原因検索、などがあります。

　「スポーツ現場での仕事」としては、①チームドク

ター・帯同ドクター、②スポーツ大会の本部や選手団ドクター、③会場ドクター（会場で観客の方がケガや病気をしたときの対応）、④ドーピング検査対応、などがあります。

また、コロナ禍においては、コロナ感染対策とアスリートのコロナ罹患後スポーツ復帰についての判断などがあります。

代表チームは男女ともに年代別にいくつかのカテゴリーに分かれており、それぞれ世界大会に向けてのチームがあります。内科ドクターが帯同するのはすべての大会ではなく、ワールドカップのような長期にわたるもの、ワールドカップ最終予選、衛生状況の悪い地域での大会です。

私の場合、東京オリンピックサッカー日本代表チームドクターとして、2020年1月にU23日本代表のタイでの大会に約3週間帯同しました。その後、コロナ禍になり、2021年の本大会に向けて国内合宿で1週間程、そして2021年の本大会では事前合宿を含め5週間帯同しました。また、アジアサッカー連盟メディカルオフィサーやユニバーシアード競技大会帯同などもありますので、年に5〜7週ほど帯同していると思います。

では、実際にどのような仕事があるかを、1）海外での国際大会、2）国内での大会：東京オリンピック2020、の帯同を例に挙げます。

海外での国際大会では あらゆる環境に目を配る

遠征前は、遠征先への準備（外務省や大使館のホームページや帯同経験のあるドクターからの情報収集）、大会の事前メディカルチェック、大会主催側のメディカルチームとのやりとり、ワクチン接種確認・接種、選手のコンディション確認、携行医薬品チェック、選手が服薬している薬やサプリメント確認、遠征中の献立確認を行うこともあります。

遠征中は、選手のコンディショニング管理、疾病・外傷の対応、ドーピング検査対応などを行います。内科医としてはコンディションを落とさないようにすることが重要です。

衛生環境が悪い地域では、選手にかかわるあらゆる環境に目を配らなければなりません。特に、下痢対策として水道水はうがいや歯磨きの際にも使用せず、ペットボトルの水を使用するようにしております。食事では、火を通したもので栄養をしっかりと摂るように指導し、生野菜やカットフルーツは原則食べないようになど注意が必要です。暑熱環境であれば暑熱対策、東南アジアなど蚊が多い地域では蚊対策も行います。もちろんコロナ対策も徹底して行います。

海外での慣れない生活で代表活動というプレッシャーのなかで戦う選手やスタッフの健康管理を行うためには、お互いにしっかりとコミュニケーショ

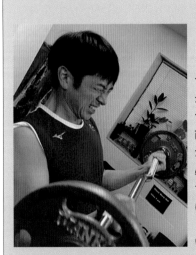

筋力トレーニングへの モチベーション

運動は大好きで、週1パーソナルトレーニングで1回90分の筋トレを行っております。2週に1回はフットサルをやっております。筋トレを始めるきっかけとなったのは40歳前に自分の体を鏡で見て「だらしない！　このままではいけない！」と思い、ちょうどそのときに同期で本書の編集をしている西﨑祐史先生が通っているパーソナルトレーニングを紹介してもらいました。よく筋トレは裏切らないといいますが、やっているときはきつくても、必ず効果が表れます。今まで気にしてこなかった食事も身体のことを考えて摂るようになりました。また、心身のリフレッシュとなり、ストレス解消にもつながり、充実感も得られ、アンチエイジング効果もあると信じております。このようなポジティブな影響が感じとられるので、筋トレを続けていくモチベーションにつながっております。

ンをとり、信頼関係を築くことがとても重要です。

東京オリンピック 2020
サッカー男子日本代表での仕事

　内科ドクターとして暑熱対策やリカバリーでの疲労回復など、内科的なコンディショニングなどがメインの仕事でした。選手のコンディションの主観的な評価として、疲労度、睡眠の質などをVASで評価し、客観的な評価として、体重、尿比重、GPS、CK測定などを行いました。測定時の実施タイミングは、体重測定は起床時と練習・試合前後に行い、脱水の評価や水分補給の参考にしました。起床時の尿比重もチェックし、脱水の評価を行いました。

　朝のコンディションチェックは、アプリを用いて選手に入力してもらい、リアルタイムに確認をし、気になる選手には声掛けして確認をしました。

　練習・試合後のリカバリーのためにロッカールームに補食（バナナ、オレンジジュース、干し芋、羊羹、チーズ、甘酒など）を用意し、速やかな糖・蛋白の補給を促しました。

　コロナ対策として、長期間の共同生活となるので、選手にホテルの部屋、食事会場、移動のバスや飛行機、ロッカールームやシャワールームなどでの感染対策について指導を行い、感染対策を行いました。その結果、事前合宿から本大会終了まで5週間、感染者はゼロでした。

　一つの大会を無事終えるために、事前準備から私自身責任をもってサポートさせていただいております。日の丸を背負って戦うチームをサポートできることに感謝し、選手やチームスタッフに安心して頼ってもらえるようになることを心掛けております。

サッカー日本代表ドクターには
どうしたら選ばれる？

　詳しい経緯はわかりませんので、スポーツドクターになるにあたって大切だと思うことについて述べさせていただきます。

　アスリートを支えるということは簡単なことではありません。大前提として臨床をしっかり行うことができる医師であることが大切ですし、スポーツ好きであることも重要です。多くの医師は学生時代にスポーツの経験があり、スポーツドクターになりアスリートを支えたいという情熱をもっていると思います。コミュニケーション能力や人間性に加え、スポーツ現場での経験を積極的に積もうとするフットワークの軽さも大切だと思います。

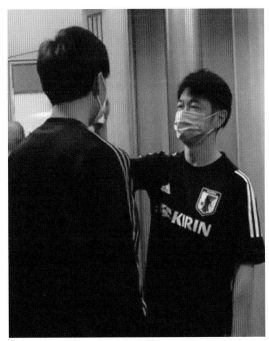

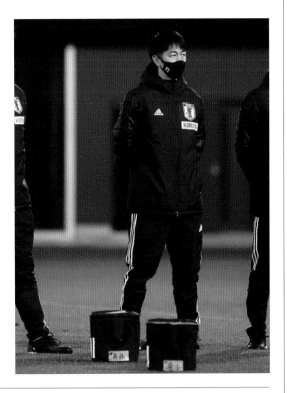

左：体温・体調チェック（JFA提供）。
右：ピッチにて（JFA提供）。

さらに、スポーツドクターとして求められるのは内科の知識だけではなく、皮膚科や精神科、栄養学や睡眠、渡航医学（感染症の情報収集や予防接種など）、婦人科の知識も重要です。スポーツ関連の勉強会などに積極的に参加をして、日本スポーツ協会認定のスポーツドクターの資格も取得する必要があると思います。また、スポーツドクターの仕事に関して理解をしてくれる上司や職場環境であることも大事なポイントだと思います。

循環器内科の知識・経験が必要とされる場面がある

必ずしも、スポーツドクターと循環器内科に高い親和性があるわけではなく、内科医としてスポーツドクターを目指すのに診療科は問われませんが、**アスリートは心肺機能を最大限使うため、心疾患や命にかかわる問題が出てくることもあります。そのため、循環器内科の知識・経験が必要になる場面がスポーツの医療では出てきます。**

内科的なメディカルチェックでは心電図や心エコーがあり、アスリートが息切れや動悸、胸痛などを認めた場合、循環器内科の精査が必要です。また、アスリートのコロナ罹患後スポーツ復帰についての判断をすることがあり、スポーツ復帰前に血液検査、胸部X線、心電図検査などで精査を行い、自覚症状や検査所見で全身状態を把握して、安心してスポーツ復帰をしていただくようにしております。

また、診療科として循環器内科外来にアスリートが多く来院していることを認知されているというところも、循環器内科医がスポーツドクターをやりやすい一つの要因ではないかと思います。

チームの勝利のために

内科スポーツドクターの仕事は多岐に及び、さまざまな状況下での判断を求められます。それに対応するためには、入念な準備と幅広い知識が必要です。

内科的視点で適切なサポートを実施し、選手、チームのコンディションを向上させ、チームの勝利の一助となれれば幸いです。

また、スポーツ現場において、診療科を越えた包括的なコンディショニングサポートや、高度な医療技術が必要とされる昨今、スポーツドクター同士の交流の場や活動状況の発表機会など、横断的なつながりを形成することで、スポーツドクターとしてのスキルアップや活動の場が広がることを願っております。

もっと知りたい！

| 順天堂大学循環器内科 HP | |
| 順天堂大学スポーツ医学研究室 HP | |

NISHIZAKI's EYE サッカー日本代表選手の健康管理、救急処置、アンチ・ドーピング、栄養管理など、世界を飛び回り活躍する姿を見て刺激を受けます。また、ハードな筋力トレーニングで自身の健康管理も怠らない姿も素晴らしいです。

> 大学で日本をリードする
> 医師になりたい！

獨協医科大学を「世界で戦える大学」にする。
組織を動かす覚悟と戦略とは。

次世代リーダーが世界で戦うためには

「不確実性に強いこと」「チームワーク」「オンリーワンであること」「世界を知ること」。
頭痛治療のパイオニアとして、大学を率いるリーダーとして、
組織をトップに近づけるための方法とは何か。

Special
Interview

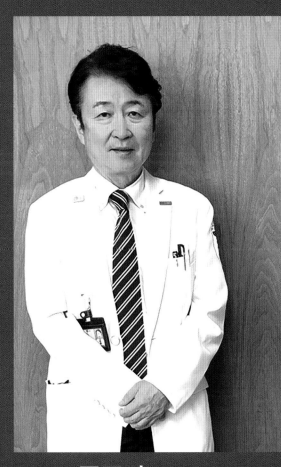

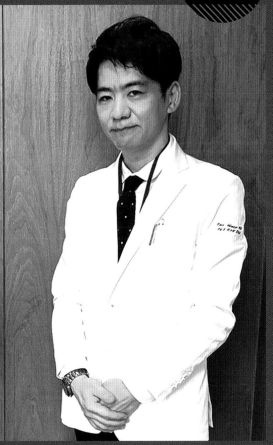

平田 幸一 先生
Koichi Hirata
獨協医科大学 副学長

interviewer
志水太郎 先生

総合診療科の立ち上げ

志水 平田先生に最初にお目にかかったのは、獨協医科大学総合診療科の立ち上げのときでした。

平田 総合診療科は絶対必要だと思っていました。アカデミアで職に着くのに必要な業績があり、リーダーとして適任な人を探していたのですが、そういう方がなかなかおられない。それで徳田安春先生（群星沖縄臨床研修センター長）にご相談したのが7～8年前のことでした。「志水先生はお若いけど、彼以外にいません」と言われて、僕は当時副院長で、当時の副学長と2人で、志水先生を中華料理屋でお迎えしたのを覚えています。志水先生を慕って若い人がどんどん入ってきて、素晴らしいと思っています。

志水 ここまでこられたのは平田先生のお力でしかないです。総合診療科の立ち上げはよかったのですが、維持するのは大変だと感じています。平田先生は「ここは急性期病院なので、研究、教育はもちろん、臨床で頑張ってもらわないといけない」とおっしゃいました。

平田 そうでしたね。

志水 自分がリーダーとして頑張るだけではなくて、総合診療科がどう役に立てるのか明確に打ち出さなければと思いました。少なくとも3つの柱が必要で、急性期をとにかく助けること、どの診療科で診るべきかわからない患者を引き受けること、獨協には感染症科がないので感染症科的な役割を引き受けることです。栃木県は開業医の先生が6割以上と多く、獨協は地域との連携が非常に強い。患者さんとの距離が近くて、地域病院的な側面があるから、外来はどんどん対応しなくてはいけない。臓器別の診療科だけで対応できないところを、総合診療科がサポートする。こういったことが可能なのは、**病院のリーダーポジションにいらっしゃる平田先生が総合診療科をよく理解してくださって、命懸けで取り組んでくださったからだと思います。**

難しい決断を迫られたとき、何を基準にするか

志水 人事、組織の方針など、組織人として難しい決断を迫られるときがあると思います。そのときに先生が大切にされていることはどのようなことですか。

平田 本当に難しいですよね。診療だけして研究志向のない人は、大学という組織には向かない。ここをなあなあでやっていると、組織の方向性が滅茶苦茶になり自滅します。すごく重要なことで、志水先生も苦しかっただろうと思います。

志水 大学病院と市中病院ってやっぱり違いますよね。大学病院は看板があって、文化があって、そこにフィットするには教育が大事だと感じます。大学人としての経験がなかったので、そういう部分を平田先生にすごく教えていただきました。

平田 組織にそぐわない人をどうするか、厳しい決断は組織を守るためには必要だと思います。ただそれには条件があって、**その場では皆が驚いて理解してもらえない決断だったとしても、後で考えたら皆が納得できる決断を先取りすることがリーダーには必要なのではないでしょうか。**それには勇気がいるし、非難も浴びるかもしれない。風見鶏的な人もいて、こっちに決まったらこっち、あっちに決まったらあっちにという人もいるけれど、**決断力というのは「すごくいいものをもっている人を大事にする」**ことなのかなと思います。

志水 軸がぶれないようにするということでしょうか。

平田 ある意味そうですが、軸というのは時代の方向性で変わっていきますからね。話は逸れますが、獨協はドイツの大学と提携しているので、ドイツの学生がしょっちゅう来るんです。その何人かに「日本はすごくいい、国民もすごくいい。でも日本で働く気はない」と言われたのです。理由を聞くと「雑用が多すぎるし、18時に帰れるときでも帰れない雰囲気がある。ドイツは集中して仕事をして、仕事がなければ遊びに行く」と。夜遅くまで働いている人と、要領が良くてパッとこなせる人、どちらが仕事量を達成できているかはわからないですからね。「すごくいいものをもっている人」はどちらだと考えるのか、例えばそういうことです。

志水 なるほど。決断には状況も加味しなくてはいけないと思いますが、過去の決断をフィードバック的に利用することはありますか。

平田 前の決断が正しかったと考えるならリピートするし、失敗したと思ったら変えますよね。二度失敗してもやってみることはあるけれど、三度になると躊躇しますよね、やっぱり。

志水 どなたかに相談することはございますか。

平田 僕はあまりしないし、たとえ誰かに相談したと

してもいい結論はないのですよね。決断をした結果、自分に辛くあたってきた人が、長い時間を経て、最後に自分を頼ってきてくれたことがあります。そういうこともありますからね。

志水　決断の結果として辛くあたられた経験があると、ネガティブな感情になりませんか。

平田　ネガティブだし、落ち込むむし、どうしていいかわからなかったけれど、**時間軸を引き伸ばして長い目で見てみると、間違った決断だと思っていたことが、やっぱり正しい決断だったということになりますから。**

志水　先生のレジリエンスはそういったご経験にあるのでしょうか。

平田　人と比較したレジリエンスがわからないけど、そうかもしれないですね。でも、そんなに強くはないですよ（笑）。

リーダーに求められる資質は「不確実性」に強いこと

志水　リーダーにはいろいろなキャリアや経緯があって、経験値はそれぞれだと思います。どのような資質がこれからの時代、大学のリーダーに求められるのでしょうか。

平田　決断力、それに加えて、先を読める情報収集力でしょうか。想定外のことが次々に起こります。コロナだって想定外です。想定外であることをまず認識して、初動をどうするか。うろたえたり、逆方向に行ってしまうリーダーだと、皆、不安になってしまいますから、信頼できる情報源をもつこと、そして信頼できると思った情報は強く発信すべきだと思います。これは強く言えなかったことがあるという反省でもあります。**情報収集力があれば、100％の答えが出せなくても、右10°左10°ぐらいの誤差で決断できると思います。**

志水　「不確実性」というキーワードは診断学の世界でも大きなトピックですが、何をどう信じるかに最適解はないと思います。

平田　最適解が得られなくて、的外れな決断を下したとします。さっき話したように、二度は同じ失敗をするかもしれないけれど、**三度同じ失敗をするのはリーダーではあってはならないと思います。** 不確実性は何度か繰り返しているうちに不確実ではなくなりますから、同じ失敗をするのが人間だけれども、リーダーはそういうわけにはいかない。

志水　それには集合知、チームワークが重要になってくると思います。不確実性に強いチームを作るには何が重要なのでしょうか。

平田　チームメンバーの得意技をよく知るということですね。チームが非常にいいのは、秀でた特性をもつ人を適切なところに配置すれば、最強にできることです。すべてを兼ね備えている人がたくさんいたら、喧嘩して辞めちゃって終わりだと思います。僕は石ノ森章太郎さんの「サイボーグ009」という漫画が好きで、それは009だけが総合力をもっていて、あとは皆一つずつの能力しかないけれど、チームとして最強だからです。答えになっていないかもしれないですが。

志水　例えば、009や三国志の曹操のような、総合力が絶大な人がリーダーであるとき、チームメンバーの弱点が目立つことがあると思います。弱点は一つ一つなくしていくべきなのか、弱点は弱点として受け入れて適材適所に配置するべきなのか、どちらが本人のためになるとお考えですか。

平田　時間が一つの解決策ですね。あることには秀でているけれど、あることはできない、その人の心や育ち、思いもあると思いますが、**時間が経てば弱点は自浄的に克服されていくと僕は思っています。**

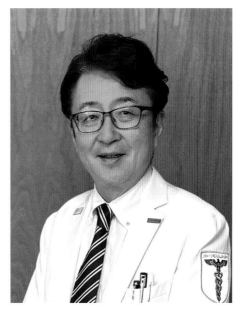

Profile

1980年 獨協医科大学卒業。同大学内科学（神経）主任教授。病院認知症疾患医療センター長、臨床研修センター長や同大学附属看護専門学校長などを経て、2017年より獨協医科大学病院病院長、2020年より副学長。

ある時点でできていないからダメだということではないと思います。

志水　時間による自浄が期待できるのですね。

平田　チームとして強くならなきゃいけないから、その人のできるところをどんどん前に出させるべきですね。ある基準に当てはまらない人を基準まで引き上げるということではないんです。それは安易な考え方だと思います。

オンリーワンであることが、
トップに近づく唯一の方法

志水　獨協医科大学を今後どんな大学にしていかれるのか、展望を教えてください。

平田　トップの大学にするのは、すぐには難しいと思います。そうではなくて、例えば総合診療科なら日本でトップスリーに入るとか、脳神経内科なら5位に入るとか、そこは目指せると思います。「こういう強みがある」という大学にしたいですね。東大や京大とは予算も何も全然違うから、勝とうとしたってできない。

志水　なるほど。

平田　ニッチでも大事なことは、研究でも非常にたくさんありますよ。例えば僕の研究をお話しすると、脳卒中後はうつを発症する、その有病率が40%だとどんなところにも書いてある。でもどう考えてもそんなにいないなと思って調べてみると、どの教科書も同じ情報を引用しているだけだったのです。200人ぐらい調べてみると全然違う値になりました。そんなcommonなことでさえも、実際はやられてない。答えが実は全然違うことがたくさんあるし、ましてやまったく手の付けられていない領域はもっとたくさんある。そういうところをどんどん開拓して、それこそ各診療科がやれば、皆がベスト10に入ってくる。そうすれば大学としてもっと上に行ける。それしか方法はないと僕は思います。

志水　獨協に来る前は、大学がどういうものなのかよくわからなかったです。それぞれが技能をもった個人の集団であるというのは市中病院と同じですが、大学は教育が空気のように存在しています。特に獨協は「臨床の大学」という側面もあります。研究に関しては、もうこの大学のものかは関係がなくなっている。最近はオランダのエラスムス大学と交流をしています。ただ、調べると、エラスムスという大学名よりも研究者の個人名がどんどん前に出てくるし、その人たちがエラスムスにたまたま集結しているという印象です。大学ランキングにはもはや意味がなくて、個の力、さらには個のユニットの力になってきていると思います。ある大学に行く理由があるとしたら、同じ志の同僚がいるか、上司が非常に素晴らしいかですね。そういうところに特化して自分の道を貫けば、世界的にはフラットだと思います。

平田　日本の大学は医局がずいぶん弱くなってしまいましたね。

志水　たしかに。

平田　誰もやっていないことをやらなければいけないのに、日本にはフレキシビリティが足りないですね。僕の10歳ほど年上の友達に、ハンガリーからの移民で、ニューヨーク州立大学医学部の教授になった人がいます。「グラントだけで生きていてお金もないので、医者の部下は2、3人しかいない」と言うのです。誰が研究をやっているのかと研究室に案内してもらったら、驚いたことに東ヨーロッパの中高生にテーマを与えて研究させていました。

志水　すごいです。

平田　20人ほどの子どもたちが「今こういう研究をしていて、これを進めるのにどうしたらいいか」とどんどん自分に質問してくる。すごいなと思いました。もう10年前ぐらいの話ですが、日本には今もできていないことだし、これが世界ですよと言われたときに厳しいなと。米国には偏差値とか関係なくて、例えば工学部の試験だと、ロックされた車をどうハックするか、その秒数が短い人から入学できる。日本は型にはめる能力、完成させる能力がある人を選ぶけれど、アメリカは壊す能力がある人を選ぶ。大変な時代ですよね。

世界で戦うためには、
世界を知らなくてはならない

志水　では、先生はそれをどう変えていかれたいですか。

平田　これはもう無理ですよ。「言うは易く行うは難し」でね。ただ、トップは変わるための下地を作ってあげられる。さきほど志水先生は大学と市中病院の違いについておっしゃっていたけど、大学は「白い巨塔」と言われている時代が長くあった。そうではなくて、**大学はトップダウンで何事も実行できると**

ころです。そういうマインドでいきたいんですよね。

志水　それには何が必要でしょうか。

平田　ニッチなところの研究をやらない限り、世界では戦えないでしょうね。僕の友達の三村 將先生（慶應義塾大学精神・神経科学特任教授）は数十万のデータベースで、どういう人が認知症になるかという研究を5年ほどやっています。獨協でもこういうことをやるとしたら、ほかの大学とユニオンを作るというのはあるかもしれないですね。あとは、海外経験がない人が教授選考に結構入ってきてしまっている。世界を知らないで、世界をリードしていくのは難しいでしょうね。たしかにコロナの影響はあるでしょうが、その前から日本全体が小さくまとまってしまったように感じます。

志水　そうかもしれないですね。外向きじゃなくなっている。留学に行く人も少なくなりましたし。

平田　かつて日本人が大学紛争だ、安保反対だと言っていたころを考えると、真逆の人種になってしまったようで不思議ですよね。例えば「情報収集力」は世界中に友達がいないと、SNSやテレビの情報だけではわからないことがあると思います。

志水　別に世界に行くことが偉いわけではないと思いますが、さまざまな場所でのリアルな人々とのネットワークは大事ですよね。これだけ世界に出ていかなくなった今、世界とつながる方法はどういうものがありますか。

平田　陳腐かもしれませんが、「百聞は一見にしかず」ですよね。

志水　せめて国際学会には行ってほしいと思っています。コロナ禍の3年間でつながりが薄くなっているなと、自分でも感じます。最近は「この人凄いな」

と思った研究者には「一緒にやろうよ」とメールをバンバン送っています。「あなたの論文は知っています」と返信がきたりして、「ありがとう」とまたメールを送って、そこからつながる。論文に連絡先が書いてあるということは、メールOKだと僕は思います。そういうふうに、個人からやっていかないといけないですよね。

平田　その通りだと思います。僕の時代は葉書を送って論文を取り寄せていたけれど、その方法はすごくいいと思いますよ。

志水　まだやりようがありますよね。

熱くなりにくい時代に熱くなるには

志水　アカデミックキャリアで日本をリードしていく医師に、ぜひ熱いメッセージをお願いします。

平田　医師だけじゃなくて、みんな自信をなくしていると思います。何をするにしても自信をもってほしいと、僕はリーダーとして自信をもってみんなに言いたいです。仮説は大体検証できる。検証できなくても、検証できないことが検証できるわけだから。

志水　自信をもつにはどうしたらいいのですか。

平田　僕も自信がもてないことがありましたけど、ある程度ぶれない方向で情報を収集して、何年かひたむきにやっていれば誰かが認めてくれます。それが自信になりますよね。留学していたときに「そろそろ日本に帰る」と言ったら、いろいろな国の優秀な人たちがいるなかで、「助手にするから残ってくれ」と言われたときは、ちゃんとやっていればついてくるんだなと思いました。

志水　リサーチャーとしての先生が成し遂げられた

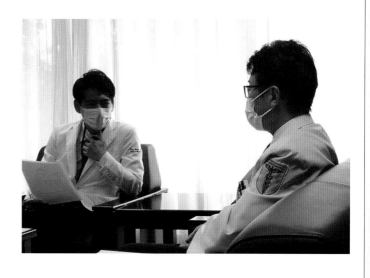

ことについて、ご感想を伺えますか。

平田　僕がラッキーだったのは、社会が本当に困っていることを研究できたことですね。睡眠障害があると認知症になりやすいとか、今若い女性が皆困っている片頭痛とか。

志水　確かにそうですよね。時流がありますね。

平田　もちろん、うまくいかないことはたくさんありますよ。世界では想定外のことが起きます。若い人はキャリアパスをとても気にするけど、地道にやっていれば結果は付いてくるものです。

志水　みんなキャリアパスに追われていますね。

平田　安定志向なのがもったいないですよね。そこがスタートなのにと思います。

志水　教授になってみて、教授がスタート地点だと感じます。

平田　アカデミック・ポジションで幸せなのは、教育をして、その人達が育っていくのをみられることですね。もちろん、医局員も施設も自分の物じゃない。お預かりしていて、いかに運用発展させ、皆を幸せに導くか。

志水　いろいろな価値がありますが、価値が高いことだと思います。本当にありがとうございました。

患者さんの 人生を見る問診

　病気を見ようとしても、簡単には見えません。外傷は目に見えますが、特に内科的な疾患は目には見えません。その背景に何があるかは、患者さんがなぜ、どのように困っているのか。困っている理由は患者さん自身にあるのか、それ以外にもあるのか、聞かないと診断できないんですよね。日本のクラシカルな映画で、「頭が痛い」と言っているのに聴診器を出す場面がありました。それは無駄ですよね。人を見るときは喋り方や表情を見ますが、マスクの時代は難しいですね。

もっと知りたい！

獨協医科大学 HP	
獨協医科大学病院 臨床研修センター	
雑誌『BIO Clinica』2021 年 9 月号「頭痛研究 update」（編著 / 北隆館）	
雑誌『Progress in Medicine』2022年01月号「片頭痛治療の新展開−抗CGRPモノクローナル抗体への期待−』（編著/ライフ・サイエンス）	

SHIMIZU's EYE　自分が獨協医大で元気に仕事をできていることは平田先生からのお招きとサポートがあるからで、自分にとっては大学人としての北極星のような存在です。これからもお導きいただきたいと願っています。インタビューでは、マイルドなお言葉のなかに信念を貫くということが改めて感じられました。

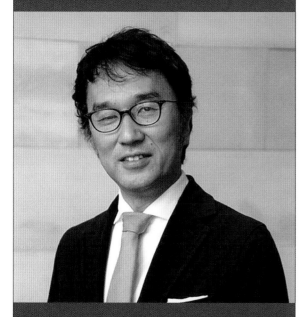

大学で日本をリード
する医師になりたい！

チームで実現
する大きな未来

カテーテルアブレーション多施設共同研究
を成功させた、
「多くの医師を巻き込む」パワー。

奥村恭男 先生
Yasuo Okumura
日本大学医学部内科学系 循環器内科学分野 主任教授

1998年 日本大学医学部卒。内科専門医、循環器専門医、不整脈専門医、医学博士。日本大学附属板橋病院での研修を経て、2002年 日本大学医学部循環器内科学分野の大学院入学。2005年 米国メイヨー・クリニック リサーチフェロー。帰国後、日本大学医学部循環器内科学分野助教、准教授を経て、2018年 日本大学医学部循環器内科学分野の主任教授に就任。不整脈診療、特にカテーテルアブレーションを専門としている。現在では、虚血性心疾患、心不全など循環器疾患全般の幅広い領域の臨床研究にも関心を向けている。2020年から日本大学板橋病院初期臨床研修センター長も兼務し、後身の育成にも尽力している。

**渡邊一郎先生に師事。
いやいやながら決めた海外留学**

　日本大学医学部附属板橋病院の研修医時代を経て、大学院では不整脈専門の渡邊一郎医師に師事しました。渡邊先生は毎日のように多くの情報をupdateし、歩く辞書のような先生でした。研究を精力的に行い、海外で立証されている研究も、「**自分で確認していないものは確証がないだろう？　だから、自分たちで確認する必要がある**」といつも言っていました。このため、さまざまな研究テーマを立案し、カテーテルアブレーションの術中に検証していました。その検証項目の確認のため、無理難題なカテーテル操作を要求しました。その結果、術時間は長く、今では考えられないほどX線透視を浴びるため、翌日は夕方まで身体がだるかったのを覚えています。また、学会や研究会のたびに、症例報告や研究成果に関して複数回発表をし、その準備に追われ、日々精神的にも肉体的にも疲弊しました。一方で、渡邊先生は無口で面倒見が非常によかったです。発表の準備や論文指導にも時間を割いてくれましたので、学術論文も何本も書く機会に恵まれました。この厳しい大学院経験を経て、渡邊先生の情熱が僕にも伝播し、研究計画の立案から遂行、そして学術論文作成の基礎が養われました。渡邊先生に出会ったことで「**よき指導医とは、後輩医師や大学院生と時間を共有することが大切である**」ということを学びました。これが今の私の信条になっています。

　大学院卒業後、臨床ではアブレーションも人並みにできるようになり、さて、これからアブレーションをきわめようという時期に、渡邊先生から「留学に行きなさい」という話がありました。臨床留学は基本的に難しいため、アブレーション手技に没頭できないこと、英語も話せない状態であったこと、極め付けは住み慣れた日本から出ることが嫌だったこともあり、断り続けました。それでも渡邊先生から執拗な勧めもあり、米国メイヨー・クリニックに留学することに決めました。自分が大学院で培った臨床研究を発展させるため、世界最大規模のメイヨー・クリニックの臨床データを収集し、解析したいとの思いがありました。しかし渡米してみると、動物実験担当のリサーチフェローであったことが発覚しました。そういうわけでイヌを用いたpreclinical studyを

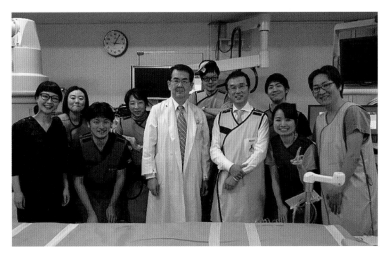

不整脈グループ一同。
中央が渡邊一郎先生。

やることになりました。運がよかったのは、現在臨床
の心房細動アブレーションで使っている三次元マッ
ピングや、アブレーション機器の preclinical study
を多数行うことができたことです。帰国後も、これら
のアブレーション関連機器のオピニオンリーダーと
して、日本のアブレーション領域の発展に貢献でき
たと思っています。個人的には、留学を通して、臨
床とは違った基礎的な側面で、アブレーションの有
効性、安全性を考える素地が備わり、自施設でブタ
やイヌの動物実験を立ち上げることもできました。こ
のように**自分の小さな枠やこだわりに執着せず、自
分に委ねられたチャンスを受容することで、自分の
可能性が大きく広がっていくことを実感しました。**

カテーテルアブレーション：
孤軍奮闘からチームへの発展

　大学院入学時の当時は、心房細動に対するカテー
テルアブレーションはまだ三次元マッピングがない
時代でしたから、合併症である心タンポナーデも多
く、成功率も高くない怖い手技でした。しかも、"手
技を見て学べ"という先輩ばかりでしたので、ほぼ独
学で手技を学ばなければなりませんでした。孤軍奮
闘、苦労した経験から「後輩を育て、チームでやっ
ていくことに力を注ごう」という思いが非常に強くな
りました。渡邊先生のスピリットを継承し、入局した
後輩医師には手厚く時間をかけ指導しました。その
甲斐もあり、後輩医師が増え、不整脈チームとして
全国でも有数の施設に発展したと思っています。

平山篤志先生との出会い

　37歳くらいの病棟医長の時代のときに、当時の主
任教授である平山篤志先生に呼ばれました。「抗凝固
薬を内服している心房細動患者さんを大規模多施設
で前向きに 5,000 例集めて、予後を調査する研究
（SAKURA AF レジストリ）をやるぞ」と嬉しそうに話
されました。私は当時、自分の施設で心房細動アブ
レーションをした患者さんを外来フォローして、予
後を観察する研究を行っていましたので、そのよう
な多施設共同研究という思考がまったくありません
でした。平山先生は「関連病院と近隣の先生や、こ
の辺りの病院にも話せば、なんとか集まるやろ（平
山先生は、バリバリの大阪弁ですので）」と真顔で言っ
ていました。しかし、当時の私は、近隣や関連病院
の先生方にまったく知られていない存在でしたので、
私を中心にこの研究を行うのは、正直、無理じゃな
いかと思いました。しかし、そのあとの平山先生の
行動力は素晴らしいものでした。今までの関連病院
は、医師を派遣し連携を行う病院と思っていました
が、レジストリ研究の進捗や登録を推進するために、
年に何度も連携の会を開きました。その都度、私を
前面に紹介していただき、関連病院との研究の連携
もするようになりました。地域連携の会も頻繁に行
い、実地医家の先生方にお会いして、直接紹介して
いただきました。また、来られないような先生方にも
直接診療後に平山先生とともにお会いするなど、色々
な方法で連携を深めていきました。このような経験
は現在の医療連携でも大変役に立っています。近隣
のクリニックの先生や関連病院の協力もあり、3,267

例もの症例が集まりました。先生方には、その後の患者さんのフォローも忙しい診療のなかお願いしていますので、真摯に対応しながら、ときにはプレッシャーもかけながら進めました。

登録に2年、追跡に3年間をかけて結果をまとめ、日本循環器学会の「Late Breaking Cohort Studies」で発表する機会をいただきました。また、主要論文も日本循環器学会誌『Circulation Journal』に掲載され、現在までに、後輩の先生方と一緒に16本ものサブ解析の論文を作成することができました。その後も平山先生のご指導のもと、心房細動アブレーション患者を対象としたAF Frontier Ablation Registryや、深部静脈血栓症・肺塞栓症患者を対象としたJ'xactly研究など、多数の多施設共同研究に携わらせていただきました。

これらの多施設共同研究は、多くの先生方を巻き込みながら結果を出さなければなりませんので、費用的にも時間的にも膨大な労力を要します。ですが、頑張って集めて結果が出たときは、皆で喜びを分かち合うこともできます。また、自分たちの患者さんのデータですので、実臨床の患者さんにすぐに役立てることもできます。私は人見知りで、ほかの施設の先生方と仲良くすることは苦手だったので、**研究を通して、多くの仲間ができたことが、多施設共同研究の最大のメリットでした。**

これからの夢と、今までを振り返り思うこと

今の私の夢は、大学病院の医師で重視される臨床、教育、研究を有機的に統合し、発展させることです。臨床では、患者さんを深くよく診て、時間を共有する大切さを後輩医師に伝え、その後輩医師と可能な限り時間を共有することで、多くの成功体験を経験してもらいたいです。教育を通して、私のスピリットを受け継いだ指導医師を多く輩出したいと考えています。さらに後輩医師と他施設の先生方とも絆を深めて、心房細動患者だけでなく、心不全患者、虚血性心疾患患者の多施設共同研究を展開させていきたいです。このように臨床と教育を充実させることで、研究は自ずと発展していくと考えています。

最後に、私が医師になりたてのときは、患者さんと話すことが好きで、最終的には開業医を目指すのではないかと考えていました。留学以外のキャリアはほとんど現在の日本大学で過ごしてきましたが、目の前にあることを120%の力でやり遂げることで、知らず知らずのうちに大学教授になったというのが正直なところです。**キャリアは自分で作っていくという側面もありますが、私のように出会った指導者によって、色々巻き込まれていく感覚で作られていくこともあります。**今の自分を振り返ると、渡邊先生と平山先生のスピリットを受け継いでいると実感しています。自分の道が明確に見えていなくても、今できること、やるべきことを、雑念を取り払い、やり遂げる気持ちがあれば、思いもよらない道が拓けていきます。

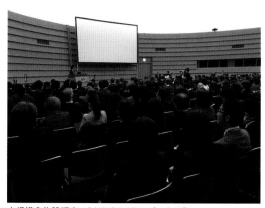

大規模多施設研究：SAKURA AF レジストリ発
（2018年日本循環器学会「Late Breaking Cohort Studies」にて）

もっと知りたい！

日本大学医学部内科学系
循環器内科学分野 HP

日本大学医学部内科学系
循環器内科学分野 Facebook

日本大学循環器内科 twitter

SAKURA AF Registry

UEHARA's EYE 私にとって自慢の同級生で、学生時代も医師になってからもお世話になっています。怠惰な自分を奥村先生のお仕事ぶりに照らし、勝手に自分を律することにしています（ありがとうございます）。

大学で日本をリード
する医師になりたい！

呼吸器疾患は
"全身疾患の窓"

患者の多種多様な人生観 / 死生観、
価値観を感じて、
最善の解を見つける努力をすること

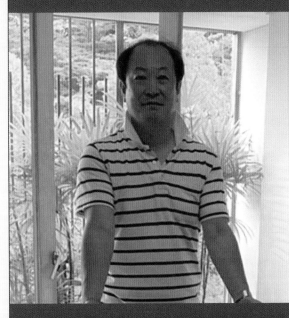

皿谷　健 先生
Takeshi Saraya
杏林大学医学部 呼吸器内科学教室 准教授

1998 年 順天堂大学医学部卒業。東京都立広尾病院・
初期研修、東京都立駒込病院・後期研修。2003 年
より杏林大学第一内科。

サッカー漬けだった学生時代。
苦しいときこそ本当の自分が
出るのがスポーツ。
コロナ禍での診療に通ずる？

　ワールドカップでアルゼンチンが劇的な優勝を成し遂げた余韻に浸っています。私は小学生のころからサッカー少年団に入り、体は小さかったものの運動神経が良かったのか、レギュラーでフォワード（FW）でした。一緒に FW を組んでいた先輩は、高校サッカー選手権ベスト 4 で秋田商業が国見高校と当たったときのエース FW でした。一時サッカーから離れましたが、大学に入るとまたやり始めました。大学の医学部サッカー部はサークル的なものを想像していましたが、拘束時間がとても長く、リーグ戦のミーティングは 5 時間を超えることもありました。大学 2 年と 5 年で東日本医科学生総合体育大会（東医体）に優勝し、6 年は準優勝する強豪チームで、ミーティングに遅刻するとその週の試合に参加できないなど、体育会系の側面が強かったです。

　サッカーは医療に通じるところがあります。協調性が必要で、味方の動きや能力を予測してパスを出し、味方のためにスペースを作る動きや、献身的な守備を行う必要があります。また、FW ならここぞというときには"勝負"する場面があります。**得点を決めるエースストライカーが注目されがちですが、個々の特徴を活かす試合運びが重要であり、得点までには黒子のように動くたくさんの仲間のつなぎが必要で、多職種がかかわる医療現場のようです。**真夏のグランドは暑く、地面からの照り返しは 40℃を超えます。苦しいときにあと一歩動けるかどうかは、"One for all, All for one"（1 人は全員のために、全員は 1 人のために）の精神が必要ですが、弱音を吐かずに動くのは言う程簡単ではありません。精神力も必要ですが、それを支えるのは鍛え上げた体力です。さまざまな能力をもつメンバーがうまく調和したときや、下の学年からの突き上げの強いチーム（鍛錬された後輩の存在）にはシナジー効果があります。またサッカーにはカバーリングという言葉がありますが、コロナ禍でのチームマネージメントにも通じるものがあるように思います。

　小生が大学生時代に漫然と思い描いていた道は、3 次救急と循環器内科をメインに学べる施設で、スー

パーローテート研修をすることでした。聖路加国際病院と都立広尾病院にアプライし、前者は2次試験で敗退、後者に決まりました。ジュニアレジデントの2年間を都立広尾病院で、シニアレジデントの3年間を都立駒込病院とする道を卒業時にすでに決めていました。

島しょ医療で学んだ、
イマジネーションの大切さ

患者さんとのエピソードは語り尽くせません。研修医時代は三宅島での診療支援、東京都の島しょ医療で伊豆諸島、小笠原諸島からの患者搬送をときどき行いました。陸上自衛隊のPC300という輸送機やヘリコプター、東京消防庁のヘリコプターで厚木基地から出発します。日本軍玉砕の島で、硫黄の臭いを伴う煙がもくもく出る硫黄島に初めて降りたとき（父島や母島の患者をここでピックアップすることがあります）、患者1人のために、目に見えるだけで数十人の自衛隊の方々が動いているのを見て、涙が出そうになりました。医療はきっとイマジネーションが必要で、患者が病院に来るまで、治療を受けてからも個々の長い物語があり、患者を取り巻くたくさんの家族/支援者がいるということを、忘れてはならないように思います。

医療事故について思うこと

大学受験の際、「どうして医師になりたいのか？」という面接官の質問に対して、「医療は感謝されるから、医師になりたいです」という回答をしました。面接官が「医師は必ずしも感謝されるわけではないよ」と言っていたのを鮮明に覚えています。がんや緩和医療にかかわるDrであれば、治療を行うことだけが患者の幸せにつながらないことは体感していますし、不幸にも医療事故や医療訴訟という事実も存在します。

研修医2年目のとき、整形外科をローテート中に関節リウマチの滑膜切除術を施行した患者がいました。都内の某病院の看護師で、教育にも携わっているとお話しされ、主治医の1人であった私は比較的話をよくさせていただきました。ところが、手術が終わり週末を挟んで月曜日に出勤すると、患者さんは亡くなっていました。いわゆる広尾病院の消毒液事件です（https://kouseikyoku.mhlw.go.jp/kyushu/iji/iryouanzen27/documents/27haihusiryou8.pdf）。

医療者も患者/家族も、誰しもが病気の改善/治癒を望む病院内での事故は悲しく、衝撃的でした。現在、筆者は大学で死亡例検討委員会委員長をしていますが、個々の症例においてシステムエラーを改善することで、ヒューマンエラーを未然に防げるような対策になるように心掛けています。診断困難例のカルテレビューでは、多くの科にまたがるlong journeyとなります。医師一人一人が専門家としての技量だけでなく、総合医としてのマインドをもつことの重要性を感じています。

沖縄の先輩医師の背中を見て
感じたこと

研修医2年目の循環器病棟で、仙骨部から背部の深い褥瘡の患者がおり、一部は骨に達する深さでした。当時の循環器のネーベンであり、都立駒込病院から出向で来ていた仲里信彦先生（現・沖縄県立南部医療センター・こども医療センター総合内科部長）がなぜか週2～3回の褥瘡処置をしていました。循環器病棟の看護師が嫌がるから、自分一人でやっているということでした。循環器病棟で主治医だけで褥瘡処置をしていることも不思議でしたが、深く考えず週2～3回処置を一緒に手伝いました。患者は状態が悪く、当初から会話がありませんでしたが、仲里先生が沖縄に帰るまさにその日に「ありがとう」と初めて言葉を発し、その後患者は亡くなりました。主治医の気持ちが通じていたのかなと感じさせられる場面でした。

折に触れて行われた仲里先生の数々の教えは、胸痛のイロハの別室での指導［尋問？（笑）］から抗菌薬のレクチャーまで多彩であり、今でも大事にしています。仲里先生には不思議な能力があり（と当時は思っていた）、病棟の他チームの患者のカルテチェックを行い、「この患者は急変する」、「これは悪くなるよ」とお告げを発すると、数日後におよそ病態が増悪しました。ほかのチームの患者の病態まで把握し、お告げを行う先生はその後、徳田安春先生と沖縄県立中部病院の総合内科を立ち上げました。

小生は沖縄にゆかりのある数多くの先生方に御縁をいただきました。感染症の青木 眞先生には、研修医のころから外来前のレクチャーを毎週受け、徳田

安春先生には何度も大学病院の教育回診に来ていただきました。

生きる意味って？
若くして病気になること

聖路加国際病院の小児腫瘍の診療をされていた細谷亮太先生は父と同郷であり、勝手に親近感を抱いていましたが、「患者が亡くなるときには必ず涙が出る」と言われていました。若くして病気になるという試練は言葉にできないものがあります。

研修医1年目の救急外来の夜、まだ20代でがん性腹膜炎のターミナルの男性が腹満、腹痛で来院しました。夫婦で最後の旅行（東京ディズニーランド）を楽しんでいました。持参した診療情報提供書は、和歌山で勤務を開始した大学の同期が、「何かあったら」と救急病院宛に書いたものでした。悲壮感がまったくないご夫婦を見て、死への覚悟と最後の大事な時間への強い思いを感じました。

シニアレジデント3年目のとき、血液疾患で2度の骨髄移植後の再発で夢が打ち砕かれた、20代の歯学部学生がいました。医学的知識もあり、自分の厳しい状況を認識していました。どんな言葉をかけたらよいのかわからず、病室のドアの前にしばらく立ちすくみました。前途有望であったはずの若者が打ちひしがれているとき、慰めの言葉はときに希薄で、寄り添うということがどれだけ難しいことかを痛感した一例でした。

「何のために医師になる？」
最も大事にしている仕事の心構え

大学1年生のとき、英語の授業で外人の先生が言っていた言葉……「君たちは何のために医師になる？

高級車に乗って、立派な家に住んで、お金を稼いで、それだけかい？」。それも一理あるかも知れませんが、多くの人はそうではないはずです。医師という職業は、お金を得るための生業としてだけではなく、①世の中に還元できるようなエビデンスを生み出す仕事ができる、②厳しい状況であっても、人を手助けできる充実感を感じ、仕事が楽しくなる環境を作ることが重要である、と感じています。病態が複雑な症例では"なぜ、どうして？"を大事に、ロジックに沿って最善の解を見つける努力をすることが最も重要です。

これまで筆者が主体的にかかわった英語論文は形式を問わず、恐らく180報以上になりました。なかには世界初となる症例の報告もいくつかありました。英語の臨床論文は杏林大学の先々代の後藤 元教授から、基礎論文は肺胞蛋白症の第一人者で世界を牽引している新潟大学の中田 光教授の指導で書くことができました。後藤先生は毎週の外勤先の診療後に、中田先生にはしばしば土日を利用してご指導いただきました。今思えば、ボスと呼べる人たちは、自分たちの心血を注いで濃厚な時間と思い出をたくさんくださいました。

同僚／後輩医師とのかかわりも重要です。小生はある書家からの色紙にいただいた言葉（愛、心、和）を意識しています。**互いに苦しいときにこそ、患者への責任感（主治医力）を失わないこと、個々の覚悟の強さが組織の強さとなると思います。**

仕事が楽しくできる環境を作るには、上司としてときには他科との緩衝剤となり、軋轢のなかに入り、医局員の傘になることも求められます。ベストな治療が患者に円滑に行われることを本題とすれば、必然の行動であり、かつては自分たちのボスが行ってきたことだろうと感じています。

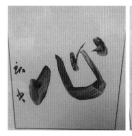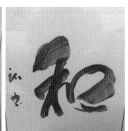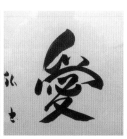

ある書家から色紙にいただいた言葉

自身が happy でなければ、他人を思いやる診療は難しい

基礎研究も臨床から得られた知見も、患者のために役立ってナンボと考えています。世界中に数多あるクライテリアで最も臨床で使用される一つが Light's Criteria です。ライト先生には7つの論文の添削を受け、2回の来日講演にアテンドし、娘が米国のホームステイで1カ月もお世話になりました。2021年に残念ながら亡くなられましたが、物事をシンプルに考えるという教えがあります。たった3つの項目だけで滲出性と漏出性胸水を見分ける Light's Criteria は、そのシンプルな実用性で世界中に広まりました。また、ライト先生は「幸せになりなさい」とも言っていました。医師自身や家族が happy でなければ、他人を思いやる診療は難しいのです。

筆者の個人的な仕事の展開は、肺音の聴診教育の普及、肺音ガイドラインの作成/肺音英文総説の作成、胸水診断に関する研究を主軸に、ルーチンワークのマイコプラズマ感染症にもアンテナを張っていきたいと考えています。

印象深かったエピソードを思いつくままに書き綴りましたが、診療を通して患者の多種多様な人生観/死生観、価値観をどう感じ、学んでいくのかも"医師のリアル"です。

もっと知りたい！

杏林大学医学部付属病院 呼吸器内科 HP	
書籍『呼吸器診療 ANDS BOOK』（編集/中外医学社）	
皿谷先生の researchmap	
医学会新聞『ライトの基準はこうして創られた』（リチャード W. ライト, 皿谷健, 青木眞）（医学書院 2017.12.04）	

SHIMIZU's EYE　青木5兄弟の筆頭である皿谷先生。文章は、3号生筆頭よろしく無限の力を感じます。今自分が歩んでいるのは、皿谷先生がはるか昔に歩いてこられた道を追随しているのだと改めて感じます。

UEHARA's EYE　先に登場した齋田先生と、俊足ツートップとしてサッカーをしていたと伺ったことがあるような気もしますが、どうだったでしょうか。やはりサッカーの影響を感じる突進力がある先生です。

開かれた
ドアに Yes！

医師のプロフェッショナリズムを
次世代に伝えるとともに、
女性医師や、地域医療に貢献する
医師の支援に取り組む。

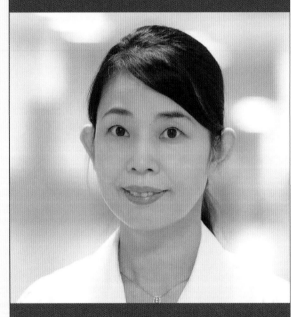

片岡仁美 先生
Hitomi Kataoka
京都大学医学教育・国際化推進センター 教授

1997年 岡山大学医学部医学科卒業。2003年 岡山大学大学院医学研究科（内科学第三講座）修了、2006年 トーマスジェファーソン大学腎臓内科、医学教育研究センター に留学。2010年 岡山大学大学院医歯薬学総合研究科地域医療人人材育成講座教授。2020年より岡山大学病院ダイバーシティ推進センター教授、2023年より現職。

　医師26年目となり、驚いたことについに医師になるまでの時間（24年）より医師になってからの時間のほうが長くなりました。このようなタイミングで本稿を書かせていただくことになったのは、自分にとっても不思議な御縁であると感じます。医師としてのキャリアを振り返るには、丁度適切な時期かもしれません。自身のキャリアにも、いくつものターニングポイントや重要な出会いがありました。それらを時系列で振り返ってみたいと思います。

医学科1年（18歳）：
プロフェッショナル
アイデンティティの確立

　恥ずかしながら、医学科に入るにあたっては、漠然と「困っている人の役に立ちたい」といった気持ちでした。しかし、医学科に入学してから漠然とした気持ちでこのまま6年が過ぎると医師になるのだと思うと、これではいけないという焦りとも不安ともつかない思いに駆られました。そこで、さまざまな本を読み漁りました。そのなかには遠藤周作の『海と毒薬』もありました。「医師として人を救うことなどできなかった」という主人公の言葉に立ち止まりました。

　人は必ず死ぬのであり、生命を助けられない状態で、自分は無力感を感じるのではないか？　死にゆく人に、どう向き合えばよいのか？　今度は人の死にどう向き合うのか、という命題に答えを見つけるために医学部の図書館に通い、キューブラー・ロスの『死ぬ瞬間―死とその過程について』をはじめ、図書館の死生学に関するコーナーの本を読みつくしましたが答えはありませんでした。そんなとき、たまたま手にした一般雑誌に載っていた女性医師の記事が目に留まりました。チャプレン（牧師）である夫と2人でホスピスを設立された女性医師の紹介記事でした。そのホスピスに連絡をし、見学に行かせていただきました。

　単に見学に伺うだけでなくご自宅に宿泊させていただくこととなり、夜にゆっくりした時間をとっていただきました。そこで自分の迷いをお伝えしたとき、チャプレンは「**人が人を救うという考えは傲慢であり、人は人を全力で支えることしかできないのですよ**」とおっしゃり、私のために祈ってくださいました。それぞれの人が生を全うするとき、ご家族とともに、

その一番近くで支えることができる医師という職業の意味に、目を開かれた思いがしました。と同時に、「私は一生をかけて、この仕事に取り組むのだ」と、深く一片の迷いもなく決意しました。このときの気持ちは、以来一度も忘れたことはありません。この経験は、私にとって間違いなく1つ目のターニングポイントであり、いつでも立ち返る医師としての原点です。このときが自身にプロフェッショナルアイデンティティが確立した瞬間でした。

卒後6年目（29歳）：
「総合診療内科」に
キャリアチェンジ

　患者さんの人生を支える医師に、という自身の核となる考えができ、患者さんを人としてトータルで診たいという希望をもっていたため、その方向に沿ったキャリア選択をしたいと思い、医学科6年時に出身大学の第三内科（現在は腎・免疫・内分泌代謝内科学）に入局しました。入局当時、総合診療科がなかったため、内科のなかで最も分野が広く、慢性疾患をカバーしている第三内科を選んだのです。第三内科のなかでも糖尿病の研究で学位を取得し、糖尿病専門医も取得、学会でシンポジストなどをする機会も増えていた矢先、「総合診療内科ができたので行ってみないか」と教授から提案されました。糖尿病の専門医、研究者として活躍する道もあると思いましたが、もともと全人的医療をしたかったため、あまり迷いはなく「Yes」と答えました。それまでのキャリアは、自ら設定した目標に向かって進むものであり、自ら求めるドアを叩くものでした。しかし、"目の前に提示されたドアを開けてみる"という経験は、次々に次のドアにつながりました。この時 Yes と言わなかったら、まったく違うキャリアになっていたと思います。

卒後9年目（33歳）：
結婚2年目で米国留学。
そこで出会った一生のメンター

　いつか留学したいと、ECFMG Certification（米国医師国家資格）を卒後1年目で取得していました。卒後3年目、27歳の時、野口医学研究所の選考に通り、トーマス・ジェファーソン大学（米・ペンシルベ

ニア州）で1カ月のエクスターンを行いました。そこで素晴らしい指導医と出会い、「こんな医師になりたい！」という明確な目標を得、医学教育にも目覚めました。同時に、米国臨床留学を本気で目指すことになりました。

　その後、臨床・研究のかたわら、何度か短期エクスターンを行い準備しましたが、レジデントのポジションが得られず、31歳で臨床留学を断念、翌32歳で結婚しました。しかし、どうしても"臨床の師"と出会ったトーマス・ジェファーソン大学に留学したく、結婚後2年も経っていませんでしたが、一人で研究留学しました。研究留学先は腎臓内科で基礎研究を行いましたが、同時に興味のあった医学教育研究センターにも客員研究員として受け入れていただき、"医学教育研究の師"に出会いました。Gonnella 先生は米国医学教育界の巨人とも称される雲の上の存在ともいえる方ですが、米国留学中毎週1〜2時間のマンツーマンのセッションをしてくださいました。たくさんの論文を渡されて読んできては、それについてディスカッションのほかに、Gonnella 先生が「○○についてはどう思うかね？」といった質問をされ、それについて答えるとさらにそこからディスカッションが広がり……というセッションも多かったです。これらは生きた教育であり、講義では得ることができない医学教育者としての基盤を築く経験でした。Gonnella 先生には一生を通じたメンターになっていただくこととなり、今でも年に1回はお会いして、仕事と人生の進捗状況を共有しています。自分より30年も先を行く大先輩がいつも遠くから見守っていて下さるという安心感は、どんなに心強いことでしょうか。行き詰まったとき、「Hitomi、人生はバランスだよ」という Gonnella 先生の言葉がいつも思い出されます。その言葉で一歩引いて全体を見る、という「一息」を入れることができています。

卒後10年目（34歳）：
女性医師支援プロジェクトを
始める

　帰国後、上司から「文部科学省で、女性医師支援のプロジェクトを募集している。女性だから何か書けるでしょ？」と軽く提案され、医療人GP（地域医療等社会的ニーズに対応した質の高い医療人養成推進プログラム）に企画案を提出。同世代の意見を広

く聞き取りをして、「私たちが必要なもの」の最大公約数を盛り込んだところ、採択されました（50以上の企画のなかから9大学を選定）。年間2,000万円の予算規模のプロジェクト責任者となり、「プロジェクトを企画し、動かす」という挑戦の日々となりました。現在は岡山大学病院ダイバーシティ推進センター教授、センター長と岡山大学（全学）の男女共同参画室長を拝命していますが、すべて女性医師支援プロジェクトの実践からつながってきたキャリアです。プロジェクト開始当初は、この仕事がライフワークともいうべき重要な意味をもつようになるとは思いませんでした。**臨床でも研究でもないプロジェクトは、一見大いなる回り道にしかみえなかったかもしれませんが、自分にとってはワクワクするような挑戦でもありました。**これも、「開かれたドアにYesという」重要なターニングポイントでした。

卒後19年目（43歳）：
出産したことで、
「働き方」を見つめる

　女性医師支援のプロジェクトを始めて10年目、自らが企画したキャリア支援を受けた女性医師とかかわってきたため、「どうすればうまくいきそうか」という見通しは、ある程度立っていましたが、実際に経験してみて感じたこと、わかったことも多くありました。

　それまでは、膨大な仕事量を「自分のプライベートを削り、夜・土日を使う」ことでこなすワークスタイルでした。**仕事が大好きで一片の迷いありませんでしたが、"自分がいないと生きていけない人"が自宅にいるという事態に、無理やりにでも仕事に区切りをつけ、とにかく家に走って帰る経験をして、これまで染みついていた「自分の時間のすべてを仕事に捧げる」ことを諦めざるを得なくなりました。**そんなとき、厚生労働省の「医師の働き方改革に関する検討会」の構成員になることを命じられました。「働き方」について、多面的に多くの専門家とともにディスカッションする貴重な機会を得て、自身の経験こそが"働き方の意識改革"であったと気付かされました。

　現在、第2子も生まれて、子ども1人のときとはまた違った忙しさで悪戦苦闘しています。しかし、現在は子育ての大切さが一層切実に感じられるようになっています。**家事はいかようにも省力化できても、子どもと向き合うことを省力化することはできません。**子どもの人生に及ぼす親の影響はきわめて大きい以上、彼らの人生を彼らが自分の足でしっかりと歩き始めるための基盤を作るための親の責任は重いといえます。そんなに重要な親という存在に、子どもを産むだけですぐになれるわけではないことが、第1子が6歳になった今になって少しわかってきています。怒涛の如く流れていく日々のなかで流されずに子どもと向き合うことは、やはり大いに努力と自覚が必要な一大事業です。

これからの夢

　医師であること。親であること。いずれも他者の人生に影響を及ぼし、他者に仕える大切な役割があります。医師は一生成長し続ける必要がありますが、その成長には人としての成長も含まれます。人生のさまざまな経験（親としての経験も）のすべてを医師人生に生かし、患者さんに還元することが願いです。

もっと知りたい！

京都大学 医学教育・国際化推進センター	
岡山大学病院ダイバーシティ推進センター	
片岡先生のresearchmap	
雑誌『総合診療』2021年10月号「医師の働き方改革—システムとマインドセットを変えよう！」（企画／医学書院）	

恩師の先生に勧められて日曜には子どもと近所の山に登っています。自宅から車で10分程度の至近距離であるにもかかわらず、山に入ると自然の中に抱かれている気持になり、一瞬にして気持ちを切り替えることができます。

山道は決して真っ直ぐではなく先も見えませんが、確かに前に、上に続いていきます。そして思わぬところで視界が開けて驚かされることもあります。到達点を目指すだけでなく、木洩れ日や鳥の声などその過程を楽しみながら進むことはキャリアにも通ずる考え方かもしれません。

本年4月から新たな場所で新たなキャリアが始まりました。新しい扉はキャリアが続く限り突然自分の前に現れることがあるのだと実感しつつ、与えられた機会に全力で、前向きに進んでいきたいと思います。

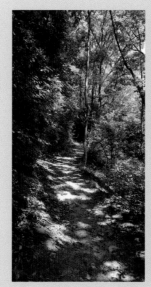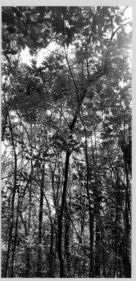

SHIMIZU's EYE　和足孝之先生（p.41 ～）を介してつながることができ、それ以来要所要所で書籍やインタビューから勉強させていただいています。マスカットキューブでの勉強会の際にも本当にお世話になりました。先生の記事、女性医師のキャリア形成で、後輩指導の面からもとても勉強になる内容です。

UEHARA's EYE　ご自身の歩まれた経歴に沿って具体的にご寄稿いただきました。経歴は十人十色ですが、一貫してしなやかなご姿勢に感銘を受けました。

研究で医療の未来を
明るく変えたい！

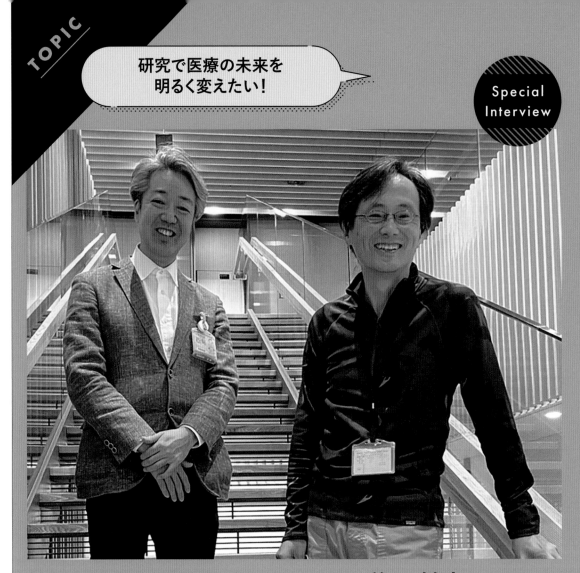

interviewer
西﨑祐史 先生

美田 敏宏 先生
Toshihiro Mita
順天堂大学医学部 熱帯医学・寄生虫病学講座 主任教授

NEJM に論文が掲載！

世界で注目される
オンリーワンの熱帯病研究

ウガンダでのマラリア薬剤耐性原虫の発見。
基礎研究者に必要な資質とは何か？

長崎・沖縄の離島での大冒険

西﨑　長崎大学のご出身ですよね。長崎大学は感染症で有名ですから、それで選ばれたのですか。

美田　受験科目が数学と理科だけだったからです（笑）。あとは、合格した大学のなかで実家の横浜から一番遠いところを選びました。どうせなら遠くに行きたくて。

西﨑　そのころから冒険心があったんですね。長崎大学はどんな感じですか。

美田　野外生物研究会というサークルに入って、屋久島や西表島などにテントを担いで行っていました。お風呂には1～2週間入れないんですけど、すごく楽しくて。最近はキャンプブームで軽い装備がありますが、当時はテントもガソリンコンロも重いんです。食料も持っていかないといけないですし。当時の西表島の南風見田の浜には自給自足で生活しているおじいさんがいて、魚釣りや貝、カニ取りの仕方などを教えてもらったりしました。あとは日本をバイクで縦断したり。こういう話をすると、僕は冒険好きにみえるのかもしれませんけど、臆病者なんですよ、すごく。

西﨑　意外です。だからこそ先生は成功されているのかもしれないですね。人のことを考えないでやっちゃう人って、最終的にはうまくいっていないような気がします。慎重かつ緻密にいろいろ計画立てて、「ここが危ない」っていうのがわかるんだと思います。

美田　**最初の計画は大胆に立てますが、実行するときは繊細に緻密にやります**。バイクに乗るときもすごく安全運転です。今でもフィールドで学ぶのは、リスクマネージメントですね。毎回新しい失敗がありますから、その積み重ねです。

精神科、次は消化器内科へ。
医師10年目問題

西﨑　研修先は出身大学に行くことが多いですが、慈恵医大で内科に進まれたのはどうしてですか。

美田　東京に戻ろうと思ったんですが、動くのが遅くて募集が終わっていたんですよ。研修の始めは精神科に行ったのですが、3カ月で辞めました。消化器内科で内視鏡をやりながら、国立がんセンター中央病院の病理に1年半、出向させてもらいました。日本全国から腫瘍を勉強したい若者が集まっていて、忙しかったけど楽しかったですね。ただ、内視鏡室って日光が入らず暗いんですよ。外が見えないところに1日ずっとってなると、一生は無理だなという思いがふつふつと。

西﨑　その感覚はわかります。医師10年目ごろにぶつかる問題なのだと思います。一生それを続けられる人とそうでない人はどう違うと思いますか。

美田　小学生から大学までずっと野球部みたいな、一つのことを成し遂げられる人っていますね。僕はいろいろなことをやりたいタイプなのに、それが厳しくなってきたので、「海外でやる」と決めました。

西﨑　長崎に戻るという選択肢はなかったのですか。誰かに相談したのですか。

美田　どちらもなかったですね。でもそこは大胆に行きました。重要なところは直感で決めています。

西﨑　一つのところを卒業されると、そこにはもう戻らないという覚悟があるのでしょうか。「**新しいところに目が向く**」というのは、研究者にとって必要な能力かもしれないですね。新しいキャリアに乗り出す恐怖心や、知人がいないところに行く恐怖心は先生にはないように感じます。

美田　嫌われたり、意地悪されたりとかは山のようにありますよ。でも**意地悪な人は2割ぐらいで、8割はいい人だと思います**。長崎のときは方言に苦労しましたけど仲良くなれましたし、アフリカはみんなフレンドリーです。

日本人の NEJM の掲載は
どのくらいある？

NEJMの2021年のインパクトファクターは176.079であり、日本人が筆頭著者として掲載された論文は11本であった（PubMedにて検索、2022年6月13日時点、編集部調べ）。しかしながら原著論文はわずか3本であり、日本の研究グループ単体で報告したのは2本だけであった（残りの8本は、To the Editor 7本、IMAGES IN CLINICAL MEDICINE 1本）。上記2本の原著論文のうち、1本が、美田教授の研究グループからの報告であった。

大胆にキャリアチェンジ！
強烈な恩師との出会い

西﨑　熱帯医学というよりは、海外でやりたいというのが先にあったのですね。

美田　慈恵医大の先生に「将来海外でやりたいです」と話していたら、知り合いを紹介してくれるという話になり、それが東京女子医科大学国際環境・熱帯医学講座の教授だった小早川隆敏先生でした。国立感染症研究所でずっと研究をしておられ、WHOに行かれたり、独立行政法人国際協力機構（JICA）で部長をやっておられました。

西﨑　熱帯医学との出合いは、小早川先生が大きいということですか。

美田　小早川先生には熱帯医学講座に入るためにお会いしたんじゃなくて、話を聞きにいっただけなんです。そのときの僕の態度があまりよくなかったみたいで、小早川先生に怒られたんです。それから1週間ぐらいして連絡があり、「うちに来ないか」と誘われました。

西﨑　小早川先生の教室に誘われたからマラリアということになったんですか。

美田　否応なしにやれ、ってことでしたね。

西﨑　先生なりにやる意義を見つけたのですね。

美田　やっていくうちに見つかっていきました。疫学研究って結構つまんなくなっちゃうときがあるんです

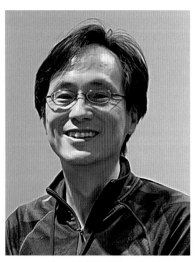

Profile

1990年 長崎大学医学部医学科卒業。東京慈恵会医科大学病院にて初期研修、東京慈恵会医科大学・第一内科学（現・消化器・肝臓内科）講座を経て、1999年 東京女子医科大学医学部国際環境・熱帯医学講座。2012年より現職。

よ。「ある地域にはマラリア患者さんがこれだけがいて、薬剤耐性がこれだけありました」という現状把握だけになってしまうものは結構多くて、自分はそれが嫌だったんです。何かちょっと一風変わったような、常に新しさがあるような疫学の方向性をやろう、っていうのはすごく思っていました。

西﨑　小早川先生はどんな先生だったのですか。

美田　強烈なキャラクターの先生です。「美田先生はメンタルが強いね」とよく言われました。なぜかというと、小早川先生のところでずっとやっているからって（笑）。小早川先生は僕の性格をよく読んでいて、「言われたことはやらないだろう」とわかっておられて自由にさせてくれました。その代わり、自由にしたぶんの要求がめちゃめちゃきつかったです。成功したら高めのお寿司屋さんに連れていってくれて、お祝いをしてくれました。

西﨑　いいご関係だったんですね。嫌なところがあると本人のことも嫌になってしまうと思うんですけど、いいところもちゃんと分析して、っていうのが先生だなと思います。メンタルの強さって、「気にしない力」なんですか。

美田　**問題を細分化して考えて、対応策を講じる力**ですね。問題を1個1個、重要かそうでないかを見て、対応できないことに対してはどうしようもないので見ないんです。

西﨑　小早川先生から影響を受けたと思われるのは、どんなことがありますか。

美田　部下を徹底して信頼して任せること、あとは人をみる力ですね。小早川先生は「**ノーベル賞をとるような人間なら研究や業績だけでいいけど、凡人はやっぱり人間関係だ。それができない奴はダメだ**」ってよくおっしゃっていました。優しい気配りができる人でしたね。

ダイナミックなマラリアが見られる国、アフリカ

西﨑　アフリカに行かれるようになったのは女子医大のころですか。

美田　女子医大のころはアフリカよりも、東南アジア、パプアニューギニアやバヌアツなどのメラネシアが多かったですね。ただ、当時は自分でオーガナイズしていませんでした。短ければ2週間、1〜2カ月くらい、小さな村を1日ごとに回って採血していまし

た。70L ぐらいのザックとスーツケースを1つ、あとは共同装備です。夜は木の皮でできた家や体育館に蚊帳を吊って寝ます。電気もガスも水道もありません。蚊帳の目は蚊を通さないように細かいので、風が通らないんです。でも暑くて蚊帳の外に出たらマラリアに罹ってしまいます。

西﨑　順天堂でのプロジェクトは女子医大のころのプロジェクトとどう違うんですか。

美田　女子医大には13年いて、2012年に順天堂に来ました。大阪大学からウガンダでのマラリアワクチン開発プロジェクトにお声がけいただいて、フィールドワークが始まりました。プロジェクトのマネジメントのトップに立てるので、よかったですよ。人が作ったプロジェクトに参加するのとは違い、自分のやりたいことをやれるっていう、やる気が出ましたね。女子医大のときとは異なり、向こうの病院に日本のラボを移植する感じになりました。実験のための機材がすごく多くなりましたね。また、うちのラボメンバー以外にもいろいろな企業や大学がプロジェクトに入っていて、日本人研究者は多いときで10人以上、現地のメンバーも10人以上、それ以外にも10人ぐらいいる大所帯のチームです。

西﨑　女子医大の研究とはどうつながるのですか。

美田　女子医大では、現地で採血した遺伝子を日本で分析して、薬剤耐性がどのように、どこから始まり、どう広がるかを解析していました。順天堂に来てウガンダに行くようになったとき、あるお母さんが2歳の子どもを連れてきて、「8人子どもがいたが、みんなマラリアで2歳のときに死んでしまった。ようやくこの子は2歳を超えたのに、マラリアになってしまった」と。アフリカでは本当にたくさんのマラリア感染者がいます。そこら中にマラリアがあるのです。アフリカに行って、患者さんがたくさんいるところで薬を投与して治療したり、患者さんの血液を現地で培養して薬の反応を見たり、日本で遺伝子レベルで見ていたことと実際のことがつながる、すごく大きかったですよ。

西﨑　現地の人の協力体制っていうのは、交渉して、信頼関係を得て始まるわけですよね。先生はもともとアフリカと何かのつながりがあったんですか。

美田　まったくなかったですね。

西﨑　では、突然始まるわけですね。そこで自分のフィールドをもてなかったら、今の研究につながっていかない。そこは誠意を伝えていくんですか。

美田　**やっぱり正直、誠実であることが大切です。**欧米人は大規模かつ戦略的にやりますが、現地の人にずるさを見破られている感じはあります。日本人

ウガンダってどんなところ？

　危険なところというイメージがあると思いますが、今は全然そんなことはありません。東アフリカにあり、赤道直下で暑いですが、標高が1,000mありますから想像しているよりも涼しいです。貧しい国ですが、人々のパワーが全然違います。ものすごく明るいですし、いいたいこともちゃんと言います。皆英語を話しますよ。

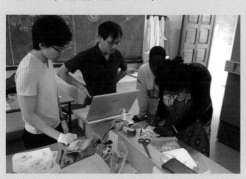
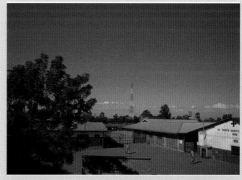
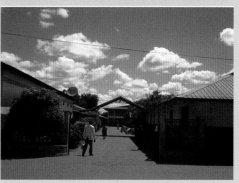

は海外で好かれていて、日本人というだけでいろいろ助けてもらえることが多いのです。無理強いや上から目線でやるのは絶対にダメです。話し合って同意をとることを、どんな小さなことでも積み上げていくということです。

西﨑 先生の緻密さが発揮されるわけですね。

美田 そうなるまで結構失敗もしましたね。自分では大丈夫だろうと思ったことが現地の人が気になることだったり。まだそういうことはありますし、そういうとき対話の力は大事ですね。例えば、現地で雇っている看護師さんが5、6人、ある朝来なくなっちゃったんです。給料が安いって、ストライキに入っちゃったんですよ。賃金の感覚って難しくて、多く払えばいいというものでもないんです。そのときは僕が何も言わなくても、ウガンダ人の研究者がうまく説得してくれました。信頼関係がないとできないことだと思います。

NEJM に掲載された研究、
テーマはどう見つけた？

西﨑 フィールドで得られたデータを論文化するとき、どういうご苦労があるのでしょうか。

美田 仮説に対して実験をするものだと思いますが、フィールドスタディの場合は調査が終わったあとが勝負です。データから1つか2つキラッと光るものが出てくるまで、どう解釈するか頭をひねりながらやっています。一番苦しいところですが、ここが醍醐味ですし、勝敗を分けるところでもあります。

西﨑 先生のゴールはマラリアを治療できるようになることで、研究はその途中経過という感じなのですか。NEJM への掲載は研究者が目標とするところだと思います。

美田 成果の一部という感じですね。第一選択薬への耐性がアフリカに出現している証拠が NEJM に掲載されたことは、WHO によるマラリアワクチン認可の追い風になったと思います。専門的な話になりますが、アフリカでなぜ薬剤耐性が広がっているのか、これまでの理論では解き明かせないのです。東南アジアはマラリアに対する免疫がないのでマラリアに感染するとほぼ全員発症して、治療を受けますから耐性は広がりやすいのです。しかし、アフリカでは赤ちゃんのときから何度もマラリアに感染するため、マラリアへの獲得免疫ができます。それでマラリアが体内にいても症状が出ない人が多いのです。当然、マラリアは治療されません。だから薬剤耐性原虫がこんなに早く広がっているのは理屈が通らないんです。もう一つは、これまでよく使われてきた抗マラリア薬は3種類あるんですが、いずれの薬の薬剤耐性原虫も東南アジアから来ていて、アフリカからは出現していないんです。ところが今回私たちが見つけた耐性原虫はアフリカから出現しています。これもこれまでの仮説とは違っているので、解き明かしたいと思っています。

西﨑 一つのゴールをクリアすると、次のゴールが

海外に行くことに家族の反対はある？

コロナで近年は行けていませんが、それ以前はしょっちゅう海外に行っていました。パスポートは5年もたずにページがなくなりました。妻も海外旅行が好きで、小さなバックパック一つでイスラエルやインドを旅行していたタイプなので、理解があります。全然気にしていないと思います。子どもが小学校1年生のときにスウェーデンのカロリンスカ研究所に留学が決まっていたのですが、リーマンショックでグラントが廃止されてしまい、留学できなかったことがありましたが、そのときも家族の反対はありませんでした。

蚊に刺されない方法がある？

マラリアに感染すると自分の血が実験に一生使えなくなるので、刺されるわけにはいきません。アフリカのホテルでは蚊帳を吊って寝ていますが、吊る前に蚊除けスプレーをすると、蚊が落ちてきます。それをシーツの上に並べて、羽や柄を見て種類を特定します。マラリアを媒介する蚊が何匹いるとどのくらいの確率で感染するか推定できるので、その確率が高そうなホテルには行かないようにしています。あとは、「夜しか刺さない」「お酒飲むと寄ってくる」「黒い服はダメ」などの細かい特徴を捉えることですね。

見えてくる。ステップアップする感覚なんですね。最初から NEJM に出すと決めていたのですか。

美田　アフリカからアルテミシニン耐性のマラリア原虫が出現するかどうかはいくつもの欧米の研究グループが多くの資金をかけて研究していましたから、自分達が一番乗りできるとは思っていませんでした。ところが日本に持ち帰ってきたデータから in vitro 耐性（原虫レベルでの耐性）が 1 例あることを見つけました。ヒトでも同じことが起こるかもしれないと思い、確信はなかったんですが、「これはいけるかもしれない」と考えました。その後 3 回の調査を行い 2018 年に CDC が出している Emerging Infectious Diseases という journal で発表しました。論文発表の前に WHO のマラリア薬剤耐性の専門家会議に呼ばれたので、この結果を議論してくれと頼んだのですが、叶いませんでした。

西﨑　どうしてですか。

美田　ヒトでの耐性が証明されていないからということでした。そのための研究は大変なのですね。でも、とりあえずやってみようと始めたら、すぐに耐性が出たんです。このときに NEJM にいけるかもしれないと思いました。すぐに他のジャーナルに出すことも考えましたが、データの確実性を担保するために 3 年我慢して調査を積み重ねました。ほかのグループが出すんじゃないかと戦々恐々としながらも、たぶん大丈夫だろうという楽観がありました。NEJM に載る直前にルワンダで耐性が出たという論文が Nature Medicine と Lancet Infectious Diseases に出てしまったのですが、僕たちの論文は研究の質が高く、デー

タが緻密というところが評価されました。

西﨑　Lancet も top journal です。やっぱり大胆かつ緻密ですね。先生には抜けてるエピソードはないのですか。

美田　私生活では山のようにありますよ（笑）。スマホも定期も失くすなんてしょっちゅうです。

西﨑　すべてのことに先生のクオリティーで集中していたらもたないからですよね、きっと。研究者には先生のような資質が必要なのでしょうか。

美田　集中力ももちろんそうだと思うんですけども、やっぱり真面目にやることですね。小さなことを積み重ねる。横浜 F マリノスにいた中澤佑二選手が、まったく無名から這い上がることができた理由として「グランドを皆でぐるぐる走るときも、自分は必ずちょっと外側を回る」と語っていました。ほんのちょっとですよ。それだけで全然違うと。そういう小さな積み重ねの大切さは、私の師である阪大の故・田邉和裄先生や微生物講座の故・平松啓一先生のお話を伺ったときも、随所に感じました。

キャリアに悩むあなたへのメッセージ

皆恵まれているのに、心配し過ぎですね。一生懸命いい研究をしているのに不安に付きまとわれている。優秀なのに。やる気があって、キチッと頑張っていればそれでいいと思います。やってみたら必ず道は拓けます。直感で決めても大体間違いはないし、その後は計画立てて、ちゃんとやればいいと思います。最近、「絆」ってよく聞きますが、人との関係を求め過ぎですね。せっかくの人生なのに、人のなかに埋もれたほうが安心って違和感を感じます。何が面白いのかなって。あとは、「過去は捨てる」。昔話に生産性はないですから、毒ですよね（笑）。

研究者は休日どんな風に 過ごしていますか？

休日は何をやろうか、平日のうちから考えています。天気が良ければバイクや自転車で出かけ、アウトドア系のことをやります。昼過ぎには戻ってきて、カフェに行って本を読んでリラックスします。最近はサウナにはまっていて、「整う」という感覚がわかるようになってきました。趣味はたくさんあったほうがいいですね。

もっと知りたい！

順天堂大学熱帯医学・寄生虫病学講座 HP

N Engl J Med 2021; 385: 1163-71. Evidence of Artemisinin-Resistant Malaria

美田先生の researchmap

UEHARA's EYE　私の高校の大先輩でもあります。順天堂では同じフロアに研究室がありましたが、皆さん四六時中研究室にいる感じでもないのに素晴らしい成果を発表されています。この点も大いにお手本にすべきところだと思います。

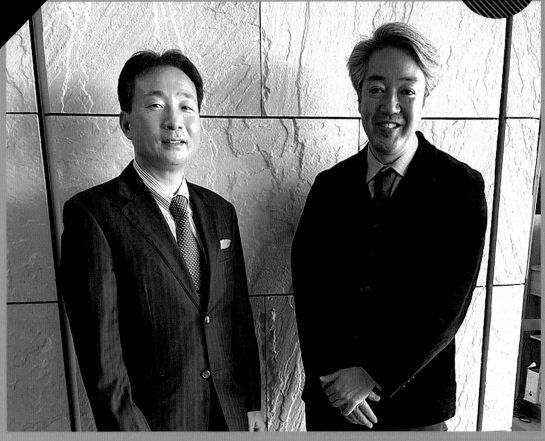
森本　剛 先生
Takeshi Morimoto
兵庫医科大学 臨床疫学 教授

interviewer
西﨑祐史 先生

NEJM に論文が掲載！

「人と違うこと」を恐れない強さ

世界で最も権威のある医学雑誌への掲載の秘訣は、
「臨床研究のプロセス全体を理解したリーダーが研究チームをマネジメントする」こと。

人と反対のことをするのが好きだった子ども時代

西﨑 先生のご出身は関西ですか。

森本 香川県の高松です。とにかく「人と違うことしかしない子ども」だったらしいです。保育園の昼寝ではみんなと頭の位置を逆にして寝る。小学校では、国語の時間に算数をし、理科の時間に社会をする。先生が何度も家庭訪問をして「手がつけられない」と親に言ったらしいですが、「言っても無駄」と親はほったらかしでした。子ども時代から現在まで一貫しているのは、「人と反対のことをするのが好き」ということです。小学校5年生のときは先生に反発して山にクラスメイトを連れて逃げて、職員全員で山狩りされました。

西﨑 何に対して反発されたのですか。

森本 掃除はきれいに終わっているのに、「掃除時間は掃除をしなさい」と言われて、もう遊んでいいやろうと思ったのに怒られてですね。**今も仕事は時間じゃなくて質だと思うし、効率重視です。**ただ、小学校6年生のときに交代した別の先生は、僕の「暴れん坊」を「勉強」に振ってくれました。僕の好きにさせてくれて、「家庭訪問は面倒だから家に来なさい」と酒屋をしていた自宅に呼んでくれて、お菓子を食べたり、お嬢さんと遊んだりしているうちに、初めて「困らせることは止めよう」と思いました。その先生とは仲が良くて、いまだにやり取りしています。

西﨑 いい先生ですね。

森本 それでちょっと大人しくなって、地元の大学附属中学校、その後高松高校に進学しました。相変わらず勉強でもなんでも、相手のペースでするのはすごく嫌でしたけど。

西﨑 そのあとは京都大学に進まれていますね。京大には、教えられてできるようになるよりも、教えを応用できるほうがよいという文化があると伺いました。自由な雰囲気で選ばれたのですか。

森本 そういう自由な文化はあったのですが、最近は変わってきていると聞いています。当時は、東大と京大両方受験できて、たまたま先に京大に通ったから京大にしただけです。僕は塾に行ったことも一度もなくて、さすがに世間の受験事情を知らないといけないと思って、受験前の1週間、京都の予備校に行くことにしましたが、1コマ出て全然つまらなく

て、あとの4日間はずっと観光して帰りました。

西﨑 すごいですね。そうすると、医師を目指したのはどのタイミングなのですか。

森本 中学生ぐらいですね。兄貴に喘息があり、県立病院に夜しょっちゅう救急受診していて、息も絶え絶えだったのが、ケロッとよくなって帰ってくる。「すごい仕事だ」と思いました。家族に医療関係者はゼロです。兄貴には「僕が勉強できなかったのは弟のせいや」と言われます。兄貴の教科書やランドセルを勝手に持って行ったり、兄貴の宿題を勝手にやったりしていたので。小さいころからあった自分のなかのへそ曲がりの芽が潰れることなく、回りから叩かれていくうちにどんどん大きくなった（笑）。「この子、将来天才になるか、アホになるか、どっちかしかありません」と保育士さんに言われていたらしいですが、母親はぶれなかったです。

教育においてはドラえもんではダメ

西﨑 京都大学をご卒業後は、総合診療部に進まれています。総合診療部に進まれたのはどういう理由だったのですか。

森本 6年生のときに福井次矢先生が佐賀医大から京大に来られて、新しく総合診療部ができました。学生のときは基礎研究のラボに入っていて、論文を書いていました。一方で、臨床実習のときはいろいろな科を回っていたのですが、ある専門外来で通院中の患者さんが「××が痛い」と訴えたら、「うちは専門ではありません。○○科にどうぞ」と。毎日そればっかりで、医者としてどうなのかと思って。

西﨑 それで総合診療を選ばれたのですね。

森本 総合診療を選んだものの、やっていると総合診療は歴史が浅くて認知度が低く、専門医からの共感や敬意が生まれにくい、というジレンマがずっとありました。専門医と肩を並べるために、研究がしたくなり、そこで福井先生にハーバードに行くよう言われ、当時助手だった松井邦彦先生（現・熊本大学病院総合診療科教授）に紹介してもらい、ハーバードの公衆衛生大学院に行きました。

西﨑 ハーバードの影響は大きかったのですか。

森本 **ハーバードの先生方の教育スタイルは決定的に大きかったです。若い層を一人前にするためのエネルギーやモチベーションがすごいし、議論を中心とした教育がある。**先生が一方的にしゃべるという

ことがほとんどない。もう一つは、慶應大のビジネススクールに通ったことですね。ケース・メソッドというディスカッションを中心に事例を考えて意思決定をするという教育がありました。これも大きかったです。ハーバードから京大に戻ってすぐに総合診療部がなくなったので、医学教育推進センターで5年間ほど医学教育をやりました。

西﨑　先生が教育において大事にされていることはなんでしょうか。

森本　僕は「授業で教える」ことは大事ではないと思います。**学ぶ人が変わらなければ意味がない。学生に自分たちで何かをさせて、それを評価するのが僕の仕事だと思っています。**例えば、模擬患者を相手にした面接の授業は先着順に50人までで行ったりしました。学生は全員できると思うと遅れてきますから。それから学生にはずっとディスカッションをさせます。学生が質問をしてきても、「どう思う？」と返します。すぐに答えが聞けるというのが僕は大嫌いなんです。考えに考えた結果、僕にチャレンジしてくるならいいんですが、いきなり答えを聞いてくるようなら、適当なことを言う。

西﨑　適当なことを言うんですか（笑）。

森本　ええ、でもそれを続けていると、学生の中で「森

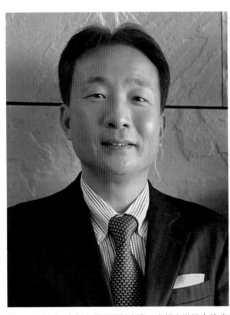

Profile

1995年 京都大学医学部卒業。京都大学総合診療部、ハーバード大学公衆衛生大学院、京都大学大学院臨床疫学、京都大学医学教育推進センター講師を経て、2011年に近畿大学医学部教授、2013年に兵庫医科大学総合診療科教授、2014年12月より現職。

本先生に聞いてもどうせ真面目に答えてくれないから」と言って、自分で学ぶようになります。僕がドラえもんみたいにすぐポケットから答えを出してくれるなんて、もう出来上がるのはのび太じゃないですか。教育においてはドラえもんではダメです。

西﨑　なるほど。

森本　できるだけ自分で学ばせて、僕はそれにモチベーションを与えるだけです。

西﨑　先生が受けたかった教育をやってらっしゃるということですね。京大の次は近畿大学救急総合診療センターに教授として行かれています。

森本　1年余り行きました。圧倒的なパフォーマンスで、救急部の来院数が1年で10倍以上になりました。学生になんでも教えてやらせる。そうするとみんな喜んでやってきて当直する。僕が夜勤をする日は学生が多いときには10人以上泊まっていました。それをずっとやっていたら、翌年学生の行きたい選択実習ナンバーワンに。

西﨑　すごい。実際にやるエネルギーもすごい。

森本　学生は「自分で学ぶことができる」ということです。**まずは信用してやらせる。**本当にできないことがあれば僕にちゃんと連絡が来ますから。学生に一晩中担当医をさせた翌朝、ご家族が泣きながら学生さんに向かって「○○先生、ありがとうございました」って言うと、学生さんも泣いて、すごくいいレポートも書いてくれて。

質の高い臨床研究が病院を活性化させる

西﨑　医学教育に尽力されている間も、臨床研究を通じて数多くのエビデンスを発信されていたのですね。

森本　そうですね、せっかく日本にはないスキルをもって帰ってきたので。昨年退官された循環器内科の木村 剛教授が小倉記念病院から京大に准教授としてちょうど来られたところで、統計家を探していました。たまたま循環器内科の院生だった僕の大学の同期が「森本を使ったらどうか」と言ってくれたのがうまくいって、今までずっと一緒にやっています。僕がデータを預かって解析したり、逆に循環器のことを教えてもらったり、討議しながら一緒に論文を書いたりというシステムです。20年近く組んでいるのでコミュニケーションがとりやすく、ペースも速い。今も水曜日の夜には隔週で実習中心の教育をしていま

すし、2泊3日の合宿でワークショップを行ったりしています。教え子たちの考え方がわかっているから、論文がうまく書きやすいし、お手伝いをするという雰囲気はないです。

西﨑 なるほど、大事なことですね。

森本 兵庫医大では5年生から6年生にかけての臨床実習中に論文を書かせて、卒業までに impact factor のある雑誌の原著論文にするというのをやっています。

西﨑 すごいですね。case report ではなくて、原著論文ですか。

森本 学外でも教えています。島根や香川、京都で。地方自治体と一緒に病院運営に協力したりもしています。病院を活性化させるツールの一つとして、研究部門を作ってもらっています。病院によって研修医が中心だったり、専門医が中心だったり、コメディカルが積極的な場合もありますが、自分のデータを使って論文を書けるように教えています。

西﨑 それは病院側からオファーがあったのですか。

市中病院で研究をやるのはすごく大事なことだと思いますが、病院は研究をやってもお金にならないですよね。

森本 兵庫医大に移ったころに、学生のときにお世話になった北 徹先生（京都大学循環器内科教授→神戸中央市民病院院長）から声をかけられて、神戸中央市民病院に研究室を作ったのが最初です。**研究ができる環境というのは人材確保のために大事です。学会で発表したり論文を書きたいという、エネルギッシュな若い医者が集まるからです。**研究をうまく病院のシステムに取り込むと、経営にも良いし、地域医療も良くなる。

西﨑 なるほど。

森本 だから僕は片道5、6時間かけてでも全国に教えに行きます。教わりたい人が1日かけてこちらに来るよりも、僕が行ったほうがいい。そしたら現場の臨床医は2、3時間病棟を外れるだけですぐに戻れますし。

西﨑 すごい情熱ですね。データベースがないとい

森本流
コミュニケーションのコツ

　ハーバードを卒業して20年経ちます。恩師に「日本からは毎年何人も留学に来ていて、卒業生は何百人もいる。だけど、卒業してからもずっとマメに連絡をとってくれるのはタケシ、お前ぐらいだ」と言われたことがあります。学んだことは10年経ったら古くなる、学んだことをずっと大事にもっておくんじゃなくて、誰とコミュニケーションをとっておくか、誰に相談したら新しい情報が得られるかといったチャネルをもっておくことがとても大事です。僕は、今年あっ

たこと、家族にあったこと、教室であったことを写真と合わせてクリスマスカードにして、毎年海外の恩師に送っています。逆に、恩師から届くいろいろな写真が楽しませてくれます。なかには返事は返ってこない人もいるけれど、学会とかで会うと、「毎年タケシのカードを楽しみにしてる」と言われたりしますね。

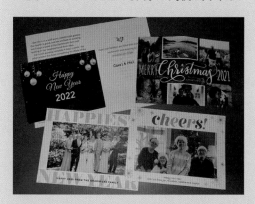

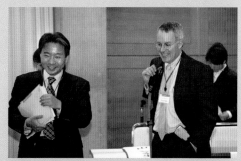

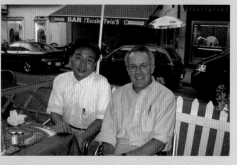

い論文を書くことは難しいと思いますが、EDC（Electronic Data Capture）を導入するとなるとお金がかかりますよね。データ収集や管理はどのようにされているのですか。

森本　ありがたいことに、例えば島根県では日本で最初に電子カルテを自主開発していて、研究でもすぐに使えるようになっています。事務にお願いしたら、半日で全部データが落ちてくるんです。

西﨑　それはいいですね。

森本　ほかの病院では、治験のデータを使ったりとか、自分でコツコツ患者さんのデータを集めてエクセルに残したりとか、僕のところの予算でEDCを組んであげたりとか、いろいろです。

西﨑　若い人のやりたいというエネルギーに対してしっかりと教えることで人が集まって、いい循環が生まれているのですね。

NEJM掲載という偉業の秘訣は「臨床研究のプロセス全体を理解したリーダーが研究チームをマネジメントする」こと

西﨑　NEJM掲載の偉業を達成されています。テーマは「広範囲急性期脳梗塞に対する血管内治療」ですから、臨床の先生が主体で、統計の先生がサポートに入るのが一般的だと思いますが、先生は逆のこ

とをされています。どのように臨床の先生と連携し、かつ先生の主導で進められたのですか。

森本　僕は臨床の現場で診療もしているし、研究のデザインもできるし、統計も全部できるということはありますが、**専門医の先生方とコミュニケーションする能力や、チームをマネジメントするスキルのほう**がずっと大事だと思います。ジャーナルに掲載された日本人の論文の多くに企業が介在し、研究主宰者を医薬品開発業務受託機関や統計専門家が支援する、そういうのにもかかわったこともありますが、全体として整合性がなくて、クオリティが高くないと僕は思っています。僕はチームがみんな同じ方向を向いて、最適化できるようにしています。今回は教え子たちとチームを組みました。人を動かすこと、タイムマネジメントをすることはビジネスを成功させることに近い感じです。

西﨑　そうなんですね。ちょっと痺れました。

森本　先に投稿を始めていましたが、12月25日が登録患者の最終フォローアップ日で、1月1日には初回査読結果が返ってきて、10日には修正稿を投稿して、14日にはアクセプトの連絡。患者の観察終了から約20日間で完了です。

西﨑　やっぱりスピード感が大事なのですか。

森本　そうでなかったら世界に負けます。

西﨑　すごい。この論文のクリニカルクエスチョン

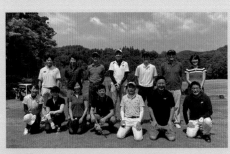

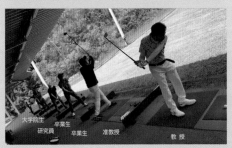

大学院生　卒業生
研究員　卒業生　准教授　　教授

論文！ゴルフ！
論文！ゴルフ！

　教室に部活動として「SDGs倶楽部」というのを作っていて、SDGsはそれぞれScience、Drinking、Golfです。小さいsはこっそりhot Spring（笑）。卒業生も含め、年に2回ぐらい勉強会とゴルフに集まってきますし、毎回スペシャルゲストを呼んでいます。

　ゴルフを始めたのは5年前です。沖縄でワークショップをやって、そのまま小浜島のホテルのスイートルームに1人で泊まって、朝からゴルフして、昼から酒飲んで、それから論文書いて、と良い1週間で、はまりました。ゴルフは思い通りにいかないところがいいです。ゴルフを始めてから、論文のペースも上がりました。

はどういう発端なのですか。

森本　吉村紳一先生（兵庫医科大学脳神経外科教授）がレジストリとして集められた観察研究のデータがきっかけです。サブ解析の一つに今回のテーマがあり、「これは勝てそうだ」という話になり、「じゃあ、RCT（ランダム化臨床試験）にしよう」と企画しました。

西﨑　信頼関係が成功につながったのですね。

森本　信頼関係ですね。組織が大きくなると意思決定が遅くなって負けますから。11月に軽井沢の山奥で若手を連れて3泊4日の合宿をして、臨床研究のワークショップのついでに原稿をまとめたんです。朝からゴルフして解析して論文（笑）。

西﨑　すごいなぁ、楽しそうですね。先生は教育と研究の距離がすごく近いのですね。

森本　近いですよ。なにごとも楽しむことが秘訣です。

西﨑　求心力がすごいのですね。確かな実力があるからできることだと思います。

次世代を育てるには

西﨑　先生の今後の夢について教えてください。

森本　島医者ですね。弟子の一人が奄美大島の端っこで医者をしていて、先日、その弟子が急遽帰省しなくてはならなくなったときに、僕が代わりに行ったことがあります。楽しかったですね。

西﨑　先生が島医者をするには、先生みたいな人が後進に育たないといけないと思います。臨床も研究もマネジメントして、ビジネスに近い形で進捗管理できるスキルが50歳ぐらいまでに培えればいいのですが、そのための教育システムが日本にはないですよね。どうすれば先生のようにバランスが良く、能力が高いリーダーが生まれますか。

森本　できるだけ権限移譲させて、僕は見守る立場に徹しないと。大学は教員評価があるから難しくて、失敗させてあげるチャンスがなかなかない。全員が失敗することはないだろうから、先着5人まで失敗してよいみたいにできないかなと。

西﨑　先着順なんですね（笑）。私も公衆衛生大学院（SPH）に1年間行ったのですが、そのときに学んだことがすごく役に立っています。多くの臨床医がSPHで臨床研究の方法論について勉強したらよいと思いますが、先生はどう思われますか。

森本　多くの医者は自分のプラクティスのことしか知らないし、一例一例で考えてしまうけれど、公衆衛生や疫学のデータを扱ってみると、集団という大きな視点で考えられるようになる。それが自分の診療の質そのものを高めるんですよ。

西﨑　その視点があると、診療もスムーズですね。最後に、先生みたいになりたい、何から始めたらいいですかと聞かれたら、何と答えますか。

森本　二つあって、**一つは狭いところだけで仕事をするのではなくて、いろいろなものに興味をもつこと。もう一つは、何かをするときに、理由をもって動け、選択しろということ。**誰かに言われたからとか、誰かがそうしているからというのは大体うまくいかない。あっ、これはどっちもいい論文を書くのにも重要。

西﨑　たしかに、意味がないことをしないことと、常に理由を見つけて動くことは表裏一体ですね。貴重なお話をありがとうございました。

もっと知りたい！

兵庫医科大学 臨床疫学 HP

N Engl J Med 2022; 386: 1303-13. Endovascular Therapy for Acute Stroke with a Large Ischemic Region.

書籍『査読者が教える臨床研究のロジック』（執筆／中山書店）

NISHIZAKI's EYE　「臨床研究の成功の秘訣は、臨床研究に精通したPIによるマネジメントスキル」、「教育者はドラえもんになってはならない」など、多くのことを勉強させていただき、感銘を受けました。研究者、教育者として、見習っていきたいと思います。

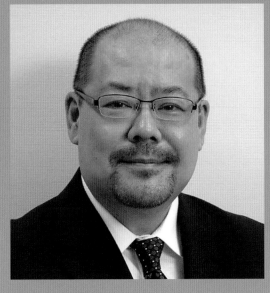

研究で医療の未来を
明るく変えたい！

研究者と同じ目線に立ち、臨床研究を盛り上げたい

基礎医学、臨床医療、保健衛生、医療行政、
すべて根本は同じ。あらゆる知識を動員し、
研究者とともに走り抜ける。

真田昌爾 先生

Shoji Sanada

神戸大学医学部附属病院 臨床研究推進センター長 / 特命教授

1994年 大阪大学卒業。医学博士。日本学術振興会特別研究員（PD）を経て米国ハーバード大学留学（日本学術振興会海外特別研究員）。帰国後、大阪府立急性期総合医療センター、大阪大学保健センター、同循環器内科を経て2年間厚生労働省出向。帰学後、大阪市立大学特任教授を経て、2021年現職。循環器専門医、臨床薬理専門医、認定産業医。米国心臓協会・米国循環器学会・欧州循環器学会・日本循環器学会フェロー。厚生労働省先進医療技術審査部会構成員・医療上の必要性の高い未承認薬・適応外薬検討会議循環器WG委員。山村賞（大阪大学）、岡本研究奨励賞、心臓財団研究奨励賞、大阪大学総長奨励賞、日本循環器学会 Best Reviewers of the Year（13年連続）など受賞。専門は臨床薬理学・規制科学・循環器内科学。現在はARO運営の傍ら臨床研究を行う医師・研究者に着想から論文化まで幅広い支援・助言・教育を行う。

　近年、医療技術の進歩はますます目覚ましく、世界的にも医療分野の重要性は学問上も産業上も非常に増大し、医療研究開発の振興は世界各国において、その技術力や産業力を高めるためにもきわめて重要な政策課題ともなっています。一方で、わが国では10年ほど前に臨床試験の信頼性を揺るがす大規模な不適正事案の多発が大きな社会問題となり、それ以来臨床研究規制の強化や研究開発支援体制整備の遅れなどもあり、わが国が世界的な臨床研究開発の大きなうねりから取り残されかねない事態に陥りました。

　そのようななか、わが国では医療法の改正により、平成27年から「臨床研究中核病院（臨中）」の承認が全国で始まりました。これは日本発の革新的な医薬品・医療機器の開発を振興するため、全国的にその集約的・先導的な役目を果たすべく、必要となる高品質の臨床研究の推進と、国際水準の臨床研究や医師主導治験の中心的な役割を担う病院として国が指定するものです。臨中に承認されるには、医療機関として直近3年間の自院主導の特定臨床研究や医師

主導治験の実施数、それらの結果論文の採択数などに加え、臨床研究を高品質に支援できる多職種の人材を備えたARO（アカデミア臨床研究支援機構）機能の充実や、病院を挙げた研究実施管理機能・教育研修体制など数多の厳しい要件を達成する必要があり、私の所属する神戸大学医学部附属病院（以後本院）は令和3年、全国14番目にその承認を受けました。しかし承認後も毎年その要件をすべて満たし続けて、さらにその機能や業績を発展させていく必要があります。

センター長として、臨床研究相談に答え、研究開発支援人材を育てる

　私が所属する臨床研究推進センター（以後当センター）は、本院内に十数年前に設立された治験管理センターから5年前に拡大改組されたものです。AROとして本院の医師・研究者にとどまらず日本中からのご相談やご依頼に応え、多施設臨床試験や他

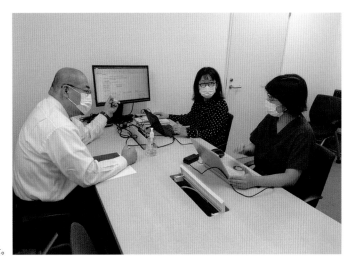
本院で実施している臨床研究相談の一光景。

院主導研究の支援もさまざまな形で行っており、現在教員7名を含む約80名のさまざまな技能をもった職員がセンター所属で活動しています。

　私は偶然にも、本院が臨中に承認されると同時に、現職にご縁をいただきました。センター長として上記の教職員を束ねつつ、臨床研究の実施・管理・教育に関する各種委員会に委員や事務局として参画するほか、臨床研究推進セミナーの企画運営や自身も講師としての出演、当センターが開設する臨床研究相談窓口での臨床研究に関する計画・実施・支援をはじめとした年間約200件の各種ご相談に対応しています。さらには、よりよい臨床研究開発に向けた病院群・研究施設群によるアライアンスの管理運営や新しい支援機能の企画・構築など、さまざまな業務をこなしつつ、将来的な臨中およびAROのよりよい方向性を求め、さまざまな課題を解決しながら組織のブラッシュアップに取り組んでいます。

　なかでも私が現在最も力を入れて取り組んでいるのは、1つ目には全国レベルでの優秀な研究開発支援人材の発掘・確保、特にさまざまな分野の研究開発を研究者と一緒に考え、助言や支援ができる医師の先生方の募集と、内部教育体制の充実によるARO業務の拡大、2つ目には研究者の先生方の悩みや疑問に応えて研究計画をともに作り上げていく臨床研究相談体制のさらなる充実です。**臨床研究支援分野の機能や能力はまさに一にも二にもそれを担う「人」が重要です。**例え経験はなくても、やる気と興味をもっていただける医療職や技術職員の方には積極的に仲間として加わっていただき、内部で業務に修練

しながら充実した内部教育体制のもとでその能力が多方面に育ち、ブラッシュアップされた技能や知識を今後のキャリアに活かしていただけるような環境を整備することが、私自身の重要な責務だと考えています。

　また、医療の傍ら臨床研究を計画し、立ち上げ、実施しようとする医師・研究者の先生方が気軽に立ち寄れて少しでもやりやすく、また、さまざまな新たな気付きを得て臨床研究開発を進めていただけるよう、ワンストップでかつ充実した相談体制を敷き、私自身もほぼすべてのご相談に参加しつつ、双方向性を大切にした相談を展開しています。

基礎から臨床、疫学、
医療から開発、行政まで、
さまざまな経験を得てたどり着いたキャリア

　私自身は、医学部を卒業した当初はgeneral physicianになることを目指して、当時まだ珍しかった全科ローテーション研修の病院に研修医・レジデントとして勤務して研鑽を積み、幸運にもその間素晴らしい上司にも恵まれ、臨床診療の考え方を叩き込まれ、何篇かの高インパクトな臨床研究論文の共著もさせていただきました。

　その後、臨床診療で重症の心不全患者を数多く診療させていただいたなかで生まれたクリニカルクエスチョンを解決したいと思い、博士取得のため大学院に戻ったのですが、生理学実験を始めると結果論文がすぐに書けるので夢中になってしまい、4年間

の院生生活で筆頭論文を4報執筆しました。その成果もあって幸運にも日本学術振興会研究員に採択されて論文執筆を重ね、メンターの先生から私の友人も留学していた海外のラボ留学を紹介していただき、2年半海外留学する機会を得て、当時未開拓だった心臓免疫学の基礎研究に没頭しました。幸いここでも筆頭論文を出せましたが、思えばこの留学中の経験は私のなかで、世界レベルでの「価値観の多様性」、それから悔しくも「日本人のマイナー性」を決定的に印象付けられる人生体験の連続だったと思います。

　私は帰国後も研究の継続を希望しましたが、医局の事情でそれが叶わず、いったん急性期のハイボリュームセンターである医療機関に出向しました。そこではたった数年間で劇的に進歩した医療に対峙することとなり、急性期診療の現場で研修医を指導する傍ら、研究への情熱が消えることはなく、ここでも素晴らしい諸先輩の協力に恵まれて研究奨励賞の受賞などを経て、いったん病院を退職、同時に医局も退局して無給の研修生として研究を続ける道を選びました。しかしそのような状況は長く続けられず、ここで人生の大きな挫折を経験しました。

　そこで、偶然同時期に私の出身医局に着任された新教授に早速「研究を続けたい」とご相談したところ、大学の保健センターのポストをご紹介いただき、診療の傍ら疫学研究に勤しむ機会をいただきました。これは基礎研究と臨床診療は別個の体験であると信じ込んでいた私にとって大変新鮮な体験で、ここでも疫学研究論文を1報執筆しました。そのご縁もあり、当時同大学が指定されていた厚生労働省の早期・探索的臨床試験拠点事業のお世話をすることになり、医学部に戻って臨床試験支援の世界に身を投じることになりました。そのつながりで、40歳を過ぎてから厚生労働省へ交流医系技官として出向するという稀有の機会をいただきましたが、これは私のその後のキャリアに大きな変化をもたらす貴重な経験となりました。

　先進医療専門官として全国の先進医療を審議・管掌する事務局を担当させていただく傍ら、臨床研究開発政策の中心を担う研究開発振興課（現：研究開発政策課）の一員としてさまざまな関連政策と行政の現場を体験させていただき、あらゆる仕組みを動かすのは結局「ヒト」であるといろんな意味で痛感しました。

　このように、今まで基礎から臨床、さらに疫学、医療から開発、さらに行政まで、バラエティーに富んださまざまな経験をして、どこでも一定の業績は上げたけれど、どの道も極められた訳ではなかった自分自身が、残りのキャリア人生でできることを考えたとき、「日本の臨床研究を盛り上げるにはどうするか」という大きな課題にトライしてみようと考え、その後はAROの世界でアカデミアの立場から研究者の臨床研究を支援する道を選びました。

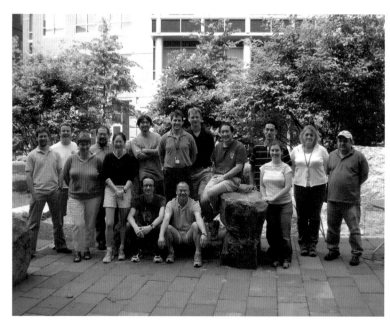

筆者の留学先ラボの集合写真
（Richard Lee Harvard-MIT Joint Lab）。
筆者は左から4人目。

さまざまな経験が生かせる仕事。
AROでの臨床研究支援業務の魅力

　臨床研究は幅広い診療科・研究組織で、前臨床から大規模試験までさまざまなレベルや規模で実施されているため、その支援や運営には基礎実験から前臨床開発、研究開発規制や幅広い臨床領域の知識、疫学や統計の基礎知識や論文の書き方、さらには研究費の獲得に至るまで、自身の専門領域のみにとどまらないどんな知識や経験も、その「引き出し」として大いに役立ちます。

　また、AROは一般的な臨床支援業務受託業者（CROやSMOとよばれる）とその業務のみた目は同じでも、研究者との関係においてCROやSMOのように単なる委託者（指示する顧客）と受託者（業務を指示通りに遂行する者）の関係ではなく、アカデミアとして研究者と同じ目線で問題をともに解決しながら進む、むしろ共同研究者的な位置付けで業務を遂行します。

　最近このような支援体制の必要性がとみに認識されて、「学問領域」かつ「専門業務領域」ともいえるAROの組織は、全国の医療研究機関で加速度的に設置や整備が進められ、その支援業種も多種多様であり、これからますます人材の増加が渇望されている将来性豊かな領域でもあります。そのような背景からも、AROの仕事は医師である皆さんが、たとえ専門を極めていなくても、いろんな経験を「領域横断性」として活かせる仕事であり、また医療の資格と経験をもつ「医師」としてはもちろん、それ以外にも医療を熟知する「研究者」として、また場合によっては「医療統計家」や「医療データサイエンティスト」

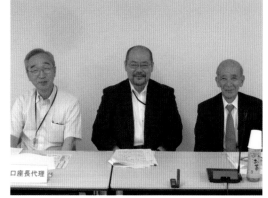

厚労省先進医療技術審査部会の事務局時代の筆者。
左：山口俊晴座長代理、右：猿田享男座長（ともに当時）。

としてかかわることもできます。

　多様性に富んださまざまな立場から、あらゆる医療分野の研究開発計画や個々の臨床研究の計画・実施・管理・結果解析などの現場に間近でかかわり、臨床研究開発の促進と高品質化に貢献できて大いに感謝もされるという、業務の将来性にもやり甲斐にも非常に富んだ仕事であるといえます。

もっと知りたい！

| 神戸大学医学部附属病院 臨床研究推進センター HP |
| ARO 協議会 |
| 真田先生の researchmap |

NISHIZAKI's EYE　先生にお声かけいただいたAMED研究班では、先生の素晴らしいリーダーシップのもとで、研究者や臨床研究支援者がチーム一丸となり、目標に向かい、充実した日々でした。また、先生の臨床研究支援に対する熱い思い、感動しました。

研究で医療の未来を明るく変えたい！

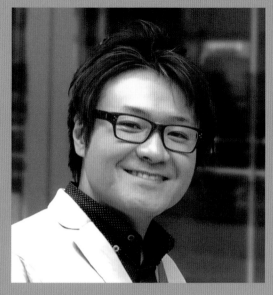

医師として生物統計家として、オールマイティに臨床試験に関わる

統計学を理解するのは難しい。
わかりやすく人に伝えるのはもっと難しい。
だからこそ医師であることが強みに。

野島正寛 先生

Masanori Nojima
東京大学医科学研究所附属病院 TR・治験センター /
先端医療開発推進分野 准教授

2001 年 札幌医科大学医学部卒、公衆衛生学修士、博士（医学）。札幌医科大学附属病院第一内科、市立釧路総合病院などで臨床に従事した後、大学院にてがんエピジェネティクス研究に取り組む。米国ケース・ウェスタン・リザーブ大学リサーチ・アソシエイト、札幌医科大学公衆衛生学助教を経て現職。（写真は 2016 年 東京大学卓越研究員採択時）。

統計解析でプレゼンテーションは大きく変わる

現在、東京大学医科学研究所（通称「医科研」）のTR・治験センター（臨床研究の支援部門です）というところで、生物統計とデータマネジメントを担当しています。TR・治験センターはいわゆる「ARO」（アカデミア臨床研究支援機構）で、研究所内の医師主導治験を含む、さまざまな臨床試験の研究支援をしており、私は主に研究デザインや臨床試験データの統計解析に携わっています。医科研では特に、感染症の新規ワクチン開発や悪性腫瘍に対する細胞療法など、より新規性の高い新薬開発が進められています。その辺りはやりがいを感じるところです。国内で感染症の研究を行っている施設はそこまで多くないので（かつて「伝染病研究所」だったことによります）、新型コロナウイルスのパンデミックとなり、医科研の研究が注目されることも多くなりました。

そのほかにも、共同研究として他機関の臨床研究に参加させていただき、統計解析責任者として研究デザインに関するアドバイスを行ったり、データ解析に取り組んだりしています。データ解析業務に当たっては、生物統計に関する知識が必要な点はもちろんですが、SASやSPSS、R言語といった統計ソフトウェアの使用にも習熟していなくてはいけません。プログラミングなどなかなか骨の折れる作業ですが、性に合っているのか、楽しくやっています。ただ、かかわっている複数の研究の終了時期が重なってしまうと、一度にデータが送られてきて「データ解析地獄」になってしまうことがあります。そのようなときはなかなかしんどいですが、統計解析次第でプレゼンテーションが大きく変わりますので、よいものをよい形で見せられるように努めています。

生物統計家として、医師であるメリット

データの医学的な解釈などの点でアドバンテージがあるかな……と思わなくもないですが、むしろ、「**統計がわからない人の気持ちがわかる**」といった点のほうが大きいかもしれません。生物統計家の皆さんのほとんどが理数系でトップクラスの能力をおもち

の方々なので、説明を求めても場合によっては超絶難解なものとなる恐れがあります。私のほうはといえば、統計を学ぶ前のかつての自分の能力や、医学部のカリキュラムなどよくわかっていますので、極力わかりやすく説明することを心掛けています。医師向けの講義などは得意とするところかもしれません。

また、所属する研究機関が「附置研究所の附属病院」というのは非常にユニークな点ですが、一般的な大学病院と比べ病床数も少なく、AROとしても規模が小さいことから、どちらかというと「地域診療のお医者さん」のような感じで、1人でいろいろとこなさなくてはなりません。実際、私はデータマネジメント担当も兼任していますし、場合によってはモニタリングも行っています。オールマイティ性が必要になりますので、これまで身に付けた医学知識も当然助けになっています。最近はワクチン開発や感染症の研究にかかわらせていただくことがめっきり多くなりましたが、医学部では免疫学も一応一通り学んでいますので（特に、札幌医科大学は免疫学が強かったので、講義にも力が入っていたように思います）、データの意味を理解する、特性にあった解析を提案するという点ではアドバンテージがあるでしょうかね。

統計学は、いつも思いますが本当に難しくて、自分で理解するのがまず難しいのですが、それを人にわかりやすく伝えるのはもっと難しい。 よく使われる手法としては、「多変量解析」の説明がなかなか大変です。観察研究では、交絡だらけのためその調整は欠かせませんが、そうした場面で当たり前のように使われる多変量解析（ロジスティック回帰、Cox回帰、重回帰など）の理論的な部分を説明するのは簡単ではないんですよね。「よく使われているけど、その理論は難解」ということが統計学には多いです。信頼区間なんかもごく基本的なものとして用いられていますが、実際なんのことやらさっぱりです。「繰り返し信頼区間を求めたときに95%の割合でこの範囲に真の値が存在することを意味する」とWikipediaにはありますが（2022年11月に確認）、「じゃあ『真の値が95%の確率で含まれる範囲』でよいのでは？」と思われるでしょうけど、「それは正しくない。なぜなら頻度論では……」と説明が始まるので、非専門家の方はそこでお手上げになります。

強いインスピレーションを受けて入学した、公衆衛生大学院での大きな学び

東京大学公共健康医学専攻（SPH：school of public health。一般的には「公衆衛生大学院」とよばれる）には2009年に入学し、1年間お世話になりましたが、そこでの学びや関係性の構築が、生物統計に携わる現在の私のほぼすべての土台となっていると思います。北海道在住当時、たまたま講演にいらしていた東京大学の疫学・生物統計学教室の教授であった故・大橋靖雄先生のお話を聞き、強いインスピレーションを受け入学を決意したのですが、そのときは、まさかこのような人生を歩むとは想像もしていませんでした。得られたもののなかで大きな部分を占めているのは、個人的なつながりというか、ベタではありますが、「一緒にお酒を飲んだりした仲間のつながり」みたいなことになるのですが……ここで心配なのが、コロナ禍のなかで若い時期を過ごしてしまうと、こうした関係を築きにくくなってしまうのではないか、という点です。SPHに通っていた期間がちょうどコロナ禍と重なってしまったら、今のような感じにもならなかったのかなあ、とも思います。

もともと私は札幌医科大学医学部を卒業して、いわゆるナンバー内科である「第一内科」に入局しましたが、数年間内科臨床に携わった後に、大学院でがんエピジェネティクスの研究を行っていました。基礎研究での米国留学経験を経て、ちょっとした巡り合わせで公衆衛生学講座に所属することになったのですが、そこで出会った疫学や統計学に魅力を感じ、わがままを言って1年間SPHに行かせてもらった、という経緯です。医科研にいると基礎研究のデータを取り扱うことも多いため、大学院や留学先での経験は大いに役立っています。

統計をわかりやすく伝える難しさ

研究そのもののポテンシャルが高ければ、統計だけが原因でリジェクトになることは基本的にはないので、実のところ査読段階でそこまでプレッシャーを感じることは多くありません（むしろ研究デザインの段階が重要）。これは今まで続けてきたなかでの一つの結論です。

考えてみると、統計の専門家からの指摘で困ることはあまりないのですが、「統計を『少し勉強した』

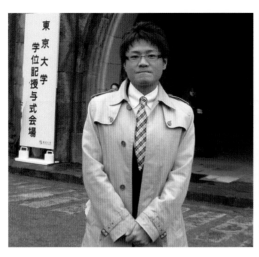
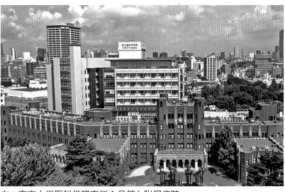

左：東京大学医科学研究所 1 号館と附属病院
　（画像提供：東京大学医科学研究所）
右：東京大学公共健康医学専攻の学位授与式
　（2010 年、安田講堂）

統計の専門家ではない査読者」からの指摘に困ることが多いかもしれません。というのは、「○○には○○検定でなくてよいのか？」といった、質問形式のコメントが多く、専門家の間ではコンセンサスが得られていることでも、文献を引用しながら詳しく問題がないことを説明しなくてはならないためです。似たようなこととして、私が担当したデータ解析結果を臨床の学会で発表された先生から、「座長の先生から『○○ではダメなのではないか』、という指摘を受けた」という報告をいただいて、それが結構的外れだったりして、げんなりすることがあります［大橋靖雄『Dr.オーハシの医療統計よもやま』（ライフサイエンス出版、2008）にはいろいろと「定説化した誤り」の例が挙げられています］。

　個人的な経験から一例を挙げると、医療統計の相談に乗っていたなかで、特に臨床の先生方の間で「多変量解析は単変量解析で有意になった因子を説明変数にする」という発想が「定説」として広がっていることに気付きました。イベントが少ないなかで説明変数を絞り込む必要がある場合には、やむを得ない面もあるのですが、ときとしてこれが「単変量解析で有意になった変数『しか』用いてはいけない」に変わってしまっており、もはや本来の交絡の調整という観点は失われています。理論的背景を理解せず、教条主義的に統計学をとらえていると、こういった誤りが起こります［これを研究テーマとして計画立案したのが2014年の基盤研究（C）「多変量解析の不適切利用是正に向けた医学論文サーベイランスおよび研究者支援策の立案」[1]です］。

巡り合った縁を大切にしつつ、ときにはわがままに

　キャリアの根底にあるのは、「医学研究に携わっていきたい」という気持ちや、ある種の憧れだったのかな、と思います。自分に合ったスタイルでそれを続けていくにはどうしたらよいか、というのを模索していくなかで現在の形に落ち着きました。まさに一時期揶揄されていたような「自分探し」を続けていたような感じですが、巡り合った縁を大切にしつつ、ときにはわがままに自分を通すことも忘れずに過ごしていけば無理なく道は開けるでしょうか。本書を真剣に読まれる方はおそらくいろいろと迷いのある方だと思いますが（笑）、私自身、根が無精者で自慢できるようなチャレンジ精神も持ち合わせていないながらも、こんな感じでやっております。迷える皆さんも、「こんな（元）医者もいるか」と、気楽に構えていただければ、と思います。

文献
1) Nojima M, et al. BMJ Open 2018; 8: e021129.

もっと知りたい！

東京大学医科学研究所附属病院 TR・治験センター HP	
野島先生の researchmap	

NISHIZAKI's EYE　SPH の同級生として、先生のご活動を誇りに思っております。「医師＋生物統計家」のロールモデルとして、これからも、益々のご活躍を祈念しております。

厚生労働省で働く

行政で活躍する
医師になりたい！

国民が健康な毎日を
過ごすために制度から関わる、
医系技官という仕事

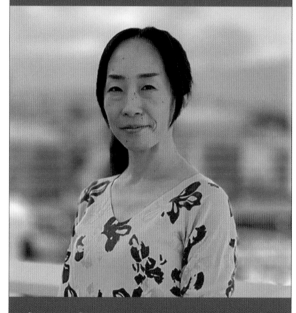

新谷幸子 先生
Yukiko Shinya
厚生労働省医政局

1980年生まれ。筑波大学卒業、公衆衛生学修士。
聖路加国際病院で研修後、厚生労働省に入省。厚
生労働省内で診療報酬改定、医療計画などに携わっ
たのち、フランスのグランゼコールに留学し公衆衛
生学修士を取得。グローバルファンド、AMED、国
立国際医療研究センターに勤務し、グローバルヘル
スや研究開発支援に携わる。現在ジュネーブにて途
上国への外科医療普及にかかわる。

制度を設計し、国民の健康を守る医系技官という仕事

　私たちが毎日を健康で過ごすためには、医療・介護のような制度の整備や、新たな感染症への備えなど、さまざまな仕組みが必要になります。例えば、国は医師や看護師などの資格を設けて、患者さんがきちんとした知識をもった専門家から質の高い医療を受けられるようにしていますが、これには法律などの決まりを作り、それに基づき国家試験などが毎年きちんと行われるような仕組みを整えることが必要です。医系技官は、厚生労働省などの行政機関で、医師としての知識や経験を活用し、国民が健康で過ごすために必要なさまざまな仕組み・制度づくりをしています。

　具体的には、例えば初期臨床研修制度や専門医制度を作る、診療報酬を改定する、といったときに新たな制度を設計し、関係者と相談しながら実現していくといった仕事をしています。また、新興感染症が起こったときには、国際機関や国内外の政府、研究者、医療機関などから収集した情報を基にして、国内の専門家と相談し対応方針を作ったり、都道府県と連携して受け入れ医療機関の整備をしたりします。私は新型コロナ発生の際には、医療機器を担当する部署にいましたので、人工呼吸器、酸素濃縮器、検査に使う綿棒、パルスオキシメーター、体温計と、需要が急激に変化するなかで製品を安定的に供給し、場合によっては足りない医療機関に迅速に届けるために、医療機器メーカーの方々と連携して取り組みました。

　厚生労働省をはじめとした役所の仕事の多くは文章を書いたり、予算を要求したりと、机の前に座ってパソコンで仕事をすることが多くなりますが、扱う内容は普段病院や介護施設などで見聞きする内容が多いので、医学知識や医療現場での経験は政策を考える際にとても役立ちます。一方で、世の中には自分が経験していないこともたくさんありますし、違う立場・違う考えの方もたくさんいます。まずは現場をよくみて課題を把握し、その課題の解決策を提案しますが、その後に出てくる反対意見を含めたさまざまな立場の方々の意見にもしっかり耳を傾け、必要に応じて制度設計に修正を加えながら、一歩ずつ進んでいきます。

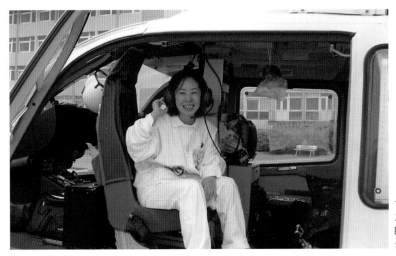

フランスの救急医療システム「SAMU」での臨床実習で乗ったドクターヘリ。

医師として仕事をしていると、目の前の患者さんを救えた、患者さんに感謝されたなど、自分がしたことの結果がすぐにみえ、結果を最後まで見届けることができることが多いです。**医系技官の仕事は、誰もが100％満足する解決がないことが多いうえ、すぐに結果がみえなかったり、自分の貢献が直接的にわかりづらかったりします。しかし、国民が健康な毎日を過ごすために貢献できることは医師としてとても意義のあることだと思います。**

医療の制度の狭間に取り組みたい。研修終了後にすぐに厚労省に入省。

大学の社会医学の講義や保健所実習を通して、公衆衛生も医師の仕事の一分野であることが印象に残っていました。また、大学6年生のときには、大学のプログラムで、フランスの救急医療システムの「SAMU」でドクターカーに乗せていただき、3カ月間の臨床実習をしました。当時、フランスでは患者さんから救急に電話があった時点で救急隊員、必要に応じて医師がトリアージし、ドクターカーや救急車を配備したり、往診の医師を紹介したりしていました。実際に心筋梗塞疑いで駆け付けたところ目の前で患者さんが心室細動を起こし、カウンターショックで救命できたこともあり、印象深い経験ができました。この経験を通して、国によって救急システムなどの医療制度というのは違うのだな、ということを身をもって実感しました。ただ、医系技官については、臨床医に比べて給料が低い、かなり勤務時間が長いと聞かされていて、この時点でよい印象をもっていたわけではありませんでした。

臨床研修では、熱心に勉強する優秀な先輩に囲まれ、とてもよい研修をさせていただきました。病院に入院する原因となった疾患の治療だけでなく、患者さんが抱える問題を全体的に見直し、患者さん・ご家族の希望を踏まえた退院後の生活につなげるため、さまざまな職種のスタッフと一緒に働きました。しかし、そのようななかで、医療スタッフの力だけでは乗り越えられない制度の狭間があるのではないかという思いももつようになりました。

こうしたなかで、厚生労働省の医系技官の説明会に参加し、医系技官の入省試験が、国家公務員試験のようなたくさんの試験対策をして臨むような試験とは別に行われることもわかったので、進路の一つとして試験を受け、幸い内定を得ることができました。外科の臨床がとても楽しかったし、外科系の臨床チームの雰囲気が大好きだったので、できれば研修先である聖路加の外科系の診療科に残って臨床医を続けたいと思っていたのですが、「どこにしよう」と迷っているうちに、どの診療科も採用する後期研修医が決まってしまい、結果として退路を断たれたこともあり、厚生労働省に入省することになりました。

AMED、留学…グローバルに学ぶ

厚生労働省に入省後に、留学、国際機関での勤務、

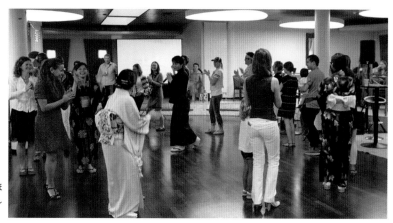
グローバルファンドでほかの日本人職員と企画した盆踊りのイベント。

日本医療研究開発機構（AMED）や病院での勤務など、厚生労働省以外のさまざまな組織で仕事や勉強をする機会をいただきました。入省後しばらくは厚生労働省内の部署で経験を積み、ある程度役所での仕事の仕方がわかり、自分で動けるようになってきた時点で、AMEDという新しい機関を立ち上げる仕事をすることになりました。

AMEDは、文部科学省・厚生労働省・経済産業省にまたがる医薬品・医療機器をはじめとする医療に関する研究開発費を一元化して管理することにより、基礎から実用化まで一貫して研究支援をすることを目的として設立された機関です。その目的がしっかりと達成されるためには、初めの立ち上げが肝心で、各研究分野に詳しい方々とともに新たな組織の目標を立てたり、研究費の運営について3省と調整したり、短い期間で集中的に準備し、新たな組織の設立にこぎつけました。その後はそのままAMEDの企画部門に配属となりましたが、すべてが一からの仕事で、とても新鮮な経験をしました。

その後、フランスの公衆衛生高等研究院という公衆衛生のグランゼコールに留学する機会も得ました。世界にはさまざまな医療制度がありますが、フランスは社会保険制度を基本とするという点で比較的日本に制度が似ているため興味をもち、さらに調べたところ、地域の保険医療を企画する役所や国立病院長に配置する人材を教育するグランゼコールがあることがわかり、ぜひ留学してみたいと思いました。学校では、健康施策に関する施策立案・運営を専門とする修士コースで、世界の医療制度の比較、フランスの地域保健医療計画、病院運営まで、さまざまな角度から健康・医療施策立案に必要な知識を学び、実習をすることができました。コースには医療系だけでなく、社会科学系などのさまざまなバックグラウンドの学生が参加しており、多様な視点からのディスカッションが可能だったのが印象に残っています。

また、グローバルファンドというエイズ・結核・マラリアの3大感染症に資金供給をする国際機関にも勤務する経験ができました。大きな資金を集めて世界中に配分する機関でしたので、自分たちの事業がどれほど効果を上げられるのか、その効果をいかに発信するのかを常にしっかりみていたこと、新たなプロジェクトを実行してみるということに対して、決断がとても速いのが印象に残りました。ただ、美は細部に宿るという言葉が表す通り、日本はプロジェクトの詳細な設計をしっかりと詰めるのに対し、海外では大枠の議論にものすごいエネルギーを費やし、実行は担当者の裁量にだいぶ委ねられている印象を受けました。さまざまな国から職員が集まっており、ダイバーシティを大切にし、イベントで各国の文化やエンターテインメントが共有されていました。私もほかの日本人職員と、盆踊りの披露とお好み焼き・かき氷の屋台を出店し、皆さんに喜んでいただけたのはとても思い出に残っています。

仕事の内容が変化しても、常に国民の健康のために

私は昔から、自己実現とか自分の夢、という意識が薄いようです。でも、何かに興味をもって取り組むことがないわけではなく、むしろ好奇心は旺盛なほうだと思います。特に、江戸っ子なので地元が大

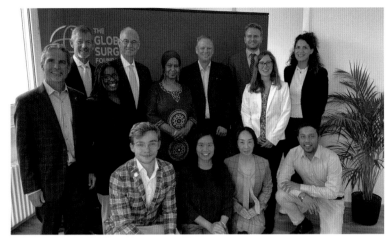

国際会議でさまざまな国の方と働く。

好きで、日本の伝統文化を大事にしたいと思っています。これまで、書道や着付けを習い、歌舞伎鑑賞などをしてきましたが、こうした仕事以外の活動も海外勤務などで役立ちました。

厚生労働省の仕事は、厚生労働省内外でさまざまな業務を経験しますので、いろいろなことを体験してみたいと思っている私には合っていると思います。逆に、仕事の内容が常に変化していくので、一つの夢みたいなものを追求するのが難しいような気もしています。あるとすれば、わずかながら日本以外の国に住み、日本を客観的にみる機会があったので、そこで気付いた日本のよさを守っていきたいと思います。国によってもちろん状況は違うと思いますが、日本のように健康に心配があればすぐに医療機関にかかることができ、同じ医療機関のなかで検査を受けられ、治療までスムーズにこぎつけられる国は非常に少ないといってよいと思います。先進国でさえ、小児科の予約を取るのが6週間後という状況は珍しいものではありません。**少子高齢化や地球**

規模での環境の変化など対応しなければならない課題は山積みですが、日本の地力を活かし、少しでも日本に住む皆さんが日々を健康で、安心して楽しく生きられるよう貢献したいと思います。さらに可能であれば、日本にとどまりがちな日本の優秀な臨床医・医療スタッフや、繊細な技術とカスタマーサービスを誇る日本企業が、途上国などの海外に目を向け、技術を伝える活動をすることにより、世界の人たちにも日本が誇る医療・健康を享受してもらえるような活動をサポートしていけるといいな、と心から思います。

もっと知りたい！

厚生労働省医系技官採用情報	
グローバルファンド日本委員会 HP	

UEHARA's EYE　先生の研修医時代、同じ病院でご一緒しておりました。元々フランス語が堪能であったと記憶しています。海外でのご活躍がまた日本にも還元されることと思います。

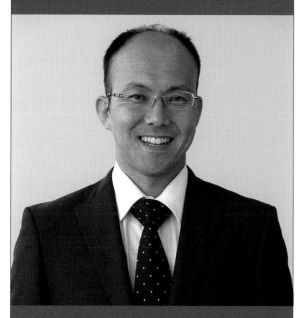

医薬品医療機器総合機構（PMDA）で働く

行政で活躍する
医師になりたい！

審査業務とアカデミアにおける
実用化開発支援の魅力。

清水　忍 先生

Shinobu Simizu

名古屋大学医学部附属病院 先端医療開発部
先端医療・臨床研究支援センター 准教授

1999 年 東京理科大学薬学部卒業。2001 年 東京理科大学大学
院薬学研究科修士課程修了。2004 年 名古屋市立大学大学院薬
学研究科博士後期課程満期退学後、2005 年 博士（薬学）を取
得。その後、2005 年より医薬品医療機器総合機構新薬審査第
三部で、その後第一部で審査専門員として勤務。2011 年より
東海国立大学機構 名古屋大学医学部附属病院 先端医療開発部
で、プロジェクトマネージャーや薬事担当として、アカデミア
シーズの実用化開発の支援を行っている。

私は、以前、医薬品の承認申請を行っている医薬品医療機器総合機構（PMDA）に在籍していたため、その業務内容の紹介と、その業務がアカデミアにおける実用化開発の支援にどう活きているのか、また、実用化開発支援の魅力について、概説させていただきます。

PMDA の審査業務

皆様は、PMDAのことをご存じでしょうか。国民保険の向上に貢献することを目的に、医薬品、医療機器、再生医療等製品等（医薬品等）の「健康被害救済」、「承認審査」、「安全対策」の3つの役割を通じ、国民の健康・安全の向上に貢献している日本で唯一の機関になります[1]。

私はPMDAで新医薬品の審査を行っていたので、医薬品の審査業務を中心にその仕事の内容を紹介します。PMDAの医薬品等の審査業務としては、①医薬品等の承認審査、②治験等に関する指導及び助言［治験相談、レギュラトリーサイエンス（RS）戦略相談］、③承認申請や再審査・再評価申請の添付資料についてのGCP[2]・GLP[3]等の基準適合性調査、④GMP[4]/QMS[5]調査による製造設備、品質管理等の調査等があります。そのうち、私が主な審査業務として対応していたのは、ⅰ）承認審査業務：申請者（製薬企業）から承認申請された品目ごとに、承認申請書添付資料に基づき、有効性、安全性及び品質の審査を行う、ⅱ）対面助言業務：相談者（製薬企業、アカデミア等）から、開発段階における治験の実施計画の妥当性や承認申請資料の十分性等について、相談者と対面で議論を行い、必要な助言や指導を行う、ⅲ）治験計画届出調査業務：わが国で初めて治験を行う薬物について、提出された治験計画について保健衛生上の危害発生を防止するために必要な調査を行う、であり、提出された資料を基に、法令や通知、過去の審査状況、国内外のガイドライン、公表論文等も踏まえて、検討しておりました。

それぞれの疾患領域ごとで、審査チームが構成されており、各審査チームには品質、薬理、薬物動態、毒性、臨床、生物統計、製造販売後のリスク管理の各担当がそれぞれ1～数名ずつで構成され、それを副主任、主任、審査役が各担当の意向をとりまとめ、調整し、審査方針を決定しています。

私はもともと薬理研究を行っていたこともあり、

薬理担当となりました。入職すると、医薬品製造指針（医薬品の承認申請に係る手引書）や各申請資料も読み込むように言われましたが、初めはどこをどうみていいか、まったくわかりませんでした。医薬品開発や臨床試験のことを十分理解できる間もないまま、上記のⅰ）承認審査業務の薬理担当として、また、薬理以外のⅱ）対面助言業務やⅲ）治験計画届出調査業務の主担当として、すぐに臨床試験の内容を確認する業務を開始することになりました（メンター等の支援あり）。また、入職約半年後には副主任を任ぜられ、申請企業との窓口や各担当との調整業務も行うことになりました。審査業務について、知らないことも多かったのですが、諸先輩方の指導、あるいは申請資料や相談資料に記載されている内容を基に、疑問点を一つずつ調べながら、また、私は医師ではないため、現場の実態を臨床担当である医師から聞くことで、自分なりに努力しながら、なんとか業務をこなしていました。特に、当時の審査役と主任が根気よく私を指導してくださったお陰で、審査の基本が学べたと感謝しております。

　ではどのような流れで、また、どのような観点で、医薬品等の審査がなされているかご存じでしょうか。審査の流れの概略を図1示します。医薬品の審査の基本方針は、「新医薬品承認審査実務に関わる審査員のための留意事項」（平成20年4月17日事務連絡）に、以下の主な留意事項がまとめられています。

①実施された試験や提出された資料の信頼性が担保されていること
②適切にデザインされた臨床試験結果から、対象集団における有効性がプラセボよりも優れていると考えられること
③得られた結果に臨床的意義があると判断できること
④ベネフィットと比較して、許容できないリスクが認められていないこと
⑤品質確保の観点から、一定の有効性及び安全性を有する医薬品を恒常的に供給可能であること

　いずれも、有効で安全な医薬品等を患者や医療機関に届けるために重要な項目となり、これらの観点で申請資料（品質、非臨床及び臨床の各試験成績、製造販売後の対策）における照会事項という形で、審査員から製薬企業に問い合わせが行われ（照会数は100を超えることも）、承認に向かうための疑問点の解決が図られます。臨床現場での使用を想定してやりとりがなされるので、臨床担当の役割は重要と思います。このような過程を経て、承認可能と判断された場合は、審査の内容を審査報告書としてまとめ、厚生労働省の薬事・食品衛生審議会に諮ります。承認された新医薬品の審査の基となった申請資

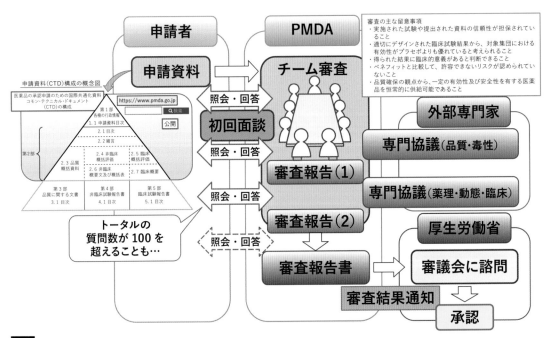

図1　新薬の申請から承認までの流れ（PMDA資料より作成）

料の一部及び審査の過程を記載した審査報告書はPMDAのHP[6]に公開されているので、ご自分の専門疾患領域や興味のある医薬品等の審査過程を、一度は見ていただきたいと思います。使用されている医薬品等が、効能・効果や用法・用量等において、何かしらの制限がかけられている場合がありますが、その理由が理解できる場合があると思います。また、製薬企業が作製した申請資料概要も掲載されており、2.7.6項が「個々の試験のまとめ」として、各臨床試験の概要が記載されているので、臨床研究計画の際に参考になると思います。

PMDAの審査業務とアカデミアでの支援業務の関係

私は約5年半にわたりPMDAの新薬審査部に在籍し、医薬品の審査業務を経験してきましたが、医療現場では治療法がなく困っている状況があることが多いことも知り、出てきた試験成績を評価する審査側ではなく、試験デザインから検討できる開発側として医療現場で医薬品等の実用化開発に携わりたいと思い、現職となりました。名古屋大学は、現在、文部科学省の「橋渡し研究支援機関」[7]の認定、並びに医療法に基づく「臨床研究中核病院」[8]の承認も受け、実用化シーズの育成に力を入れています。

私は、審査業務のなかで、申請資料に基づき、審査報告書の作成を行ってきたため、最終的に製薬企業がどのような試験を実施し、製造販売承認申請を行ってきていたのかを評価し、また、各臨床試験の段階でどのような臨床試験デザインにするのが適切であるのか、あるいは初めて治験を開始する前にも、どのような試験が実施されたうえで開始されるのかを、対面助言業務や治験計画届出調査業務で、それぞれ評価・助言を行ってきました。また、私は、審査チームの主任であったため、製薬企業との照会事項のやりとりや面談の対応、審査報告書のとりまとめ、厚生労働省の薬事・食品衛生審議会での説明を行ってきたことから、医薬品開発の最終的なデータパッケージや、どのような点が審査で問題となるかの重要なポイントを経験することができました。その経験を基に、アカデミアにある医療シーズ育成のサポートとして、開発シーズについて、治験に移行するための非臨床試験の充足性を確認したり、重要な目的に応じた臨床試験デザインの助言を中心に行

うことで、アカデミアシーズの開発に貢献できていると思います。

一方で、基礎研究の段階から抜け出せていないシーズや製造方法検討するための資金やリソースがないシーズ等、さまざまなアカデミアシーズの開発を進めるためには、課題があることもアカデミアにきてからわかりました。PMDAでの審査の経験だけでは足りない点もあり、例えば、知財戦略、非臨床試験や臨床試験の実務、さらに研究資金の獲得、契約書の作成・確認、企業との交渉といった広範囲の業務への対応や知識を取得する必要も生じました。また、医薬品だけでなく、医療機器・再生医療等製品・体外診断用医薬品のシーズもあります。これらの課題については、一つ一つ関係各所（学内、学外問わず）に確認し、勉強ながら進めていくしかないのですが、PMDAでの審査業務から、医薬品開発の全体像を理解できたこと、医薬品の審査の基本方針である「新医薬品承認審査実務に関わる審査員のための留意事項」にある考え方は、どのモダリティも共通であること、また、原則、実用化開発では、法令、指針、ガイドライン、各種先行する研究結果を基に各種検討事項を進めるといった、考え方や対応方針は原則変わりないことから、PMDAの審査業務の経験により実用化開発で重要なポイントは抑えながら支援できるようになっていると感じています。

実用化開発支援の魅力

臨床研究支援をはじめ、実用化開発支援は、将来の医療を少しでも変えることにつながる仕事になると思います。シーズを見つける、知財を取得する、臨床試験へ移行するための非臨床試験を充実させる、臨床試験を実施して申請に必要な根拠資料とする、あるいはガイドラインのためのエビデンスを構築する等、いずれも将来的に意義のあることにつながると、個人的には感じています。ただ、良いシーズやアイデアがあっても、さまざま対応すべきことが多いため、なかなか実用化に結びつけることは難しいと思います。しかし、**医療を変えたいとの強い意志をもっている医師らのシーズやアイデアを、いかに実現させるか、医師と一緒になって考えることは非常に面白いと思います**。まだ数は少ないものの、私自身も実際に、知財取得から支援を進めていたシーズが治験に移行できた際、大型の研究開発資金

が獲得できた際、計画した臨床試験で効いた患者の様子や喜びの声を医師から聞いた際、計画した臨床試験が設定した仮説を達成した際、さらに、開発シーズが製造販売承認を取得できた際等、その開発のスパンは非常に長いですが、どれも非常に苦労している分、それぞれのタイミングで、喜びと達成感を感じることができました。特に臨床研究支援においては、支援した臨床試験の結果次第では、**その後の治療方針の参考となったり、ひいては大規模臨床試験のきっかけとなり、世界での治療方針を変えることにもつながる可能性はあると思うので、目標を大きく持てば持つほど、非常にやりがいが出てくると思います。**また、いろいろなシーズの支援を行うことで、さまざまな知識を得ることができることも魅力の一つだと思います。

一方、医薬品等が世の中に出る最終に近い段階が、PMDAでの審査になると思いますので、承認の過程を知ることは、どのような試験成績を基にどのような審査過程を経て世の中に出るかを知ることにもつながるため、通常の臨床業務にも活きると思いますし、臨床研究計画立案の参考にもなり、開発支援業務にも活きると思います。医師の皆様におかれましては、PMDAに数年間でも行ってみるのはよい経験になると思いますので、キャリアの一つに考えてみてはいかがでしょうか。

もっと知りたい！

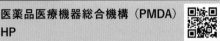

医薬品医療機器総合機構（PMDA）HP

名古屋大学先端医療開発部

用語補足
1）https://www.pmda.go.jp/
2）Good Clinical Practice：医薬品等の臨床試験の実施に関する基準
3）Good Laboratory Practice：医薬品等の安全性試験に関する基準
4）Good Manufacturing Practice：医薬品等の製造管理及び品質管理に関する基準
5）Quality Management System：医療機器等の製造管理及び品質管理に関する基準
6）https://www.pmda.go.jp/PmdaSearch/iyakuSearch/（医薬品の場合）
7）https://www.mext.go.jp/a_menu/kagaku/hashiwatashi/index.htm
8）https://www.mhlw.go.jp/stf/seisakunitsuite/bunya/tyukaku.html

NISHIZAKI's EYE PMDAでの審査業務とアカデミアにおける開発研究支援の魅力を大変わかりやすく解説していただきました。先生のお話から、PMDA出向が研究者のその後のキャリアに大きなプラスになることも実感しました。

行政で活躍する
医師になりたい！

日本医療研究開発機構（AMED）で働く

医療系ファンディングエージェンシーという
キャリアパス

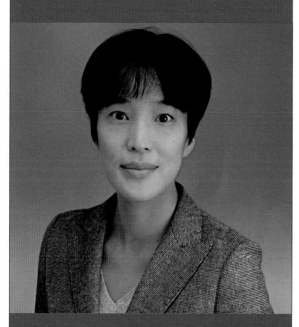

鶴見晴子 先生

Haruko Tsurumi

日本医療研究開発機構（AMED）
ワシントンDC事務所 副所長

1999年 埼玉医科大学卒業。医学博士。地方・大学病院、
都立小児病院専門臨床研修後、東京大学大学院医学系研
究科博士課程に進学、2012年卒業。2015年 国立成育医
療研究センターよりAMEDに出向後、AMEDプロパー。
IRUD-P、BIRTHDAY、Wise事業、ライフコースデータ
連携、ヘルスケア研究開発などの事業立ち上げに参画。
2021年11月、AMEDワシントンDC事務所に副所長と
して赴任。
（※本項の内容は個人の見解を含むものでありAMEDを代表するものではありません）

皆さんが描いている将来の自分はどのような自分ですか？　世界にどのようにかかわり、何を目指したいですか？

AMEDで私は、人に寄り添う研究者や企業の方々の研究開発支援を行っています。日本ではAMEDのようなファンディング機関における仕事に就く医師は前例がなく、2015年の設立当初は不安もたくさんありました。私からは主にAMEDの仕事の内容、参画してからパーマネントスタッフになるまでの経緯、そしてこれからの夢についてご紹介したいと思います。

AMEDの仕事は研究開発費の執行。
ミクロの業務がAMEDの仕事の醍醐味

AMEDの仕事は、一言でいうと「研究開発費の執行」です。「医療分野の研究成果を一刻も早く実用化し、患者さんや家族のもとに届ける」ため、関係する主な3省庁から集まる医療分野の研究開発予算を、優れた専門家による研究開発公募、評価、および事業運営の支援、また研究開発の環境整備を実施することで執行します。

自分の担当する研究開発領域（事業）では、その領域を俯瞰的にとらえ、疾患の生物学的、社会的問題点や科学的進展、研究者コミュニティの存在や、ときには政治的な動きも含め、ヒアリングや資料をベースに調査・把握し、関係する省庁や事業運営を指揮するPS（プログラム・スーパーバイザー）やPO（プログラム・オフィサー）とともに、公募・評価・委託契約を行い、研究開発課題が適切に進むよう支援します。研究開発費の執行の中身にはこのような業務が含まれます。額も用途もある程度限られた予算がAMEDに集められ、それを適切に配分します。研究開発成果を必要とする方々に届ける際に、現状や研究の潮流をつかみ、さまざまな関係者と議論して、その価値を高め、予算を配分したのちにもさまざまな工夫や方法を凝らすことができます。何をどのようにそれを行うか、ミクロの業務がAMEDの仕事の醍醐味です。

AMEDに来るまでと
その後の景色

大学病院、地方病院や小児専門病院を含め臨床9

年実施後、東京大学大学院医学系研究科博士課程に入学、2012年に卒業後、子育てをしながら小児科の助教として研究と臨床を行いつつ、次のステップに進みたいけれど、自分のこれから目指す道を迷っていました。「来春AMEDというものができるみたいで、せっかくPh.D.もとったところなので、少しの間行ってみるのはどうか？」という勧めを受けたのは、そんなことを考えていた2014年秋ごろ、医師15年目でした。厚生労働省の医務技官として出向している人は知っていたものの、新しい組織で先人がいないこと、自分の医師としてそれまで培ってきたものを手放し、臨床に戻れなくなるのではなどと想像し、相当躊躇しました。やってみようと決めたのは、もともとほかの人の経験していないことをやってみる性格だったこと、また、「ここで2年くらい、いろいろみてからまた臨床に戻ってもまだ大丈夫」と思えたからでした。

結果的には、AMEDに来て8年過ぎた今、当初想像した未来とは違う景色をみています。

昼べんの運営と
AMEDのパーマネントスタッフになるまで

2015年4月、AMEDに参加して見えたものは、それまでとは大きく違う世界でした。物事を見る目は、虫の目（近づいてさまざまな角度から見ること）、鳥の目（高い位置から俯瞰的に全体を見回して見ること）、魚の目（潮の流れや社会の環境の変化をとらえながら見ること）に分けられるそうです。目の前の患者さんの困りごとへの予防、診断、治療や研究の際に使っていたのが虫の目であれば、急に視点が変わり、鳥の目や魚の目を使い始めたような感覚でした。その違いを生む要因の一つは、その場に集う産学官のさまざまなバックグラウンドの方々の存在だと思いました。

さまざまな分野の精鋭が集うAMEDで議論を深めるため、当時の石井 健部長にご支援いただき、大阪大学、慶應大学から出向していた中原さん、丸山さんとともに、2016年度からAMED内で昼の勉強会（昼べん）を開催しました。業務外の昼休みにランチをとりながら、職員のこれまで行ってきた研究や政策、臨床や開発に関する実践の紹介や所属する課や事業の紹介、また外部講師を招聘した広報やメディアなどの視点を紹介し、内外の親睦および横軸連携

の深化と、社会ニーズや実現可能性、世界情勢など、多面的視点をもつための議論により、オープンで建設的な話し合いをしました。昼べんの運営を通じた経験は、AMED執行部や内外の多くの魅力ある職員や研究者の講演と、サイエンスの話はもちろん、政策や現在の医療ニーズの検証、企業の視点におけるシーズの見つけ方や創薬・機器開発に向けた手続きなど、ファンディングエージェンシー（FA）としての支援のあり方について意見交換を行い、講演の場以外でも多くのつながりができ、私にとって非常に楽しいものとなりました。

通常の業務や昼べんのような交流会の運営を懸命に行い、医師としてはユニークな経験をもちつつある自分に果たすことのできる重要な仕事があるのでは、と感じ始めたころ、2018年半ばにAMEDプロパー（パーマネントスタッフ）の募集があり、申請しました。志望理由書を見返すと、「適切な解釈に基づく定量・調査・重みづけの提案を行い、臨床と医学研究の理解を深めつつ、研究開発の触媒機能（末松前AMED理事長の教え）を果たしたい」と書いていました。医師や研究者がAMEDのような組織の一員として働くことは、この、"臨床と医学研究の理解を深めつつ"という部分について、研究開発の必要性や倫理性、継続性など、研究実装した後の医療や健康作りをどのように届けるか、具体的にイメージして支援できるため、この国の医療研究開発の水準維持・向上に重要な役割を担いうると思います。米国国立衛生研究所（NIH）や英国医学研究会議（MRC）など、海外FAとの会議や意見交換、共同研究開発の推進をする際に感じますが、M.D.（医学士）、Ph.D.（医学博士）、MPH（公衆衛生学修士）、あるいはMBA（経営学修士）などのプロフェッショナルとしての立場やステータスを身に付けている人物が大いに活躍しています。

2020年4月、第2期AMEDの開始と同時に新しく創設されたヘルスケア研究開発課で、初めて管理職を経験し、介護やヘルスケア機器の支援を行いました。同時に、ライフステージに応じたヘルスケア研究開発の在り方という調査を通じ、ニーズとシーズの抽出を行い、どこにAMEDが関与していくことが求められるか、できるかの見極めを行いました。また、企業に補助金を出す形による支援を行う補助事業は、それまで支援していた委託研究事業と比較して、よりモダリティの開発に注力でき、営利を期待

できなくともニーズのある介護やヘルスケア分野の研究開発を推進する際に必要な仕組みであることや、障害や子どもの分野にも多くのニーズ・シーズが存在することも知りました。

「患者さんにとっていい医師でありたい」選択したら懸命に実行することの繰り返し

夢というほどのものではないかもしれませんが、私は医師になるときに、"患者さんにとっていい医師になる"ことを目標にしました。この目標に沿う形で、やってみたいことを選択し、選択したら懸命に実行する、を続けてきた結果が今の自分で、これからもその繰り返しをするのだろうと思います。"患者さんにとっていい医師"の形はさまざまですが、将来いつの日か振り返ったときに、「自分が目標に沿って行ってきた結果」が何か、みえるかもしれません。

私が選択する場面において、気を付けたいと思う点は2つあります。1つは全体バランスへのかかわりです。**これから次の時代を生きる人々にこの世界を楽しんでもらえるような良い未来に向けた、全体的な流れに少しでも貢献したい**（これは、自分の目標に沿っているととらえているわけですが）ため、**"自分という個"が全体においてどのように位置付くか、俯瞰的に考える**ようにしています。例えば、組織の女性比率（特に役員・管理職）や、人種の多様性のバランスのなかにおける自分の位置付けは重要ですし、自分の属する組織の社会や世界における役割も大いに考慮します。さらには、夫や子どもたちや両親などの、最小単位の社会ともいえる家庭の状況変化のなかにある自分というものを意識したうえで、社会においてどのように役割を担うことができるか、についても大切にしたいです。

もう1つは、**後の人が真似をしたいとまったく思えないような道を行かない**、ということです。その際に比較するのは、臨床や研究に専念していたであろう、もう一人の医師としての自分です。実際には存在しないので難しいのですが、イメージするその自分と比べ、楽しく豊かで、医師として満足した人生を歩んでいるだろうか、という視点を大切にします。AMEDで働くことを選択肢としてお考えの方の

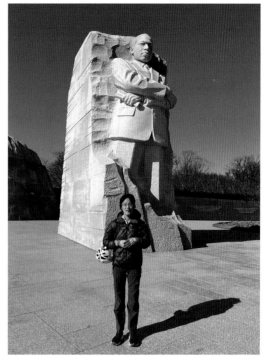

AMEDワシントンDC事務所近くのマーティン・ルーサー・キング・ジュニア記念碑にて。

ためにぜひ付け加えておくと、AMEDにおいても、自身の専門性維持・向上は一定程度可能です。私も日本にいる間、数年は本巣の研究室で研究を、兼業で臨床医として外来を続けさせていただいていましたし、学会参加・発表をし、専門医も維持できています。AMEDとして発表する場合と、自分の専門領域で発表する場合とあり複雑ですが、虫の目と同時に、魚や鳥の目を磨くことが可能です。

現在私は、2021年11月からAMEDワシントン事務所で勤務しています。初めての海外生活における基盤づくりと米国の研究開発動向の調査で右往左往しながら、多くの素晴らしい出会いを重ねています。一期一会を大切に、これからもやってみたいことを選択し、選択したら懸命に実行することを繰り返したいと思います。

もっと知りたい！

日本医療研究開発機構 HP	
鶴見先生の LinkedIn	

NISHIZAKI's EYE 立ち上げの時期に、AMEDでご一緒させていただいた日々がとても懐かしいです。さらにスケールアップされた先生の姿を拝見し、とても頼もしく感じました。物事を見る3つの目のお話も大変勉強になりました。

137

開業して、自分の理想の医療を実現する医師になりたい！

病院に行くことが少しでも快適であってほしい

総合病院の勤務医から開業医への
キャリアチェンジ。
クリニック経営の魅力は
「医療への思いを存分に叶えられる」こと。

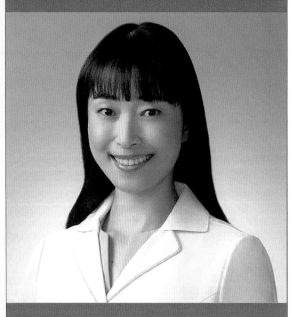

尹　玲花 先生

Reika In

乳腺外科医 / 医療法人社団 mammaria 理事長

2005 年 愛媛大学医学部医学科卒業。東京都済生会中央病院にて初期研修後、聖路加国際病院乳腺外科勤務を経て、2017 年 乳腺クリニック「mammaria tsukiji」を開設。現在は 2 院を経営する医療法人の理事長を務め、乳腺診療に取り組む。

阪神淡路大震災の体験を機に、医師を志す

　兵庫県神戸市に生まれ育ち、中学3年生のときに阪神淡路大震災を経験しました。6,400名余りの犠牲者を出したこの震災で、私は自宅を火事で焼失、最愛の母を亡くしました。私の住む街でも大きな被害があり、町内では家屋の倒壊で生き埋めになった人たちが、そのまま火事で焼き出され、300名以上が命を失いました。瓦礫の下敷きになった人々の「助けて」という悲鳴を聞きながら避難して命は助かりましたが、母が安置された遺体安置所で目にした大勢のご遺体が並ぶ光景は、15歳の胸に深く刻まれました。

　地元の県立高校に進学して、入学早々に進路希望を聞かれましたが、そのとき私の頭には「命と向き合う職業に就くんだ」としか頭に浮かびませんでした。それが医師という仕事だったわけです。壮絶な体験を、自分の人生を通して意味を見出したいという、自分自身へのグリーフケアであると自覚しながら。

　高校時代は進学校には身を置きながら、当時の学力は医学部を目指せるレベルではありませんでしたので、担任からは一蹴されましたけれど（笑）、医学部以外の選択肢がないと思い込んでいましたので、邁進するしかありません。得意な文系科目を伸ばすことに注力しながら、1浪で国立大学に何とか入ることができました。

　震災で父親の仕事にも大きな被害があったため、経済的に余裕がないこともわかっていたので、国立大学に進学しながらも、親元を離れての医学生時代、私は親の仕送りを断り、完全に自活するようにしました。家庭教師の掛けもち、地元テレビ局ではキャスターとして働きながら学生生活を送りました。目まぐるしく忙しくもありましたが、早くから社会人としての経験も積むことができたので、現在の仕事術にも生かされている経験だったと思います。6年生のころは毎日夕方のニュース番組でお天気キャスターとして生放送に出演していましたので、同級生からは「あいつは国試落ちるぞ」と囁かれました。それがよいプレッシャーとなって、誰よりも朝早くから自習室で勉強をしてから仕事に行くという生活を続けることができました。

女性外科医として、
乳がん治療で力を発揮したい

　震災を経験し、少なからず心の傷を負って医学部に進学したときには、精神科に興味をもっていました。しかし、ベッドサイド実習で経験した精神科という仕事は、想像していたものとはまったく異なりました。自分には精神疾患を診る心の強さがない、と悟ったのです。一方で、外科の実習期間中は、対応するほとんどの疾患ががんで、その患者らは死と向き合いながら治療に臨んでいるんだという事実に気付かされました。加えて、早朝からの回診、手術、外来、そして深夜には先生方と焼肉を食べながらの意見交換、といった体育会系の職場の雰囲気が自分にはピッタリだと感じました。精神科から一転し、医学部5年生のころにはがんを治療する外科医を目指すようになりました。

　そのころ、一冊の本と出会います。日本人ジャーナリスト・木立玲子さんの『パリのおっぱい日本のおっぱい　ガン治療先進国での体験から』と題された乳がん闘病記です。タイトルの通り、フランスでの乳がん治療を記したもので、今から20年以上前のことですが、その当時の欧米での乳がんを取り巻く診療体制や、患者支援の充実度に目から鱗でした。大学病院で消化器外科医が片手間に乳がんの患者を診ているのとは雲泥の差であることを知りました。日本でも乳がんが増えているというのは叫ばれていましたが、その状況で女性外科医となった自分が、乳がんの領域で力を発揮できるのではないかと想像しました。一冊の本を手に、私はまた開眼しました。

乳腺外科医となるために
挑戦する日々

　私は乳腺外科医となる未来を思い描きましたが、当時大学の外科医局では「女性の入局を歓迎しない」とはっきり言われました。そこで、地方では埒が明かないんだ！　と確信し、出身大学でも、実家のある関西でもなく、東京に就職をする決意をしました。

　私が医師となって社会に出るときは、研修医と研修病院のマッチング制度が始まって2年目の年で、上級生らからほとんど就職活動について情報がないなかではありましたが、バイト代を投入して何度も東京の病院へ見学に行きました。

　私が研修医時代を過ごした東京都済生会中央病院は、当時でも30年以上の研修実績をもち、若い先生方がのびのびと互いに刺激しながら勉強している姿が印象的で、見学に伺ってここで研修をしたい！と強く希望しました。念願叶ってマッチングが成立し、2年間の充実した初期研修を過ごしました。乳腺外科を志望していることを公言していたので、上級医からはこの研修期間中にも乳腺の症例に触れる機会を設けていただいたり、後期研修の情報もいただいたりと幸運に恵まれました。

　現在は専門医取得に必要な要件が見直され、新専門医制度が開始されました。私が乳腺専門医を取得するためには、外科系を網羅した研修を経て外科専門医を取得、その後に乳腺認定医、専門医を取得する必要がありました。当時、外科専門研修内容は各病院間で大きな差がありました。乳腺に照準を絞って研鑽したい一心だった私には、都内でもいち早く「乳腺外科」を「ブレストセンター」として外科から独立した聖路加国際病院でのトレーニングが最適だと考え、初期研修を終えたのちに、聖路加国際病院ブレストセンターで後期研修医として研修を開始しました。

聖路加で乳腺診療をどっぷり学ぶ

　3年間の後期研修医、この間には乳腺外科に所属しながらも、院内で各外科系診療科を外科専門医取得のため必要な期間、効率よくローテーションさせていただきました。

　乳腺外科でのトレーニング期間には、文字通り診断から手術、そして緩和ケアに至るまで乳腺診療をどっぷりと学びました。のちに、聖路加病院では腫瘍内科が立ち上がり、化学療法主体の治療は連携して行うスタイルに変わりましたが、私が研修したころは乳腺外科で外科と腫瘍内科、緩和ケアまで幅広くカバーしていましたので、本当に網羅した研修ができたと思い返しています。

山内英子先生の言葉で、開業医の道へ。
赤ちゃん連れでの開院準備

　外科専門医、乳腺専門医を取得し、診療や手術もある程度任せていただける程度となったころ、女性

として適齢期を迎えます。私の身近にはロールモデルとなる女性外科医がいらっしゃいました。聖路加ブレストセンターの2代目センター長の山内英子先生です。英子先生は聖路加初の女性外科医として研修なさった方で、その後ご主人とともに米国に渡って16年間、米国でも外科医として活躍なさいました。幼子を育てながらの米国でのレジデント生活は、想像を絶するものだったと思います。そんな英子先生は、日頃から私たちのキャリアプランについて耳を傾けてくださっていました。結婚して5年が経とうとしていた36歳のころ、私は第一子を妊娠し、途中切迫早産で2カ月の入院生活を余儀なくされました。英子先生は入院中のある日、病室に訪れて「いつ開業するのか」と問うてくださいました。

まだ出産もしていない状況で、先のことがまったく考えられていませんでしたが、はたとその一言で心に区切りがついたように思います。無事に出産したら、ここで勤務医に区切りをつけて開業しよう！と。

産後2カ月、私は勤務医を辞め、赤ちゃんを背負って開業準備に取り掛かりました。

いろいろな業者さんとの打ち合わせには赤ちゃん連れで行きましたので、先方は驚かれると同時に、時間を融通していただいたり、商談中に赤ちゃんに

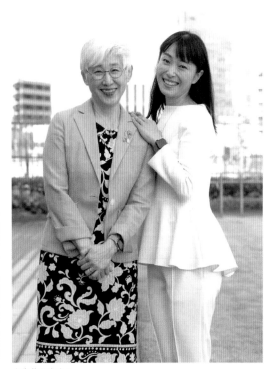
山内英子先生と。

ミルクを与えてもらったり、と協力的に手を貸していただくこともありました。そして子どもがちょうど1歳になったとき、クリニックを開院することができたのです。

患者さんを女性として大切にしたい。クリニック経営で思いを叶える

クリニックで仕事するようになり、一番の魅力は自分のこだわりや思いの丈を思う存分叶えられる点です。

乳がん患者は術後ホルモン療法などで、継続的に10年以上通院が必要になることもまれではありません。好きで病気になったわけでもないのに、毎回イヤイヤ病院に行くのでは辛いものでしかなくなります。患者が病院に行くのに少しでも気持ちよく、ちょっとは楽しいこともあってほしいと願って、クリニックづくりをしています。

待ち時間緩和のためにできる限りの努力をしたり、内装にこだわったり、通院ついでにちょっとした日用雑貨やコスメが院内で購入できたり、便利なITツールを積極的に駆使したり、日々が楽しくなるお役立ち情報をSNSで提供したり、楽しいイベントを企画したり……。

例を挙げるとキリがありませんが、やりたいことを気兼ねなく形にでき、それを利用者に喜んでいただけるやりがいは格別です。そして縁あって病を通して私と出会うことになった患者さんとは、できるだけ心を通わせて診療するようにしています。同じ女性として、診察室で患者として扱われるのではなく、女性として大切にされたい、と自分なら考えるので、それを実践することを心がけています。

支え合うことで得られる安心感。魅力的な職場づくりのために

私自身、子育てをしながらクリニックで仕事をしているので、同じようにワーキングマザーの女性医師の働き方については、とても理解しています。

開業してまもなく、私は2人目を妊娠しました。「どうしよう?!」とパニックでしたが、私が出産のため休んだ約1カ月の間、友人医師らにヘルプに来ていただき、助けていただきました。産後3週間でフルタイムに復帰しましたが、復職後もしばらくはペース

を落として仕事するという調整が、開業医だからこそ容易でした。

産休中に支えてもらった経験から、同じような境遇の女性医師と支え合ってクリニックの診療を行うことは、とても心強くやりやすいのではないか、と考えるようになりました。

ほどなくして、2名の同年代の女性医師が「一緒にやりたい」と集ってくれて、一人ぼっちで開業した私は2人のビジネスパートナーを得て、精神的にとても楽になったのです。

3名体制で始めた途端に、医院継承の案件が舞い込み、分院を展開することができました。自分がやりたかったクリニックでの乳腺診療がどんどん叶うようになって、忙しくも充実しています。

クリニック経営の苦労点はよくいわれる通り、人を雇うこと、育てる難しさだと思います。開院して

たった5年の間にも、いろんなスタッフと出会いと別れを繰り返し、嫌な思いもなかったわけではありません。ただ、どんな出会いにも意味があり、私のクリニックの仲間になっていただいたからには、少しでも学びがあり、仕事にやりがいを感じてほしいなと、この点も日々試行錯誤して魅力的な職場づくりを心がけています。

もっと知りたい！

mammaria tsukiji の HP	
mammaria tsukiji の Instagram	
mammaria tsukiji の Facebook	

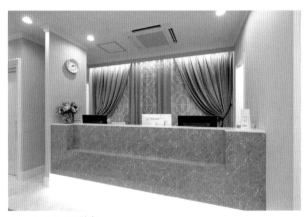
mammaria tsukiji 院内。

SHIMIZU's EYE　大学で実習班も一緒、卒後は道も違い交流がありませんでしたが、20年ぶりくらいにおそらく初めてオフィシャルにこのような文章を書かせていただけることに感謝します。度々さまざまな活躍をメディアで拝見していました。同期の活躍に心からエールを送りたいと思います。

UEHARA's EYE　医師となった契機にこのような大きな出来事があったとは存じませんでした。ご寄稿から、なさりたいことを実現していく先生の力強さを感じます。

開業して、自分の理想の医療を
実現する医師になりたい！

とことん
こだわってこそ
形成外科

「自分たちの患者さんを信頼して
紹介し合いたい」。
個人クリニックの集合医療モールの実現。
形成外科医として追い求める理想。

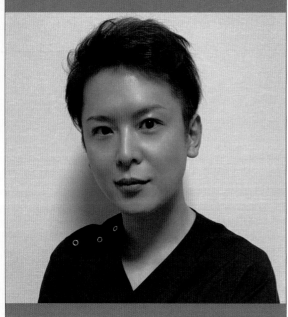

岩山隆憲 先生

Takanori Iwayama

医療法人 神美庵 トータルスキンクリニック 理事長

2005年 愛媛大学医学部卒業。形成外科専門医。神
戸大学医学部附属病院で研修。卒業後、兵庫県内
の基幹病院形成外科に勤務。その後、神戸大学附
属病院美容外科特定助教を経て、2019年 大阪梅田
メディカルセンターを医師複数で共同設立。現在は
同センター内の医療法人 神美庵 トータルスキンク
リニックの理事長、院長を勤める。

最も大事にしている仕事への「理念」

　形成外科の医師を17年続け、現在に至る経緯や
考え方などをまとめてみました。一握でも皆様の
キャリアパスの役に立てればと思います。

　突然ですが、皆様には理念がありますか？　大き
く育った企業や優れた組織は皆理念を掲げていま
す。われわれ医師も、長い人生、行き先に迷うこと
や目的を見失うことがあるかもしれません。私は
迷ったときポケットから地図を出して見るように、
研修医から現在までいつも反芻する理念がありま
す。「**コツコツ真面目に。患者さんの人生をよりよく**」
です。魔法のような医療は存在しませんから、コツ
コツ真面目にやること、そしてその継続のみが患者
さんの人生をよりよくすることにつながります。医
学は適切に行えば必ず誰かの悩みを解決することが
できる、やりがいのある学問だと考えています。

自己投資にすべて費やした日々

　私は広島県の田舎で育ちました。当時、小学校の
同級生は3人、中学生まで自宅のお風呂は五右衛門
風呂という環境で育ち、縁あって愛媛大学医学部を
卒業し、神戸大学形成外科に入局しました。

　研修医のころから中核病院で形成外科勤務を行い
ながら、個人開業の美容クリニック、大手チェーン
の美容外科クリニック、一般皮膚科クリニック、一
般形成外科クリニックで学びました。クリニックを
開院する直近までの5年間は、大学病院や市中病院
形成外科で顔面骨骨折の修復手術を行ったり、切断
指を再接着したりした翌日に、美容クリニックで二
重瞼の手術や脂肪吸引手術、そしてその翌日は皮膚
科クリニックでアトピー性皮膚炎やニキビ患者さん
外来100人/日を診療するような週7勤務を続けま
した。

　当時はとにかく自己投資を続けることを最優先に
考えていました。給料はすべて形成外科、美容外科、
皮膚科、美容皮膚科関連の書籍や、手術の勉強会な
どの受講料や交通費に消えました。研修医から専門
医習得のころまでは貯蓄はなく、主病院の勤務日以
外は無給で先輩のクリニックの手術見学や手伝いに
行かせていただき、休みの日も当直の先生に緊急手
術があれば呼び出してもらい、手術に入らせてもら
う日々を続けました。

個人クリニックの
集合医療モールを立ち上げ

　人はなろうと思った人にしかなれません。私は自分のクリニックをもち、自分が手術を行いやすい環境を自分で作り、自分の技術で患者さんを治療することが夢でしたので、クリニックを開院している先生にいろいろ話を聞きました。大事なことは、自分がなりたい未来を実現している方に会うということです。教授になりたいなら教授に、経営者になりたいなら経営者に話を聞くべきです。

　専門医習得のころから、研修医のころに知り合った同期の医師と「いつかは一緒に、信頼のおける医師で組んで、自分たちの患者さんを紹介し合えるクリニックモールを作りたい」と話していました。それを実現させるために動き出し、ロボットを導入するという革新的な構想をもった薬局長も合流し、大阪梅田メディカルセンターを立ち上げました。

　院内の診察券の統一や、紹介状不要のシステム、また各科が密に連携するためのクリニックモールでの院長会議を行いながら、日本初のロボット薬局を併設した、各診療科が連携をとった個人クリニックの集合医療モールを立ち上げました。その一翼を担えたことはとても嬉しいことでした。

　勤務医のときは幾多の患者さんの治療についてのみ考えることが十分にできていたと思います。カンファレンスを行い、患者さんの治療方針について考え、治療し、その結果をフィードバックする。多くの難症例も乗り越えていけたと思います。

　開業すると、患者さんのことを第一に考えることは最優先のままなのですが、それ以外にも行うことが、こんなにもあったのかと驚きます。

　クリニックの施設のこと、床、壁、天井などはもちろん、その他備品においてまで、すべて管理し、破損や汚損はないかを確認しないといけません。また、医療機器の管理、保守点検、破損の修理や、院内で使用する薬剤。スタッフマネージメント、労務、税務などが山のように降りかかります。

美容外科診療を取りやめ、
保険診療メインのクリニックに。
「積み減らす」ことで見えた、
本当にやりたいこと

　皮膚科、形成外科、美容皮膚科、美容外科のすべてを自分一人で行うという目標を掲げて開院し、毎日がむしゃらに診療しました。しかし、開院2年目に故・岡本太郎氏の著書「自分の中に毒を持て」という本に出合いました。その一節に「人生は積み上げるものではなく、積み減らすもの」とあります。あなたは自分のもっているたくさんのモノや経験を捨てることができますか？　捨てるというのは責任なく放置や放任するということではなく、「あなたが本当にやりたいことは何ですか？」ということです。

　私は「自分が学んだ美容外科のスキルを活かして、日常生活に支障をきたしている患者さんへの形成外科手術の診療の質を高めたい」と気づき、自分が何をやりたいのかを見つめ直しました。美容外科診療を取りやめ、保険診療メインのクリニックにするという大きな方向転換を行いました。形成外科診療も眼瞼下垂と睫毛内反症、皮膚腫瘍切除の3つだけを主軸とし、ほかの手術はすべて取りやめました。

　美容医療で学んだ左右差の少ない二重まぶた作成や、審美的要素を含んだ眼形成外科、皮膚腫瘍を丁寧に傷跡を残しにくく切除する方法を保険診療の範囲内でできるように、スピードアップと正確さを求めました。何度も何度も手技を見つめ直すことでクオリティを上げ、同じ手術時間でよりよい結果を出すことに注力しました。保険診療内で手術にこだわればこだわるほど、どうしても手術時間が延びてしまい、実際のクリニック経営はマイナスになってしまうというジレンマがあります。研修医が縫合しても、形成外科医が縫合しても、手術点数は同じです。しかし、「迷ったときはより危険な道に賭ける」という岡本太郎氏の言葉に触れ、これは自分に課せられた使命だと思いました。

　私の恩師、現在は名古屋大学准教授の橋川和信先生は「とことんこだわってこそ形成外科、こだわらないなら形成外科は必要ない」とおっしゃっていました。手術をなるべく絞り、クリニック内での手術準備や患者さんの移動などの効率化を図り、看護師との連携も強化し、外来滞在時間の短縮に務めました。

　最初はうまくいかず、患者さんの手術結果が1

パーセントでも良くなるようにと、こだわればこだわるほど、クリニックは赤字でした。コロナ禍の緊急事態宣言中には手術を取りやめることも続き、赤字が続きました。給料を払える状況ではないことを知ったスタッフたちは、自主的に給料の返納を申し出てくれました。自分のできることを一生懸命に行い、看護師や受付スタッフの頑張りもあり、スタッフへの給料は一切減額や遅配をせずに済みました。徐々に患者さんは増加し、開院4年目では外来も手術も2カ月先まで予約で埋まっている状態になりました。

開院は孤独で辛いこと、でも幸せなこと

現在クリニックモールは内科、小児科、整形外科、リハビリテーション科、泌尿器科、精神科、婦人科、乳腺科、耳鼻咽喉科、皮膚科、形成外科を掲げ、同フロアにある梅田薬局（ロボット薬局）との連携を行い、院長全員が連携して診療に当たっています。

開院は孤独で、とても辛いことです。実際、右も左もわからなかったとき、同じ境遇にあるほかの院長たちと話し合い、相談することで乗り越えてこられました。

「私は院長だから、朝一番にクリニックに来て、夜は一番遅くクリニックを出る」というフレーズを

とある本で読みました。まさにその通りで、朝は8時にクリニックに到着して準備を行い、夜は21時過ぎまでクリニックで残務を行い、帰宅する日々です。人によって幸せの尺度は異なりますが、私は現在の状態をとても幸せと感じております。

当院は現在開院4年目で、患者数は延べ7,000人/年、手術は約600件/年、レーザーや処置2,000件/年を超え、本年度医療法人化も行いました。医師2人（私が理事長兼院長で、妻が麻酔科医として働いています）、看護師常勤4人、受付常勤2名で、2院目の開院を検討中です。

20年後を見据え、手術により症状が改善する患者さんに一人でも多く治療を行うこと。私がいなくなっても、私と同じような考え方をもった医師に、クリニックで診療をしてもらうこと。そのような医師をもし育てることができたらというのが今の私の夢です。

もっと知りたい！

神美庵トータルスキンクリニック HP	
神美庵トータルスキンクリニックの Instagram	
岩山先生の twitter	

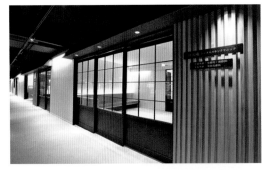

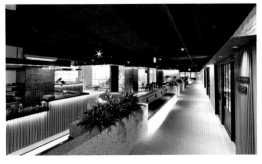

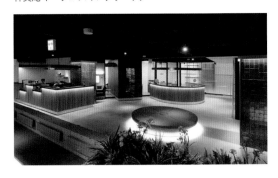

神美庵 トータルスキンクリニック

いったい医師とはどういう職業なのか、私はよく自分に問いかけます。患者さんの背景は百人百様、考える正義も皆異なります。その患者さんの人生をよりよくするため、数多ある治療のなかから最善の治療をいかに提供するか、そして臨床とはその提供の仕方を学んでいくことではないかと考えています。料理屋さんでいえば厨房が医学の勉強、ウェイターが外来、医師は厨房とウェイターを同時に行い、瞬時に患者さんの希望を見抜き、料理を作り、その配膳やエスコートを行うものという感じでしょうか。いくら料理が美味くても、配膳、エスコートがまずければ料理屋として成立しませんし、逆もまた然り

です、見た目や愛想だけ良くても肝心の料理がダメなら、これは問題外です。

これは、医学の勉強をいかに行っても、磨けるものではありません。もし、臨床を磨くなら、私が行ってよかった、気をつけたほうがよいことを2つだけ書きます。①患者さんとお話しするとき、目を見て「〇〇さん」と苗字で呼んでいますか？　②患者さんが診察室を出て行かれるとき、患者さんのほうを見て一礼されていますか？　カルテのほうを見ていませんか？　患者さんは部屋を出るとき、あなたにお辞儀されています。カルテを見ているあなたに対してです。

SHIMIZU's EYE　大学同期で最も濃密な時間をともに過ごした友人です。こうして今も変わらず分野を横断してご指導いただけることに感謝しています。

> 企業で活躍する
> 医師になりたい！

企業の立場での
医療への貢献。
メディカルエキスパート
という働き方

日本医療研究開発機構（AMED）から
大手製薬企業へ。
さまざまなフィールドでの経験をもとに、
医療を動かすプレイヤーとなる。

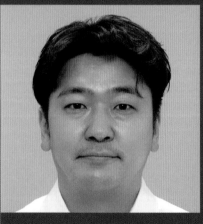

古澤嘉彦 先生
Yoshihiko Furusawa
武田薬品工業ジャパンメディカルオフィス
メディカルリサーチエクセレンス

1999年 慶應義塾大学総合政策学部卒業。2004年 獨協医科大学
卒業。2014年 山梨大学大学院卒業。2007年 国立精神・神経医
療研究センター病院後期研修医。2011年 同病院神経内科医師。
2015年 日本医療研究開発機構 難病研究課 主幹。2019年 武田
薬品工業ジャパンメディカルオフィス メディカルエキスパート。
2022年 同ジャパンメディカルオフィス メディカルリサーチエク
セレンス ヘッド。日本神経学会専門医。日本内科学会認定医。
日本医療研究開発機構（AMED）科学技術調査員。

私は現在、武田薬品工業ジャパンメディカルオフィスで一企業人として働いており、通常の医師としてのキャリアとは若干異なる立場にいます。私が医師を目指したきっかけや、現在までのキャリア、そのターニングポイント、多様なキャリアに関する自身の考えをご紹介します。

インド横断がをきっかけに
文系の大学から学士編入で医学部へ

私はもともと文系の大学に通っていました。周囲の友人が大学3年生ごろから企業への就職活動を開始するなか、私自身一般企業への就職に違和感があり、別の道を模索していました。とはいえ何か具体的なプランがあったわけではなく、「人や人の命に直接かかわる仕事がしたい」という漠然としたイメージしかありませんでした。

大学3年生のときに一念発起してインドへ一人旅。インドを横断するなか、カルカッタの「死を待つ人々の家」を訪問しました。本施設は1952年にマザー・テレサにより設立された施設であり、病気や貧困で苦しむ方々に対してターミナルケアを提供しています。私が訪問した際には、施設には多くの方々が療養されており、スタッフの方々がそのケアに奔走されていました。最初にシスターから、「あなたは何か資格はありますか？」という質問がありました。「特にないです」と答えたところ、「では私たちがケアしているところを見ていてください」と言われました。私自身に何かしらの資格がなかったため、ケアに直接かかわることができなかったわけですが、現地ではヨーロッパなどの医師や看護師が直接ケアに参加されており、その際にあらためて「**自分ができることを形にしていくことの重要性**」を痛感しました。

インドから帰国後医師を目指すことを決断し、一般的にかなり遅い受験勉強をスタート。1999年に学士編入で医学部に入学しました。

神経内科医として、
難病患者にできることはないか

医学生時代の病院研修にて難治性てんかんのお子さんを担当することになり、そのお母様から今までのご苦労や病気と付き合うことの大変さを聞かせて

いただきました。その経験を通じ、医師として適切な治療を提供することはもちろんですが、**治療法がないなかでも患者さんや家族と並走し、ケアを提供し続けることの大切さ**を学ぶことができました。この経験を通じて神経難病を自身の専門とすることを決め、初期研修修了後、東京都小平市にある国立精神・神経医療研究センター病院で神経内科医としての道をスタートさせました。

国立精神・神経医療研究センターは、精神神経疾患に対する高度専門医療の提供や、同領域における基礎および臨床研究を行うナショナルセンターです。本病院に神経内科後期研修医として入職。先輩方の指導のもと、多くの神経難病や筋疾患の患者さんの診療や研究にかかわることができました。

神経難病は読んで字のごとく「難病」であり、国が定める難病の定義には「治療法が確立していない」という要素が含まれています。患者さんに診断名を告知した後に、治療法や治療薬を提示できる疾患は少数であり、多くの場合は疾患に伴う症状や合併症に対する対症療法を行うことが主となります。そのようななかでも患者さんやご家族に対して何かできることがないかを模索し続けることや、治療法がないからこそ並走し続けることの大切さを、周囲の先生方や患者さん、ご家族から学ばせていただきました。

AMEDへの出向。
異なるフィールドを経験したことによる
気づき

先述した通り国立精神・神経医療研究センター病院において診療や研究に従事するなか、日本医療研究開発機構（AMED）への出向の話をいただきました。AMEDはこれまで文部科学省、厚生労働省、経済産業省がそれぞれに行っていた医療分野の研究開発を、総合的に推進する機関として2015年に発足されました。私はその発足時のメンバーとしてAMEDでの勤務をスタートさせました。私が配属された部署は難病研究課であり、当課が管轄する難治性疾患実用化研究事業の管理運営にかかわることになりました。難治性疾患実用化研究事業は「希少性」「原因不明」「効果的な治療方法未確立」「生活面への長期にわたる支障」の4要件を満たす希少難治性疾患を対象として、病因・病態の解明、画期的な診断・治療・予防法の開発を推進することを目的とし

ています。その希少性がゆえ研究開発が進みにくい領域であるため、基礎的研究やエビデンス創出研究だけでなく、応用研究や非臨床試験、治験にいたるまで、幅広いフェーズの研究支援をカバーしている事業です。私は本事業の管理運営を通じて、事務局運営の方法や課題管理、予算管理、サイエンスや医療分野の研究に対する戦略的考え方などを学ぶことができました。また、AMED在籍中に難病研究に従事する多くの研究者の先生方や企業の方々とお話しする機会があり、治療法や研究の成果を患者さんに届けるという関係者の方々の強い想いを直接感じることができました。自分が行ってきた診療や治療に関して、これほど多くの方々がかかわり、努力されてエンドユーザーである医師にその成果を届けているということを始めて強く認識することができました。

また、AMED在籍中に「マンスフィールドーPhRMA研究者プログラム」に参加することができました。本プログラムは、モーリーン・アンド・マイク・マンスフィールド財団が実施しているものであり、医薬に携わる日本の若手研究者を米国に2週間派遣し、米国におけるトランスレーショナルリサーチ、保健医療政策、医薬品研究開発、規制状況の分野について学ぶ機会を提供するという内容です。2017年9月に本プログラムで渡米し、約2週間かけて大手製薬企業、バイオベンチャー、ベンチャーキャピタル、米国食品医薬品局（FDA）、米国国立衛生研究所（NIH）、医療分野のシンクタンク、患者グループなどを訪問し、創薬エコシステムにおけるそれぞれの役割について伺うことができました。なかでも印象に残っているのは、大手製薬企業で働くメディカルドクターと話をした際に、「医師として診療にかかわらないことに抵抗はないか」と聞いたところ、「それはトレードオフだと考えている。**たしかに医師として直接患者さんにかかわることはできないが、製薬企業だからこそできる経験があり、多くのことを学ぶことができる。**それに納得して自分は働いている」とのこと。その当時、私は医療から離れることに対して漠然とした不安を感じていたので、この考え方がとても印象的であり、また感銘を受けた瞬間でした。また、ボストンでの基礎研究や大学研究支援機関関係者、製薬企業関係者とのコミュニケーションを通じて、その人材交流の活発さを直接聞くことができました。アカデミアからベンチャー企業

を興し、その後製薬企業へ移り、さらにアカデミアに戻ることなどは決して珍しいことではなく、それぞれのフェーズで経験値を積むことで、自身のキャリアアップにつながっていくというお話を伺い、キャリアパスに関する考え方の違いを目の当たりにしました。AMEDでの勤務を通じて医師以外の立場で医療分野にかかわることに興味を感じておりましたが、本研修を通じてその想いを一層強くしました。

次のフィードバックへ。
メディカルエキスパートとして
臨床研究を支える

2017年度でAMEDへの出向期間が修了し、国立精神・神経医療研究センター病院へ戻りました。再度診療や研究を行っていましたが、医療分野の別の立場で仕事をしてみたいという強い気持ちが変わらなかったため、病院の先生方にその旨お伝えし、2019年8月に武田薬品工業のメディカルアフェアーズ部門（ジャパンメディカルオフィス）に転職いたしました。

メディカルアフェアーズは医学的に中立な立場から専門性を基に、医療関係者との学会活動、医学的・科学的な情報交流を通じ、臨床研究などに関する活動や支援を行う部門です。私はジャパンメディカルオフィスにおいて精神神経領域のメディカルエキスパートとして配属され、精神神経領域における研究立案や実施、メディカル活動の医学的見地からのア

ドバイスやサポート、外部の先生方とのコミュニケーション、社内教育などと幅広い業務に従事しております。メディカル活動を評価するうえで科学的・学術的な確からしさはもちろんですが、**患者さんや医師にとって本当に重要なことは何か、その活動がどの程度意義があるのかを十分に検討する必要があり、そのプロセスにおいて医師としての経験に基づくアドバイスやインサイトの提供が重要になります。**その際に医師としての意見を一方的に伝えるのではなく、メディカル活動に対する社内関係者の想いや目的を十分に理解したうえで、その価値をより高めるためにはどのようにしたらよいかをともに考えるというスタンスが重要であり、私自身それを意識しながら日々の業務を行っております。

2022年度からは同部署のメディカルリサーチエクセレンスに異動し、メディカルで行う臨床研究全般のオペレーションを行う部署のヘッドとしてチームマネジメントに従事しております。

医療というエコシステムを
動かすエンジンでありたい

私は現在企業に勤務する立場で医療にかかわっておりますが、医師として患者さんに向き合っていたときと自分のマインドはまったく変わっていないと感じています。医療を山の頂に例えると、麓のどの入り口から山頂を目指すかということであり、臨床、研究、行政、研究助成機関、製薬企業、ベンチャー

企業、CRO、コンサルティング、シンクタンクなどいくつもの入り口があり、どこから入っても医療という山頂を目指すのは変わらないと思います。それぞれ別の入り口ですが、途中で交差したり並走したりとさまざまであり、それぞれが医療というエコシステムのなかで必要かつ重要なプレーヤーです。大切なことは適切なタイミングで適切なプレーヤーが効果的に協働することであり、その実現には人材の流動性がきわめて重要な要素となります。人材の流動性を考えるうえで、医師は先述したさまざまなフィールドで活躍することができ、異なる立場を多く経験した医師が、このエコシステムを有機的に動かすエンジンになると信じています。

自身が活躍貢献できる場所を

　以上、自分の経験から医療のエコシステム、医師というキャリアの可能性について記載させていただきました。医師という立場を意識しつつも、医療全体を広い視点でとらえ、自身が活躍貢献できる場所をより多くの選択肢から選ぶきっかけとなれば幸いです。

もっと知りたい！

古澤先生の LinkedIn

NISHIZAKI's EYE　AMED でご一緒させていただいたころから、先生はアイデア豊富と実行力の高さで、チームをリードしていたのを記憶しております。企業におけるメディカルエキスパートという新しいフィールドでのますますのご活躍を祈念しております。

> ベンチャー企業を立ち上げて
> 革新的アイデアを生み出したい！

境界線をいかに
なくしていくか

「か」を「と」にしたい――。
社会と医療のあいだをつなぐ視点から、
プロダクト開発、アプリ開発、サービス開発で、
「あたらしい医療」を実現する。

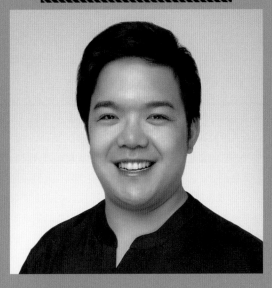

荘子万能先生

Mano Soshi
BonBon 株式会社 CEO

2018年 大阪医科大学卒業。学生時代より医療×AIの研究開発に携わり、京都でBonBon株式会社を創業。楽しさ、嬉しさ、気持ちよさといった感情に強く働きかけるゲームの性質と医学を掛け合わせる「Gamify Medicine」で、あたらしい医療を世界中に届ける。

――「ゲーム×医療」を掲げて起業されています。

1992年に生まれて、小中高と京都で育ち、大阪医大を卒業後は名古屋で研修をしました。ゲーム×医療という領域で起業して、フルタイムの経営者になってからは丸4年目です。学生時代は「医学生だからできることって何だろう」と考えていました。医師でもなく医療者でもなく、患者さんや一般市民でもないこと「間の存在」であることを活かして社会と医療の間をつなぐ仕事ができるのではないかと考えて、さまざまな活動していました。

――例えばどのようなことをされていたのでしょうか。

胃がんの原因の多くはピロリ菌ですが、意外と知らない人が多かったので、「胃がんの99%はピロリ菌が原因だった。皆で検査をして予防しよう。」という啓発のためのクラウドファンディングを、医学生の代表として、ホリエモンこと堀江貴文さんと一緒に実施し、支援者総数1,420名、支援総額13,486,000円を達成し、支援者総数はクラウドファンディングサイト「READYFOR」での歴代1位となりました。また、「Choosing Wisely」という米国発の、患者にとって本当に必要な医療の賢明な選択をめざ

す、国際的なキャンペーン活動日本版「Choosing Wisely」の学生委員会をしました。また、この団体に所属する医学生・研修医・若手医師に執筆してもらい、「私にとっての"Choosing Wisely"医学生・研修医・若手医師の"モヤモヤ"から」（金芳堂 刊）という書籍にまとめました。診療ガイドラインの作成支援や評価する、日本機能評価機構のMindsという組織で、「医学生からみたEBM教育・診療ガイドライン」といったコラムを執筆させていただいたこともあります。医学生は、「学ぶ専門家」だと思います。医師にとっては当たり前のことでも、患者さんや市民にとっては当たり前ではないことがたくさんあり、医学生は学びながらそれを社会に発信することで、医療情報の非対称性を解消することに寄与できると感じてきました。

――学生時代に印象的だった出会いや考え方はありますか。

2015年に京都で第29回日本医学会総会があり、そこで各大学から推薦された医学生が、学生の視点からみた医学教育の問題点、医療全体の将来、希望を議論するプログラムがありました。僕が入学した

2012年に準備委員会の学生フォーラムが立ち上がり、ひょんなことから参加させていただけることになり、そこにご指導にこられたのが中山健夫先生（京都大学大学院医学研究科社会健康医学系専攻 健康情報学分野 教授）でした。中山先生は「最終的に顕微鏡を覗く研究医になったとしても、それまでに患者さんを診たり、あるいは公衆衛生という大きな目盛で見ているか見ていないかで、顕微鏡の中に見えるものが変わってくる」とおっしゃっていました。だから、**研究医になるから研究ばかりをするというのではなくて、幅広く見たほうがいいのだと影響を受けました。**

──起業を考えられたのは、学生から医師になる境目だったのでしょうか。身近に起業される方がいらしたのですか。

身近な人や家族で起業する人はほとんどいませんでした。『ハグレ医者 臨床だけがキャリアじゃない！』（日経BP刊）という本で、医師であり起業家である方々が紹介されていたので「できるんだ」と思って実行してみたという感じです。やりたいことがあったから起業したというのはもちろんですが、それよりは「**自分のアイデアを投げ込める場所がほしかった**」ということが大きいです。BonBonという社名の由来も、いろんな事業がボンボンと生まれてくるというイメージです。現在、僕は6年目の医師ですが、でもやっぱり何かと何かの間なのだと感じています。会社を主にしていますので、社会から病院はどう見えるのか、「病院と社会の間」のようなイメージでいます。最近は、ソウクリニック四条烏丸というクリニックのオープンも支援しました。姉が院長をしていて、家族としてもサポートしています。姉は乳腺が専門ですが、乳腺だけではなく、外科、内科、婦人科、泌尿器科、皮膚科と幅広く診られるクリニックにしようと思っています。

──「患者と医療者の狭間」「病院と社会の間」、そう思われたきっかけは何だったのでしょうか。

僕の両親は台湾出身です。自分は何者なのかという、アイデンティティーの揺り動かしが子ども時代にはとてもありました。**僕の人生のテーマであり、事業のテーマでもあるのですが、「か」を「と」にしたい。**自分は日本人なの「か」台湾人なの「か」という、「か」で悩みました。それが今、台湾でも社

長をさせていただくようになり、日本人であり台湾人であるという「と」の価値に気付いた。これは僕のオリジナルではなくて、渋沢栄一の『論語と算盤』という本に、論語「か」算盤ではなく、論語「と」算盤が大事だということが書かれています。「医療か医療ではないのか」「医療を決めるのは誰か。患者さんか医療者か」「医療者かAIか」「AIか人か」、そうではなくて、そこにある境界線をいかになくしていくかということは常にあるテーマです。医学部に進学したときも卒業したときも、「医師とは何か」という問いが自分のなかにあったのですが、「医師か医者以外か」というよりは、自分という人間に医師免許があるというだけだと気づきました。医師免許を病院で医師として働くことに使ってもいいし、企業として新しいサービスを発信するうえで話を聞いてもらいやすくするのに使ってもいいし、究極使わなくてもいいのだと思います。

── BonBonでは『tsucom』などのアプリを開発をされておられます。どのように発想されたのでしょうか。
『tsucom』は『相席食堂』という、千鳥という芸人さんが動画を見ながら「ちょっと待てぃ！」とツッコミをいれる番組から発想しました。動画に音声やテキストで「ツッコミ（レビュー）」を入れることにより、会議効率をアップさせたり、精度の高い研修医教育を可能にしたり、幅広い用途で活用できるコミュニケーションツールです。『tsucom』を使って「徳田安春先生の臨床推論tsucom塾」「長尾大志先生の胸部X線診断tsucom塾」といったオンラインイベントも行っています。『tsucom』を用いて、例えばハンズオンセミナーのような、経験豊富な内視鏡医による直接的な指導を可能にするトレーニングシステムが可能になります。こちらについては最近、京都大学の内視鏡の先生たちと論文を書いて採択されました。『Potion』というアプリは、「心の血圧計」の開発を目指したプロジェクトです。もし心を血圧を測るように測れたらなんて良いだろうか思ったことが出発点でした。心に血圧があるとしたら、何に表れているだろうかと考えると、ゲームに現れうるのではないかと考えました。友達とゲームをやっていると、その友達の性格やその日の調子、などがなんとなくわかる気がしたからです。つまり、ゲームデータにその人の心の特性や状態が表れうると仮説を持ちました。プロトタイプになる3Dアクション

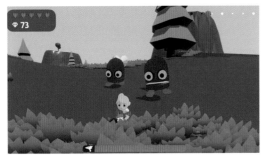

『Potion』のプレイ画面

ゲームをつくり、認知機能検査のデータと比較した研究を行い、京都大学の先生と論文をpublishしました。医師、特に大学病院の医師の仕事は、臨床、研究、教育といわれます。そこに対して、僕たちの会社はプロダクト開発、アプリ開発、サービス開発という形でかかわり、有効な方法を実現したいと思っています。

——臨床、研究、教育のための新しい場所を、アプリで提供するというイメージなのでしょうか。

例えば外科の先生が自分たちの臨床経験を元に、新しいデバイスを開発するということはよくやられていることだと思いますが、本当に大変なことだと思います。ハードウェアではなく、ソフトウェアなら、日々のちょっとした疑問や気になることをベースに形にしやすい。僕が1人で全部作れるというわけで

はないですが、アプリを作るチームと一緒に、「こういう課題があって、こういうふうにやれたらいいと思う」と伝えていきます。課題認識はその現場に近い人のほうが優れていますが、その解決策が現場から必ずしも生まれるわけではないし、現場を知ってるということだけで良い解決策が生まれるわけでもないと思います。いろいろな視点を混ぜ込んでいくのが大事なのかなと思います。

——先生のように起業したいと思われる方は多いと思いますが、どのようなことから始めていくのがよいと思われますか。

起業するだけならリスクはほとんどありませんので、起業してみたらよいのではないかと思います。会社という形だからこそできる社会へのかかわり方があると思います。僕はうまくいくか失敗するかということをあまり考えずに、いったん無計画にとりあえず始めていますので、考え過ぎないということは大事だと思います。スタンフォード大学のジョン・D・クランボルツ教授は「計画的偶発性理論」を提唱しています。「個人のキャリアの8割は予想しない偶発的な事象によって決定される」というものです。何が起こるか、どんな出会いがあるかを、想像し尽くすことは難しいので、**自分のなかに常に余白をもてれば、興味があったらぱっと始められる、ちょっとやってみよう**ということができる。人生は取るに足らないことで簡単に埋まってしまうなと感じます。だから、やらないことはやらない。片づけコンサルタントのこんまりさん(近藤麻理恵さん)風にいうと、「ときめかないことをやらない」ということです。あるいは、ときめいてみる。最近引っ越しをしました。引っ越しは大変ですが、引っ越しを楽しんでみようとときめいてみる。そういうことを意識して実行しています。医療の世界は"べき論"に流されがちだと思いますが、どんなときでも楽しめる、あるいは、大事なものから埋めるというのは大事だと思います。僕にとっては自由に生きる、興味をもったりすることができる時間を確保するのが一番重要な部分でしたので、そこを頑張りました。

——会社を継続するためのコツや考え方はあるのでしょうか。

起業すると毎秒打ちのめされて、もうダメだと思うことばかりです。ですから、まずは諦めないこと

オフの日の過ごし方

常に何かをやっているのでオフはないともいえるし、好きなことをしているのでずっとオフともいえます。まったく関係のないところに行ってみるのはいいですね。京都は香炉や香木が有名なところがあるので、例えばそこを回ってみたり。ビジネスは人の営みなので、例えば、香木を売る人たちの商売ってどんなだろうと考えてみたり、いろいろものに触れるのは楽しいと思います。「アンテナを広く張る」といいますが、アンテナだと、あるチャンネルは受信できるけれど、ほかは受信できないかもしれない。先入観をもたずにとりあえず巻き込まれてみる。車はハンドルに遊びがないと運転できないように、人生というハンドルにも遊びが必要だと僕は思います。

だと思います。諦める理由は無限にあります。途方もなく長いマラソンを走るようなものなので、ある種の鈍感力は必要です。僕はたぶん強くないですが、強いということには2つあって、1つは折れない強さ、もう1つは、すぐ折れて壊れるけれどもすぐ復活する強さです。僕は後者でありたいと思います。また、掛け合わせできるものをもつことも大事です。例えば 0 × 0 = 0 ですが、0.1 × 0.1 = 0.01 だし、10 × 10 = 100 になり、1,000 × 1,000 だったらもっと大きくなりますよね。**まずは、その掛け合わせできる 10 や 100 をつくろう、それをもっている人たちにとっては、掛け合わせる対象がたくさんあるすごい世の中だと思います。**あとは、医師が起業をするときには「自分の常識を疑うこと」だと思います。患者さんはみんな健康のために生きているわけではなく、健康をより良い人生のために使いたいと思っている。病院に長くいると、健康が人生の目的なのではないかと勘違いしてしまうところがあるので、そういう意味で自分の常識を疑う姿勢は大事だと思います。

——先生にロールモデルはおられますか。

ロールモデルは複数もつようにしています。あの人のこういうところや、この人のこういうところを

パッチワークにして考えています。僕の両親は台湾出身で、父はドイツの医学部を出て最終的に日本でクリニックを開き、母は台湾で歯科医師になってから日本でクリニックを開業しました。母国ではないところで医師として働くということはたいへんなベンチャーだと思います。大抵のことはちゃんと頑張れば何とかなるのだと、両親をみていて思います。人が成長するために必要なことは2つあって、小さな成功体験と安全な失敗だと思います。両親からそのチャンスを与えられてきたことは大きいと思います。

——最後に、先生の今後の夢を教えてください。

医師や医学生たちが主体性をもって学習できたり、チャレンジできたりするような医学部を作りたいですね。あとは、別の事業としてカレー屋さんもやっています。そこに誰かを連れていって食べてもらって、「美味しい」と言われたら嬉しいですよね。「give and take」といいますが、そうではなくて「give is take」つまり与えるということが嬉しい、という考えを持つことが大事だと思っています。give するということは、give する機会をもらっている。さまざまな事業を通じて多様な give の在り方を模索したいなと思っています。

失敗を愛そう

いっぱい失敗したほうがいいと思いますし、早く失敗したほうがいいと思います。「失敗したほうがいい」というくらいのほうが、より失敗を肯定できるようになると思います。僕はポジティブとネガティブは対義語ではないと思っています。真のポジティブは、ネガティブになる自分も受け入れることができることだと思います。どんなところにでも肯定できるポイントを見出そうとする姿勢をポジティブというのだと思います。とにかく失敗を愛そうということですね。

もっと知りたい！

BonBon 株式会社 HP	
ソウクリニック四条烏丸	
「医学生からみた EBM 教育・診療ガイドライン」	
医学会新聞『「学ぶ専門家」医学生が医療の選択にかかわる意義』（医学書院 2018.03.12）	
『tsucom』が掲載された論文	
『Potion』が掲載された論文	

SHIMIZU's EYE

学生時代から Soshi 先生はひときわ違う輝きと視座を持った先生でした。最初にお会いしたのは高槻の小さいビストロでした。あの小さな店で語ってくれた夢が、こうして大きなスケールでの展開に繋がっていることは仲間として嬉しいです。頑張られる分だけハードルはいつもあると思いますが、応援したいと思わせる雰囲気と人柄、それが Soshi 先生の魅力と思います。

TOPIC

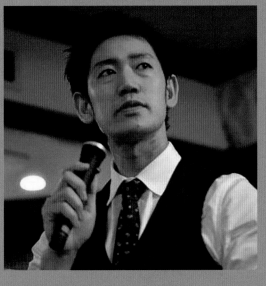

竹田陽介先生
Yosuke Takeda
株式会社 Vitaly 代表取締役
病院マーケティングサミット JAPAN 代表理事

> ベンチャー企業を立ち上げて
> 革新的アイデアを生み出したい!

誰かと楽しい時間を共有するプロセスが、社会を変える力になる

病院マーケティングサミット JAPAN が企む「進化論」

2006 年 獨協医科大学医学部卒業。順天堂大学附属病院臨床研修センター、獨協医科大学附属病院循環器内科、東京工業大学大学院生命理工学研究科を経て、2014 年より株式会社 Vitaly 代表取締役、2017 年より株式会社 Vitaly 先端医療コミュニケーション研究所所長、2018 年より病院マーケティングサミット JAPAN 代表理事を兼任。病院・学会を対象とした web ブランディングを多く手がけ、病院広報戦略のコンサルティング、講演を行う。

——多彩なご活動をされています。

「医療周辺の面白企画の企て屋」と僕は名乗っています。循環器内科医として週 2 回の外来診療は続けていますが、最近は「医者です」と名乗ることがほぼないです。病院広報、学会運営、学術集会の運営事務局、さまざまな企業とのコラボ、地域活動プロジェクト、自治体を中心に仕事をいただいています。病院や学会、そのほかいろいろな方をミックスするための受け皿として、一般社団法人「病院マーケティングサミット JAPAN」を立ち上げてみんなで楽しくやってるっていうのが、主な仕事です。「医療」と「楽しい」の掛け算が仕事になっています。

——「病院マーケティングサミット JAPAN」はどのような団体なのでしょうか。

学術集会風のあたかも「カレーを作る」ことを皆で楽しむコミュニティです。林間学校でみんなで作ったカレーは、美味しくできるに越したことはないですが、たとえ不味かったとしても、それがいい味わいの思い出になって、みんなで楽しい。いわば、「成果」よりも「プロセスを楽しむ」ことに全振りしてきたわけですが、その結果、人と人の様々な化学

反応が連鎖して、活動もどんどん発展しています。僕たちは医療におけるマーケティングを広い意味でとらえていて、人と人のコミュニケーションの間に、「お金」ではなく「多様な価値（良い医療、良い職場など）」を意識して、その価値が新たに発生したり、移動するプロセスをマーケティングとして考えています。「病院進化論」がコンセプトで、ダーウィンの進化論がモチーフです。これからは街や家も広い意味での病院になると考えています。コロナのワクチン接種会場がそうだし、これから先は、公衆トイレで便潜血をチェックして大腸がんスクリーニングをするようになるかもしれない。それだったら、専門家だけが考えるよりも、みんなが同じ目線の高さで、ゆるく楽しくアイデアを出していくほうがいい。サミットの活動は「法人事業」というと楽しくなくなるので、「部活動」と言っています。好きなことを、好きなときに、好きな誰かと一緒にやろう。わざわざ仕事を辞めてエネルギーを使って起業する、一生懸命で辛くて、5 年後、10 年後に上場してというのではなくて、**自分が面白そうだと思うことに首を突っ込んで見て、熱中したらどんどん続けて事業化や産業化を狙えばいい**。微妙だと思ったら、また気が向

いたらやればいいと思っています。

——具体的なご活動を教えてください。

「病院ファンづくり部」「学会プロデュース部」「医ンプレ部」があります。「病院ファンづくり部」は、野球のスタジアムがチームカラーで埋め尽くされる、地域で愛されるスポーツチームをサポーターと一緒に作るイメージです。自分たちの街の愛する病院をみんなで作っていく。当初は「病院広報」「コンサル」「ブランディング」などと呼んでいたのですが、面白くなるように全部崩していきました。企業の販売代理店的な側面もありますが、企業からの提案を病院に申し込んで「やりませんか?」というとつまらなくなる。僕たちは学会なので、課題やテーマに対して中立的なシンポジウムをします。そうすると、「面白い。やりたい」という病院が出てきます。例えば大手音響会社のケンウッドには、KooNe（クーネ）という、上からは小鳥の囀りが聞こえて、下からは川のせせらぎが聞こえてくる、目を潰れば空間全体から音が届いてくる素晴らしい間接音響があります。まるで森を作り出しているようだということで、「病院に森をつくる。」という企画になりました。1から特許を取ってベンチャーというよりも、世の中にある面白い汎用ソリューションを、医療向けのスピンオフ企画として紹介、普及させていくプロセスをサミットの皆で楽しんでいます。面白法人カヤックには「サイコロ給」という、月給にサイコロの出目を%として掛けた金額がプラス支給されるシステムがあります。これを企画としてやってみたりとか。「ホスピzoo」は獣医の先生が立ち上げた企画で、福岡の病院に入院中の子どもたちに、オンラインでサファリパークをバーチャルで体験してもらうという企画です。

「学会プロデュース部」の世界観は「映画スタジオ」です。学会というイベントをみんなで作る、学園祭実行委員会みたいなノリで「みんなで何をする?」と楽しくなってくる感じです。

「医ンプレ部」のテーマは、医療と他分野の越境を通じた、地域活性化や社会課題解決です。インタープレナー（Interpreneur 越境人材）というホットワードから着想しています。組織や分野、世代を超えて、ボーダーレスかつシームレスに対話して、新しい価値を共創します。有識者専門家のクローズドな打ち合わせを公開型にして、ブレインストーミング、ミートアップ、キックオフを全部まとめたイベントにしています。オーディエンスとして参加してくれた市町村や病院の担当者さんが「僕たちもできるかも」と問い合わせてくれて、新しいことが始まっていく。先ほどの「病院に森をつくる。」も医ンプレ部から始まりました。どうやってもっともっと遊び場を増やしていくかというのが、最近の課題ですね。

——どのように遊び場を増やしていくのですか。

僕たちは最近、社会造形の視点から多くの「楽しい」を創出するヒントをもらっており、武蔵野美術大学のクリエイティブイノベーション学科の先生方を始め、デザインの専門家の方々に大変お世話になっております。僕はつい最近まで芸術や美大といえば、絵を書いたり彫刻したり、作品作りをするものだと思っていましたが、そういったファインアートを専門にする学生は、意外と少ないようです。「デザイン」とは人の営みや暮らしを変化させる介入すべてを指した言葉です。医学や医療の視点だと、ついつい「人」よりも「人体」に目が行きがちです。しかし、デザインの専門家達は、サイエンスやテクノロジーに執着することなく、本質的な「人の営み」に焦点を当てて、社会に新しい価値をどんどん生み出しています。我々も「医療」先行を卒業して、「くらし」起点から多様なウェルビーイングを創出したいと考え、「くらし×医療」という言葉をよく使うようになり、結果、医療の外の多様な人々を、地域も世代も越えて、くらし視点の当事者として巻き込めるようになりました。

——それで高校生を主役の企画を立ち上げたのですね。

そうです! 「ワカモノ未来共創部」は新しい挑戦の一歩をなかなか踏み出せない大人の背中を、子どもたちに蹴飛ばしてもらって、前に進めちゃおう! と始まった活動です。現在の高校生は「探究学習」というカリキュラムが必修化されていて、自分でいろいろな社会課題を調べ、企業にも突撃インタビューに行ったりして、自分のプロジェクトを作っていく。ただ、多くがPDCAのプランニングの段階、レポート作成で終わってしまう。なぜかというと、プランを立てても、子どもたちがアイデアを好きなように実装できる舞台がないからです。僕は去年9月、離島医療の視察をきっかけに島根の隠岐島にい

きました。隠岐島は探究学習が非常に盛んで、人口２万人ほどでコンビニもないのに国内外から留学生がやってくる。今年４月からは高校生が港の再開発にもかかわっているそうで、地域の現場で「主役」として活躍している。「これはいいお手本だな」と思いましたね。**自分たちが未来を創る！と情熱と行動力に溢れた高校生たちに、地域も学校の偏差値も家庭の経済事情も飛び越えて、「くらしや医療の未来を創りたい！」とまずは手を挙げてもらう。そして本物のプロフェッショナルが輝いている全国の現場に高校生を呼んで、そこで世代を超えた化学反応を起こす、「未来共創スタディツアー」をやろうと考えました。**鹿児島での記念すべき第一回「未来共創スタディツアー」では、熊本の高校生４人を大隈鹿屋病院に呼び、医療現場と地域の暮らしの現場を行き来し、五感を通じた体験から、未来アイデアを企画・立案してもらいました。県外から訪れた目をキラキラさせた高校生たちとの交流で、地域の大人達が大きな刺激を受け、地域を舞台に新たな未来づくりの活動が生まれていく、大きな可能性を感じました。現在、「ワカモノ未来共創部」には、医療内外の多様なエキスパート達が社会人メンターとして参画してくれ、またスタディツアーの受け入れ先も、全国40以上の都道府県で手が挙がっています。「本気の高校生」の旅費をサポートしていくためのクラウドファンディングも無事成功し、2023年夏から未来共創スタディツアー全国開催が始まります。

──先ほど起業はハードルを飛び越すようなものではないとおっしゃっていましたが、起業されたきっかけはなんだったのでしょうか。

医療分野以外の方々と対話し、専門分野も世代も超えて、同じ目線の高さで一緒に何かにチャレンジしているうちに、もっと色々な人と面白いことをやりたいという気持ちは高まっていきました。医者として働いてたら、そういう機会はなかなかないと思います。僕はもともと研究志向で、東日本大震災のときには東京工業大学で分子生物学の基礎研究をしていました。震災で紙のカルテが流されたというのを聞いて、たまたま知り合ったITエンジニアの方々と一緒に、スマホアプリで新しい個人版の電子カルテ（健康手帳）を作ろうというプロジェクトを立ち上げました。残念ながらスマホアプリの完成まではいかなかったのですが、病院外の他分野の人たちと

議論して考えていく、チャレンジする面白さを知ったのが大きかったです。昔は、何かを成し遂げることを第一考えていたのですが、何かを成し遂げる途中のプロセスだけでも、将来何かに活きてくる可能性がある。今、僕は大体50〜60個ぐらいのプロジェクトにゆるく関わり、皆と楽しみながら進めています。近いうちに事業化しそうなものもあれば、半年以上みんなで雑談してるようなものも、色々ありますがそれでいいんです。あえて成果や目的達成に焦点を合わせず、色々な人たちと色々な角度から楽しいプロセスを共有し続けていると、将来的にはそう悪いようにはならず、全体的に面白い方向、良い方向に進んでいく印象があります。

──人と人とのつながりはどう築いてこられたのでしょうか。

一言でいうと「藁しべ人脈」かなと思います。「竹田くんと合いそうな人を紹介したいから、会ってみない？」と知り合いが知り合いを紹介してくれることが多いです。今とてもお世話になっている武蔵野美術大学の若杉浩一先生と出会ったのも、10年前に僕が起業してワンルームマンションを契約したときの不動産の営業さんとの友人関係から始まっています。営業さんが、その友達（オフィスのリノベーション会社の方）を紹介してくれ、そこからケンウッドの方につながり、ケンウッドの研究所の方から武蔵美の教授である若杉先生につながりました。人のご縁は不思議で、素敵なものだなとよく感じます。僕の実家は栃木県で、開業している両親のクリニックを非常勤で手伝っているのですが、なんと、そこで私が診ていた患者さんのご家族と、東京の若杉先生が長年の付き合いで一緒に仕事をしていたことが後からわかりました。世間は広くもあり、狭くもあり、本当に面白いですね。

──先生の懐の深さを感じます。うまくつなげるために心がけておられることはありますか。

つなげることを意識していたわけではないですが、**大切にしてきたことはやはり「対話」でしょうか。対面でもwebでも、目の前の相手に向き合い、耳も心も傾けること。人と人とのボタンの掛け違いは、友達でも夫婦でも親子でもそうですが、相手のことをわかっているようでわかっていないということだと思います。自分が相手をわかっているつもりで話**

していても、相手が実は「私の何を知って、言ってるの？」と思っているかもしれない。その気持ちはいつも頭の片隅に置いておこうと思っています。言葉だけじゃなくて、どんな目線で、どんな温度感、でそれを言ったのかという非言語のコミュニケーションで、「五感を使って相手と呼吸を合わせる」のが大切な気がします。何かのご縁があって出会った人、もの、こと。それぞれの出会い、対話を雑にせず大切にすると、見落としていた日常の輝き、楽しさに気づくことが多い気がします。カフェの店員さんが今言った言葉はどういう気遣いが背景にあるんだろう？とか、このテーブルは高さも広さも絶妙だけど、どこの工具屋さんがどういうこだわりや工夫で作ったんだろう？とか、暮らしの中で色々な人々の想いやストーリーを想像しちゃうと際限なく楽しいです。日々の暮らしで触れるものから、人々のストーリーに想いを馳せていると、思いがけない新たな出会いがあったりします。コロナ中に僕がワーケーションをしていた都内のホテルの冷蔵庫に、とても美味しいオレンジジュースが置いてあって、「一体、誰が作ったんだろう」と裏面を見たら和歌山のみかん農園でした。それで興味を持って検索したら、農園の社長の方がものすごい情熱とこだわりで作られた逸品だと知り、農園の公式サイト問合せフォームから感謝のファンレターを送ったんです。そうしたら、なんとすぐに社長ご本人がメールで情熱あふれるお返事をくださいました。そのご縁をきっかけにやりとりが続き、メールから2年後に出張に合わせて農園見学に伺いました。社長が樹からもいで渡してくれたオレンジの味は生涯忘れないと思います。人と人のつながりは、たまたまの通りすがりで終わらせない、一期一会の対話の積み重ねだと思います。

——すべて先生の世界に飲み込んでしまわれるのですね。オフの日はどう過ごされているのですか。

　僕は仕事と遊びの境界線があまりないので、オンとオフは別れてないかもしれません。誰かと楽しくブレストするのが大好きなので、昼夜や土日あまり関係なく、チャンスがあれば誰かとweb面談を入れて満喫しています。Webと対面を合わせると、ブレストや会議は1年間に合計1,500回（だいたい1時間ずつ）やっていると思います。僕のアイデアは自分一人でうんうん唸って出てくることなんて実は何一つなくて、いろいろな人から「最近これが面白いよ」とか話題を聞いてから、「あれ？誰かが言ってたあの話と組み合わせたらもっと面白いかも」と着想につながったりします。とにかくやっぱり対話、そして「楽しい」の共有が好きなんです。

——先生は難しいことを軽やかにやられていると感じます。最後に先生の夢を教えてください。

　40年後、日々のなんでもない週末に、今色々一緒にやっている友達みんなで、月から地球を眺めて乾杯したいですね。日の出、日の入りは地球上の話で、月だと「地球出、地球入り」というらしいのですが、それを皆で月から見て、他愛ない話をして皆で笑いたいです。現代社会では、沢山の「昔はどんな王様でも到底できなかったこと」が気軽に誰にでもできるようになり、社会が変化するスピードはさらに加速していると思います。これから先、自分たちが元気に歳を重ねて生きているうちに、気軽に月まで行ける社会、暮らしが実現することも十分ありうると思います。今の非日常が将来の日常的な、ちょっとした幸せになる、そんな日がやってくるのをワクワクしながら、今の1日1日を皆で健やかに楽しみたいし、そのための医療を皆で考えていければ嬉しいです。

——素敵なお話をありがとうございました。

もっと知りたい！

竹田先生のツイッター	
竹田先生の Facebook	
病院マーケティングサミット JAPAN の HP	

UEHARA's EYE　最初に先生にお会いしたのはアルバイト先でした。大学院で基礎研究に打ち込む一方で、患者さんに親切で診療は的確、またメディカルスタッフにも大変人気がある先生でした。目の前の出来事を楽しみながら進まれるところが印象的です。

社長と医師の二刀流

迫田邦裕先生

Kunihiro Sakoda

株式会社エムエス製作所 代表取締役社長
東京医科大学八王子医療センター 循環器内科 兼任講師

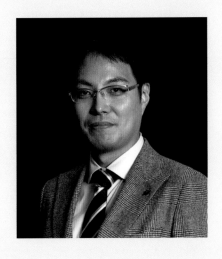

2004年 東京医科大学医学部卒業。医学博士。東京都立駒込病院で研修後、東京医科大学循環器内科入局。聖路加国際病院出向を含め心臓カテーテル専門医として従事。2020年 金型メーカーの株式会社エムエス製作所の代表取締役社長に就任。プロダクト開発としてゴルフクラブ『MUQU』、武豊騎手のアブミなどから現在は初の医療機器『FORUshield』を一般販売し、医工連携によるヘルスケア事業スタート。

医師と金型メーカー社長、二刀流の醍醐味

医療と異なる製造業の2つの仕事をすることの醍醐味は、自分のみえる世界が倍になることです。振り返ると医師だけの仕事をしていた私は、井の中の蛙でした。ものづくりを通じて別の世界にも一歩踏み出したことで、改めて学びの機会と医療従事者以外の新しい人との縁がたくさん生まれ、人生を豊かにしてくれています。武 豊騎手との出会いもまさにその一つです。

さらには、医師であるということは大きなアドバンテージで、ある程度の経済的・社会的基盤があるという強みがあり、失敗を恐れずに新しいことにチャレンジすることができます。以前、別の業界で成功されている方から「僕がいくらお金を出しても医師にはなれない。それだけの価値が医療にはある」「もっとチャレンジを楽しんでいいんだよ」と言われたくらいです。

反対に苦労することは、医師という肩書の効かない世界ですから、これまでの経験は通用せず、お客様と向き合うことを含めたビジネスを学び直さないといけないです。

「父と一緒に仕事がしたい」という思いから二刀流にチャレンジ

今の会社は祖父が創業した家業です。思春期のときに敷かれたレールを進むことに反発して、やりたいことであった医師の道に進みました。そのなかでも40歳が近づき、最終的なキャリアとして、大学人として医局の管理側の仕事にかかわるのか、それとも開業するか悩むようになりました。

この時期から父親と2人で食事することが多くなり、父親は会社の話を、私は病院の話をするなかで、共通点はマネジメント、組織の話題となり、経営への興味が湧くようになっていきました。それと同時に私にも3人の子どもがいるのですが、父親と自分、自分と子どもたちの関係性を改めて考えるきっかけにもなり、男親の気持ちがわかるようになりました。今があるのは祖父の代から続く会社があってなので、親父と一緒に仕事しないで死んだら後悔すると考えました。しかし、医師としてやれ

ることはやり続ける！ 医師はやめない！ ことも同時に決意し、5年前に二刀流にチャレンジすることにしました。

やってみて、ダメかどうかは周りに決めてもらえばよいとスタートし、気づけば今はたくさんの方々に支えてもらいながら、2年前から社長として頑張っています。

新型コロナウイルス感染症の流行前は、月〜火曜日は大分の国東市にあるあおぞら病院で心臓カテーテル室を預かり、火曜日の夜のうちに飛行機で東京に向かい、東京医科大学八王子医療センターで水曜日の夜の当直室に泊まってオンコールに対応、木曜日はカテーテル治療をし、夜に新幹線で名古屋に入り、金曜日は会社で勤務していました。

このころの移動距離は1週間で2,000kmにもなっていました。

今は社長の仕事のウェイトが重くなってきたので、大学には1、2カ月に1回となり、水曜日から金曜日は会社に勤務しています。コロナ下でリモート環境も整い、移動中、病院の休憩時間でも会社の仕事ができるのも、二刀流の追い風にもなっています。

二刀流のキャリアを
最大限に活かす

　新事業としてゴルフ、馬具の世界にもチャレンジしてきましたが、今後は医師、ものづくりの二刀流のキャリアを最大限に活かせる医工連携を進めていきたいと思っています。これまでにも同級生である東京医科大学感染制御部 中村 造先生や、聖路加国際病院の同門である帝京大学医学部附属病医院循環器科 片岡明久先生と医療機器開発をしてきました。弊社以外にも日本のものづくり企業、特に中小企業の技術力をもっていますが、企業体力の問題で、医工連携にばかり時間を割くことができません。2つの業界にまたがる仕事をしている私が、連携の架け橋になれないかと考えています。

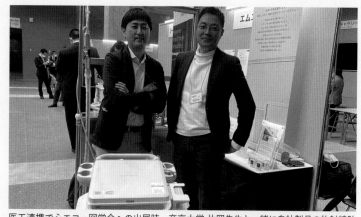

医工連携で心エコー図学会への出展時、帝京大学 片岡先生と一緒に自社製品の放射線防護板『FORUshield』の前で。

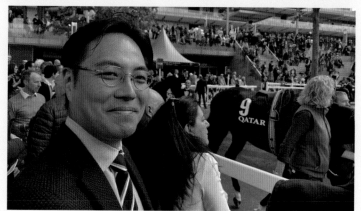

2022年 凱旋門賞で弊社アブミの前で。

もっと知りたい！

エムエス製作所 HP		FORUshield 紹介記事	
エムエス製作所 twitter		迫田先生の Facebook	
GOETHE「アブミプロジェクト」記事		MUQU の HP	

　二刀流ということで多数のメディアさんに取材を受けました。武 豊騎手とのご縁で生まれた『アブミプロジェクト』は特に注目され、web、新聞、テレビとすべての媒体で大きく取り上げていただきました。

新聞：日本経済新聞社、朝日新聞社、中日新聞、読売新聞など

雑誌：週刊エコノミス、GOETHE web など

Web：Yahoo！ニュースなど

TV ：『クローズアップ現代』（NHK）その他（ニュース7，9）『ガイアの夜明け』（テレビ東京）、『LBS（ローカルビジネスサテライト）』（日本経済新聞社・テレビ愛知）『世界が絶賛！日本の匠 〜競馬を変えたメイドインジャパン』（テレビ東京）など

NISHIZAKI's EYE　「医師と金型メーカー社長の二刀流」について、大変興味深く読ませていただきました。「FORUshield」は、循環器内科医師ならではのアイデアを形にし、放射線被ばくから医療従事者を守るという素晴らしい社会貢献だと感じました。これからも、医工連携をはじめ、ますますのご活躍を祈念しております。

「働き方改革」時代の
ワーク・ライフ・バランスを考える

女性医師の生きる道に正解はあるのか

職業か家庭かという
二者択一ではない考え方。

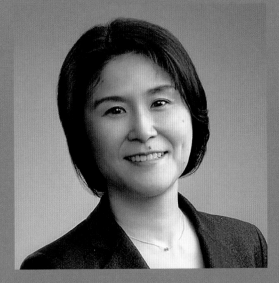

長坂安子 先生
Yasuko Nagasaka
東京女子医科大学 麻酔科学分野 教授・基幹分野長・麻酔科診療部長

2009年 東京女子医科大学医学部卒業。聖路加国際病院内科レジデント・内科医員、聖路加国際病院麻酔科医員、東京女子医科大学麻酔科研究生・Ph.Dコースを経て、米国ハーバード大学 Massachusetts General Hospital（MGH）麻酔科・集中治療・ペイン科リサーチフェロー・所属同科レジデント、同科心臓胸部麻酔フェロー、同科ファカルティ。2016年 聖路加国際病院麻酔科部長、2020年より現職。

わが国の女性医師数は
OECD加盟国中最も少ない

医師になった責任や医療者としての義務は、女性・男性にかかわらず平等に課されていますが、生物学的な妊孕性のある時期は限られています。将来、結婚して子どもをもつという幸を思い描くならば、そのことと、医師としての使命を果たすべき時期の大部分が重なってしまう。医師として切磋琢磨しつつ、妊娠中や出産直後だけでなく、その後何十年と続く子育て人生を同時に進行させるには、どのような生き方をとれば正解といえるのでしょうか。

厚生労働省の統計によると、令和2年の日本の医師数は33万9,623人、男性が26万2,077人（77.2%）、女性が7万7,546人（22.8%）であり[1]、日本の女性医師の比率はOECD加盟国38カ国中最下位です[2]。私の専門分野である麻酔科も例に漏れません。日本にある82校の医学部のうち、麻酔科学分野の女性主任教授（基幹分野長）は4名であり、まさに絶滅危惧種並みの少なさです。そこで自らの過去を少しだけ振り返りながら、一般論としての女性医師の生き

る道についての考えをまとめてみます。

職業意識の高い両親に育てられ
医師を志すように

私は日本で麻酔科専門医になったあと、米国で基礎と臨床の両方のトレーニングを受け、約11年間ボストンで暮らしたのちの2016年に本帰国しました。アメリカ人のキャリアウーマン以上にワーカホリックで、患者愛に基づく厳しさと優しさを織り混ぜた内面をもっているように思います。このような人生を歩むなかで2人の子を授かり、親や家族、そして真の家族のように愛し、愛してくださる多くの方々からの応援に支えられて、今ここに存在します。

私のルーツである父は銀行員、母は薬剤師でした。分野も興味も違う二人が、昭和の初頭に米国で出会い、恋に落ちました。愛し合うが故にふたりが悩んだ末に出した結論は、日本に帰国して祝言を挙げ、そして母が専業主婦になるということでした。当時、高度成長期を迎えていたわが国では、女子はよき嫁になり夫を助けることで社会に貢献し、子どもを立派に育て日本の未来を築き上げ、老いた夫の両親を

介護したのち看取ることが、女性としての幸せな人生とはまた別の次元で、果たすべき最も重要な社会的任務でもありました。

米国でファカルティーの職位にあり将来を嘱望されていた母が、祖国に帰り家庭に入るということについて、本人が戻らぬ人となった今では、推し量ることしかできませんが、キッパリと進むべき道を選び取った姿勢は潔かったと思います。高い職業への意識をもつ両親に育てられた私は、医師として、また職業婦人として社会に貢献することへの希望が高まり、自然と道は東京女子医科大学へ続きました。

建学精神にインスパイアされた 医療者としての覚悟

大学ではそこかしこに、開祖吉岡彌生の教えとして女性医師の道が示されていました。山田耕作のメロディに乗せ、大正9年の卒業生が作詞した校歌にはまさしくその魂が宿っています。字数の関係で一部のみご紹介します。

3．大海原に船出する　吾らが幸を君知るや
行く手に波の荒くとも　病魔の風の狂うとも
「至誠」の光かざしつつ　神よりうけし此の職め
果たすは吾ら幾百の　大和おみなの誇れなれ

この、医師としての職業を天職と捉えた創始者の精神を継承する現代の女子医大にも、男女を問わず素晴らしい教員が多く在籍しておられました。そして生涯の恩師・病理学の小林槇雄教授との出会いが待っていました。医学部教育は基礎医学と臨床医学に分かれていますが、二者の融合こそが医学というサイエンスをより豊かにし、そのハーモニー抜きにしては患者を根底から癒すことはできないのだというお教えは、当時まさにこれから医師として世に出る前の一医学生にとり、医療者として生涯を患者に捧げつつ生きる厳しさと責任をご教示いただくのに、余りあるものでした。

礎を築いた「出会い」と「学び」

1994年に医師となった私は、米国式臨床トレーニングを希望して聖路加国際病院の門を叩きました。当時の病院長は、ウィリアム・オスラーの数々

の書を日本に紹介した、日野原重明先生その人でした。聖路加の内科系レジデントの当時は過労そのもので、辛い毎日でしたが、患者はこの上なき先生でした。必死になってベッドサイドに赴きひたすら目の前の患者から学び、その身体から教えを賜ることを通し、医師の基盤が豊かな実りとして与えられました。仕事だけでなく、今もなお続く深い友情で結ばれた同期に恵まれたことも、その後の人生になくてはならぬ宝物となりました。

仕事と育児に奮闘する日々

さて、当時卒後2年目の研修医だった私は結婚し子どもを授かりました。研修中の身であったがゆえに仕事をセーブすることや、辞めるという選択肢がなく突き進むうち、2人目の子どもが生まれたころには、仕事と結婚の両立が夫婦の溝を不可避的に押し広げ、さまざまな葛藤のすえにとうとう離婚することになってしまいました。まさしく、人生の大ピンチを迎えたときの私はといえば、仕事では専門医を取得したばかりで、麻酔科医としても人としても、未熟そのものでした。

乳幼児を2人抱えての苦境が毎日続きました。一体どうやって生きていったらよいのか。小さな子どもをもつ女性医師が、時間的な制約のなかで一人前の医療者になるには、険しい現実が待ち受けていました。深い悩みのなかで見つけた一つの真実は、**とにかく甘えた気持ちを捨て仕事に打ち込み、早く一人前の実力を身につけ、それと並行して家では一緒にいる時間は短いけれども、最大限の愛を子に注ぐことでした。**

「医師の働き方改革」と専門性

医療の細分化がすすみ、日本専門医機構に登録されているどの診療科においても、専門医資格は今後必須となってくることはまず間違いありません。しかし、専門医の資格だけを到達目標にするならば、取得して満足した瞬間に、成長が止まってしまう恐ろしさがあります。日進月歩の医療において停滞することはすなわち退化そのものですから、自分への上限を課せば、大袈裟なようですが医師として生きる自分の命取りになりかねません。

ほかの同業医師だけでなく、医師以外が自分の診

療の代わりを成す時代が訪れています。医業は医師法により医師のみが行うべきものであると定義され、このことについてなんら変更はありませんが、医師が今まで行ってきた多くの業務のうち、特定行為研修などを受けた看護師らが法的に正当な枠組みのなかで業務分担を行い、よりよいチーム医療の取り組みが推進されつつあります。

さらに、2024年4月1日から国策として開始される「医師の働き方改革」により、医師以外のメディカルスタッフに業務の一部をタスクシェア（共有）するだけでなく、タスクシフト（代行）する流れがすでに臨床現場に出てきています。このことが、子育て中に仕事をセーブしている女性医師に、どのように影響するのかは不明ですが、将来的には医師として必要とされる市場が、これまで通りではなくなる可能性が指摘されています。とくに好条件な職には稀な特技か、高い臨床力が必要とされることでしょう。**医師に求められる資質は実力ベースであるため、子どもがいてもいなくても、男性でも女性でも、もはや関係がないのです。**

専門医の次に必須となるのはサブスペシャルティ

臨床力の特色を示すものの一つに、サブスペシャルティの研修や資格があります。麻酔科の領域でも、心臓麻酔専門医と経食道心エコー資格の取得、日本区域麻酔学会認定医試験の合格、集中治療専門医、緩和、ペイン……と限りなく資格獲得の機会は広がっています。オリジナリティを基盤とした研究費獲得の履歴もまた、その医師がかけがえのない存在であることを示す客観的な指標といえます。今後、そうしたサブスペシャルティなどのわかりやすい特色が専門医資格取得の次に注目されるのかもしれません。ただ、それだけではないはずです。

では、資格や履歴書などには表れてこない、本当の意味での良医はどのようにしてわかるのでしょうか？

一つ明らかなことは、**自分の仕事に制限を設けずに患者と真摯に向き合ってきた医師は、臨床に強い**ということです。麻酔科の専門医として腕を磨きそれを継続するには、戦場に出続けるしかありません。子どもをもつ女性医師が回避しがちな夜間の緊急や、夕方から始まる重症患者をむしろ積極的に担当

することで、お金では得られない経験値が与えられます。周術期より長期にわたる周麻酔期の観点から患者をとらえることも重要です。常時行われている予定手術の麻酔では、患者の状態にさほど劇的な変動はみられないため、問題がたとえ潜在的に存在していたとしても、見過ごしているうちに麻酔が終了することがあります。病棟に行ってから患者が痛みで苦しんでも、あるいは血圧が下がっても、主科がファーストコールのため、麻酔科医が知らないところで対応が完了していることも多いでしょう。翌日に訪問して初めて問題に気付かされることもあるため、自らの足で病棟やICUに患者を探しにいく努力が重要となります。術中の麻酔管理の技術や経験面だけでなく、総合内科医としての視点から術前評価を行い、術後の管理まで責任をもつという気概をもつかどうかが、周術期の命を護る麻酔科医としての真価を決めると言っても過言ではありません。

求められる長時間労働と性別役割分担の是正

苦難のうちにある女性医師への助けは、何処より訪れるのでしょうか？　女性医師を伴侶として選んだ夫なのでしょうか？　日本と海外のデータを見てみましょう。欧米の夫君は1日3時間家事育児を行いますが、我らが頼りの日本の夫君は1.23時間の家事育児時間、育児においてはたったの45分程度という調査結果もあります[3]。

2021（令和3）年、全国医学部長病院長会議による「男女共同参画に対する意識調査」（厚生労働省・班長：東京女子医科大学放射線科 唐澤久美子教授）が発表されました。これは、40代を中心とした男女5,003名の医師（うち既婚が70％）からのアンケート調査をまとめたものですが、家事・育児の分担は半数以上で「時間がとれるほうがやればよい」という意見が多くみられました。実際にアンケートに答えた男性医師の伴侶は27.8％が女性医師であるのに対し、女性医師の結婚相手は52.5％が男性医師でした。つまり、時間があるほうとは専業主婦や医師でない女性が前提となっている意見であることが窺えます。育児は母親でなくてはという考え方には4割の男性医師と2割の女性医師が肯定的な考えを示しました。アンケートを軸として、性別役割分担意識の是正、長時間労働の是正、家庭生活を支援する社会

基盤の充実、そして経済的基盤の充実が報告書内の提言に盛り込まれました[4]。こうした取り組みの成果が日本の全国水準として現場に還元されるのはまだ先の予想ですが、大きな一歩を踏み出したことはまちがいないでしょう。

解決の糸口は必ず存在する

子どもをもつ職業婦人の誰もが経験する悩みについて、現況に即した打開策はあるのでしょうか？日本におけるワーキングマザーのパイオニアの一人、東京女子医科大学創立者の吉岡彌生医師はこのように述べています。

「子供を与えられた私は、職業か家庭かというふうに対立的に考えず、また社会のための仕事と母の勤めが両立しないものとも思っておりませんでした。私にとっては、子供も大切ですし、仕事も大切で、この二つのものを両方の腕に抱えて、なんとかして育て上げて行かねばならない、（中略）仕事も家庭も一緒くたになった雑念とした生活のなかで、できるだけ時間の遣繰りをして、子供の面倒をみて行くより他に道がなかった」[5]

時代は大正から昭和、平成、そして令和になり、世の中ではこれまでは困難であったものごとに対し「Yes」と言えることが増えてきました。自身の弛まない努力だけでなく、伴侶をはじめとする周囲の方々との理解と調和、そして幸運が降り注ぐかによっても、女性医師の生き方は大きく変わります。**時間との戦いは毎日続きますが、自分の心をそこに定めることで、人生において家と仕事の両方の幸を**得ることが決して不可能ではないと、先人たちが自らの人生をもって示しています。

女性医師を生き方についての正解を導き出すのは決して簡単なことではありません。だからこそ、解決の糸口は必ず存在すると信じ、夢を決して諦めず、心を高くして歩んでいこうではありませんか。

文献

1) https://www.mhlw.go.jp/toukei/saikin/hw/ishi/20/dl/R02_kekka-1.pdf
2) https://www.oecd.org/health/health-systems/Health-at-a-Glance-2021-How-does-Japan-compare.pdf
3) https://www8.cao.go.jp/shoushi/shoushika/data/ottonokyouryoku.html
4) https://ajmc.jp/wp/wp-content/themes/ajmc/documents/pdf/activities/gender-committee/2021report.pdf
5) 吉岡弥生：吉岡弥生 吉岡弥生伝（人間の記録）．日本図書センター，1998．

もっと知りたい！

東京女子医科大学麻酔科 HP	
長坂先生の researchmap	
書籍『グラフィック麻酔学 臨床が楽しくなる図・式・表』（監訳 / メディカル・サイエンス・インターナショナル）	
雑誌『LiSA - 周術期管理を核とした総合誌』（編集委員）	
書籍『麻酔科診療にみる医学留学へのパスポート』（執筆 / はる書房）	
書籍『心臓外科診療にみる医学留学へのパスポート』（執筆 / はる書房）	

UEHARA's EYE 改めて先生がどのようなお考えに基づいて人生の転機で選択をされてきたのか、を知ることができました。女性であることが医師としての人生に及ぼす影響は小さくないですが、解決の糸口を見つけることは自分も続ける必要があると思います。

「働き方改革」時代の
ワーク・ライフ・バランスを考える

好奇心を優先して
「フラフラする」こと
が道を切り開く

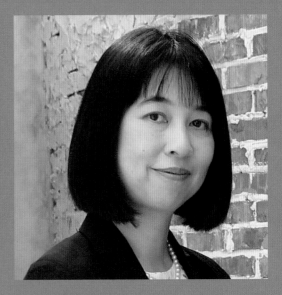

小和瀬桂子 先生

Keiko Kowase

群馬大学大学院医学系研究科 総合医療学 教授

1995年 群馬大学医学部卒業、医学博士。群馬大学第二内科に入局・関連病院で研修後、同大学院博士課程。バージニア大学にポスドクとして勤務後、群馬大学総合医療学講座に入局。現在は同講座教授。群馬大学副学長、群馬大学医学部附属病院総合診療科長、群馬大学医学部附属病院総合診療専門研修プログラム責任者、ダイバーシティ推進センター センター長などを兼務。

「基礎研究か臨床か」「専門領域はどう選ぶか」
「仕事か家庭か」答えのない問いをどう考える?

　私の場合、ターニングポイントとなった出来事というよりは、数々の素晴らしいご縁と、職場の先生方のご理解、同年代の女性医師の存在、家族の協力でした。皆様にとって少しでもご参考になればと思い、多様な働き方の一つとして私の軌跡を中心に原稿を書かせていただきます。

群馬大学第二内科への入局と
大学院への進学

　大学卒業後、私たちの時代はストレート入局だったので、私は卒業校の第二内科(当時)に入局しました。第二内科は循環器、呼吸器、糖尿病を中心とした内科でした。なぜこの領域を選んだかというと、漠然と「なんでも診られるお医者さんになりたい」と思う一方で、カテーテル治療や薬物治療で劇的に血行動態が変化し、治療に結び付けることができる循環器領域に関心をもったからです(当時、群馬大学には総合診療科はありませんでした)。永井良三先生(現・自治医科大学学長)が群馬大学に教授として着任された年に入局し、大変多くのことを学ばせていただきました。特に「人に伝えること」「自分の頭

で考えること」を強調されており、教授回診のプレゼンテーション時は大変緊張したものです。

　当時の多くの研修医と同様に、私も朝早くから夜遅くまで働き、ほとんど帰宅することなく病院に「住んで」いました。そのころは「臓器別」が今ほど専門に特化していたわけではなかったので、専門科であると同時に、一般内科として幅広く診療していました。そのため、私も多数の症例を担当しました。この研修医のときに「全人的に診る」という姿勢を、指導医の先生方から教えていただきました。

　また、冠動脈疾患を有する多くの患者さんを担当させていただきました。そのころはまだ、経皮的冠動脈インターベンション後の再狭窄に悩む患者さんが数多くいらっしゃいました。そこで、基礎的研究をすることによって、再狭窄を予防したり、動脈硬化の進展を抑えたりする方法が解明できないかと考え、基礎研究に関心をもつようになりました。

　卒後3年目に大学院に進学し、当時講師として群馬大学に着任された倉林正彦先生(前循環器内科教授・現名誉教授)に、ひとかたならぬ御指導をいただき、血管平滑筋の形質変換の分子機構の解明を目標に、研究を進めておりました。仮説を立てて立証

していく研究は、ときには多くの困難を伴いましたが、良い結果が出たときは本当に嬉しく、大学院4年間は昼夜を問わず精根尽くして研究しました。また、当時は大学院生も病棟の"中ベン（指導医の下の指導医）"や外来診療・当直も行っており、臨床と研究の両立が大変だった記憶がありますが、幸いにも研究業績を論文にて発表することができ、その後の研究につなげることができました。このような**基礎研究を通し、基礎科学研究の方法論や知見、世の中に発信する方法を数多く学ぶことができたと考えて**います。

海外でのポスドク生活

　学生のころから漠然と「一度は海外で働きたい」という夢がありました。大学院卒業時に、アメリカの某研究室に応募し、その研究室のセミナーでプレゼンテーションを行いました。博士課程取得後にその研究室にポスドクとして勤務する予定でしたが、大変残念なことにその研究室自体が諸事情で縮小することになり、いったんは留学を諦めました。

　大学院卒業後は、臨床医としての経験が不足していると考えていましたので、関連病院にて、循環器内科を中心とした内科診療に携わっていました。多くの患者さんを担当させていただき、御指導していただいた諸先生方には、今でも心より感謝しています。この時期に循環器内科を主軸にした一般内科を経験できたことは、その後の私の働き方に大きな影響を与えたと思います。臨床現場はとてもやりがいがあり、患者さんが軽快して「ありがとうございました」と退院されていくことにも、大きな喜びを感じていました。

　一方で、大学院生中にやりかけていた研究テーマもあり、週に半日程度大学で研究も行っていました。あるとき、とある国際学会でポスター発表を行ったところ、以前より学会活動でご縁があった米国バージニア大学のGary K Owens教授よりポスドクとしての勤務をオファーされました。ちょうど臨床家としての充実した日々や、家庭のこともあり、海外で基礎研究の道を選ぶか、国内で臨床家としての道を選ぶか、かなり悩みましたが、「こんなチャンスは二度とないだろう」と思い、「やってみたい！　挑戦してみたい！」という気持ちを優先し、渡米しました。

　当時、私の周囲では女性が一人でポスドクとして渡米するのは前例がなく（そもそも女性が大学院に進学するのも少数だった）、自分自身も不安でいっぱいでした。しかし、実際に渡米してみると、当たり前のように女性一人で留学している研究者も数多く、自分の狭い考えを恥じたものです。

　さらに**アメリカでは女性研究者が多く活躍している姿を目のあたりにして、カルチャーショックを受けました**（今でこそ日本でも大学院に進学したり、学会で発表したり、座長をしたりする女性が増えましたが、当時はかなり少数でした）。男女問わず、世界各国から集まった優秀な研究者とともに仕事をすることは、大変刺激的なかけがえのない体験でした。Garyラボでは自由に研究をしてよいという雰囲気で、自分で仮説を立てて実証していくやり方を、さらに深く学べました。

総合診療科への移籍

　帰国後は、循環器内科で研究・臨床を継続していましたが、出産の機会を得ました。出産直前に論文

バージニア大学のロタンダと学生寮。バージニア大学は、アメリカ独立宣言の起草委員およびアメリカ合衆国第3代大統領を務めたトーマス・ジェファーソン（Thomas Jefferson）によって設計・設立された大学で、世界遺産に登録されています。

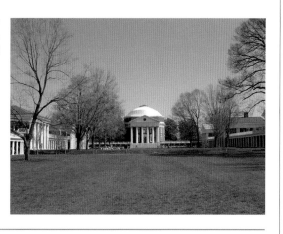

を投稿し、出産直後に共同研究者の力をお借りしてリバイス、どうにか論文がacceptされましたが、この時点で将来どのようなキャリア形成をしていくかについてとても悩みました。育児が楽しく、一方で体力的には大変で、少しフルタイムの仕事から離れてみようかな……などと本気で考えていました。

そのようなとき、当時の総合医療学教授の田村遵一先生（現・名誉教授）から、お声をかけていただきました。田村先生は私が研修医時代にローテート研修にいったときの指導医でした。患者さんを全人的に診る医療の大切さを感じていましたので、アカデミック・ポジションを用意していただけることに大変感銘を受け、お引き受けしました。振り返って考えると、この出来事は私にとって大変大きなターニングポイントでした。このポジションについては、それまではまったく考えてもいなかったのにもかかわらず、総合診療という領域に一歩足を踏み入れてみると、大変奥深い分野ですっかり「ハマって」しまいました。気が付いてみれば十数余年勤務し、今では指導する立場となっているのですから不思議なものです。

私にとって本当に有難かったことは、大学附属病院の総合診療の臨床に加えて、「今まで通り基礎研究を続けてよい」と田村教授より言っていただいたことでした。家庭のことも十分考慮していただけました。当時の循環器内科の倉林教授と、総合医療学

の田村教授には**「ペースダウンしても続けることが大切」**と言っていただき、だからこそ、ポキッと折れずに今まで仕事を継続できたのだと思います。

この経験もあり、現在の総合医療学講座・総合診療科で働くスタッフには、人生のさまざまな経験（出産・育児・介護・自身の病気など）を大切にし、仮にその間はペースを落とすことになったとしても、仕事は継続していくことに関してのサポートを常に心掛けています。

私が総合診療医として勤務を始めたころは、専門医制度の始まる前でしたので、「総合診療医とはなんぞや」と、医学界で議論がされていたころでした。やがて新しく19番目の基本領域に総合診療専門医が位置付けられました。そのころ、私は医会長という立場であり、専門医育成のために、群馬県や埼玉県北部の多数の医療機関と連携し、専門医育成のためのプログラムを構築させていただきました。この経験は地域医療を考えるうえで大変貴重なものでした。

総合診療の面白さは、「全人的医療」「多様な医療」「連携」で、いわゆる教科書通りでない未分化で多様な訴えの患者さんと向き合うとき、総合診療医的なものの見方や考え方を体得することが、すべての医療者にとって必要なものと考えています。そのため、現在も教育には特に力を入れています。

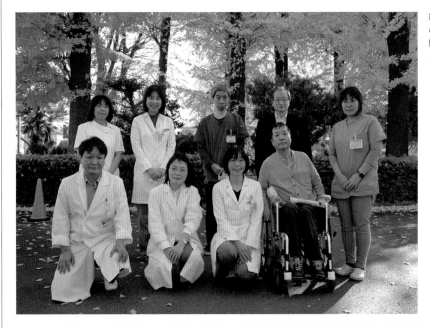

総合診療科のスタッフと銀杏の下で。人生のさまざまな経験が多様性を育む土壌になると思います。継続は力なり。

基礎研究か臨床の現場か？
自分の専門領域を変えるべきか？
仕事か家庭か？

「病気の原因を探る」ために基礎研究を一生懸命やってきたことは、ものの見方や考え方を養うために、きわめて大切だと考えています。また、自分の考えを正確に表現すること、世の中に新しい知見を発表し、貢献することの手段を学ぶこともできます。基礎研究を続けるか、臨床の現場に戻るかということは迷うところだと思いますが、**二者択一ではなく、両方の道を歩むことで、幅広く物事を見ることができる**と思います。私は両方に強い関心をもち、その時期その時期に応じてその配分を変えて継続してきました。

もちろん、一つのことをじっくりと続けていくことはとても大切と思います。ただ、今思うとさまざまな経験をしたことが、現在の私につながっているのではないかと思っています。それは、仕事のことばかりではありません。私の場合、結婚、出産、子育て、親の看護や介護を行うことにより、人と人、地域とのつながりを強く意識するようになりました。また、海外で生活したことにより、多様な人々の生活様式や考え方も経験することができました。

「フラフラ」が今の自分を形成

先日、長男が読んでいた、ノーベル賞受賞者の益川敏英先生が書かれた本に次のような一節がありました。「僕自身、常に何かにあこがれ、何かの夢中になって、好奇心のおもむくままにフラフラとしてきました。でも、今振り返ると、このフラフラがけっして無駄にはなっていないと思えるんです」[1]。私もときには「仕事やめようかな……」などと迷いながら、自分の好奇心を優先しながらフラフラしておりましたが、このフラフラが総合診療医としての今の自分を形成したのかもしれません。主な表現型が基礎研究、臨床、教育など、どのようになっても、根底に「目の前の患者さんのお役に立ちたい」という利他心の思いは変わらず、これから私にどのような出会いがあり、どこに重点を置きながら変化していくのか、楽しみでもあります。

もっと知りたい！

群馬大学大学院医学系研究科 総合医療学 HP	
群馬大学ダイバーシティ推進センター HP	
小和瀬先生の researchmap	
参考書籍『15 歳の寺子屋 「フラフラ」のすすめ』（講談社）	

SHIMIZU's EYE 隣の県で度々の交流とご指導を賜り、ご高配に感謝しています。初めて小和瀬先生のキャリアを拝読し、海外の留学のことなどとても共感いたしました。

> 自分の好奇心を突き詰める、
> オンリーワンな医師になりたい！

自分にしかない、ユニークでやりがいのあるプロフェッショナリズムを作る

これからの時代を生きるための
キャリアデザインとキャリアドリフト

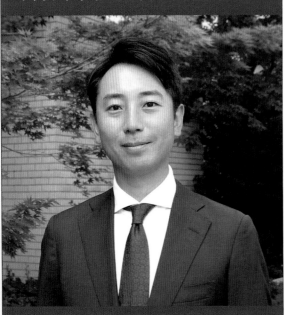

鈴木幸雄 先生
Yukio Suzuki

コロンビア大学メディカルセンター産婦人科
婦人科腫瘍部門 博士研究員
横浜市立大学産婦人科学講座所属

2008年 旭川医科大学医学部卒業。2020年 横浜市立大学大学院卒業。医学博士。横浜市立市民病院で初期研修後、横浜市立大学産婦人科学教室に入局。横浜市立大学附属病院、手稲渓仁会病院を経て、2020年 横浜市立大学附属病院助教。2018年には横浜市医療局にがん対策推進専門官として出向。2021年より現職であるコロンビア大学メディカルセンター産婦人科 婦人科腫瘍部門 博士研究員を務める。現在、日本専門医機構理事、厚生労働省「医師の働き方改革の推進に関する検討会」構成員、関連する各種会議の外部委員などを務める。また、現在、在米日本人の健康と医療を支えるNPO「FLAT・ふらっと」の共同設立者として理事を務める。専門は、婦人科腫瘍、女性医学、臨床疫学。

私は今年（2023年）に医師16年目を迎えました。産婦人科医を軸足に、さまざまなキャリアを歩んできた私は、いわゆる医局に所属しながらユニークなキャリアを歩ませていただいています。その経緯や実際についてここで紹介していきます。

特に4つの大きなチャレンジ（キャリアドリフト）について、私の辿ってきた道を順番にお話ししたいと思います。人があまりしていないことへの挑戦を繰り返してきた結果、15年後のキャリアはどうなっていったのでしょうか？

医師を志した動機、そして産婦人科への誘い

まずは、なぜ産婦人科を志したのかというところから話を進めましょう。今でも本当によく聞かれる質問です。私の特技は"野球"でして、高校生、大学生時代は右腕を鳴らしていました。高校時代には監督から「東大に入って六大学で勝負してみたらどうだ？」と薦めていただきましたが、どこかで将来の自分の限界を感じていたとともに、プロ野球の選手を医療的な側面から支える仕事に就きたいと考え、医学部を目指したのが医師になるきっかけでした。

医学部に入ると、野球漬けの毎日を過ごし、気付けば医学部5年生に。そこで臨床実習に入るとスポーツ整形だけでなく、さまざまなやりがいのある仕事があることに気付きます。せっかく医師になるのだから、一度フラットな気持ちで考えてみよう。そうしたときに、生と死に同時に向き合っていく産婦人科医の仕事が大変魅力的に映ったのです。

大学生のときに面倒をみてくれた先生から受けた刺激も大きな動機となりましたが、気付けば人間の人生に寄り添う産婦人科の特性にすっかり魅了され、医学部6年生の夏ごろには、産婦人科に進む気持ちが確固たるものとなりました。

私のサブスペシャリティ選択

産婦人科と一言にいってもさまざまな専門領域があります。私は欲張りなもので、周産期にも生殖医療にもがん診療にもかかわりたいなどと考えていましたが、自らが診断から手術、化学療法、そして終末期までを診ていく婦人科がん診療を一生の生業としていこうと、医師4年目ころには決めていたと思

います。特に当時は複雑で高度ながん手術を、腹腔鏡手術でできるようになりたいというのが大きな目標だったように思います。

こうして、医師4年目（産婦人科2年目）で婦人科がんをサブスペシャリティとしていくためには、どのような資格、キャリアが必要かを具体的に考えるようになりました。まずは産婦人科専門医を取得し、その後婦人科腫瘍の専門医を目指し、どこかで大学院に行ってがんの基礎研究を、と漠然ながらも自分の医師の将来のキャリアをイメージし、デザインしていきました。

キャリアデザインと
キャリアドリフトとは？

自分の将来のキャリアにデザインは必要です。計画性をもって進めていく、将来こうありたいという自分の目標を立てる、こうしたことに大きな異論はないと思いますし、自然に生まれてくるものでもあると思います。あえてうまくデザインするためのTipsを付け加えるとしたら、例えば大きな数十年後の到達点からバックキャストして、今やるべきことや1年後、2年後にやること、5年後に到達しておきたいところのマイルストーンを作っておくことです。つまりキャリアデザインとは逆算的、計画的に進めていくことです。

しかしながら、自分にしかない自分のユニークでやりがいのあるプロフェッショナリズムを作るためには、もう一つ大事な考え方があります。それがキャリアドリフトです。**マイルストーンは人生において必ずしもそこを通ることがベストとは限りません。**令和の時代、そしてその先へとさらにバウンダリーレスの時代が加速していくことは間違いないでしょう。これは、経営学者である金井壽宏さんが2002年に書かれた著書のなかで「職務、業種、組織、家庭等の壁を越えて動くキャリア」と説明しています。つまり、多様化、境界線のないバウンダリーレスの時代を生きていくわれわれにとって、よりよいキャリアを歩むためには、既存の境界を越えていくことが大切であるということです。

キャリアデザインとは、偶然や運命も大切にして自分が考える枠組みから出てみるというキャリアの積み方です。しかし、この一見無計画で唐突なキャリアが自分を成長させ、自分のよりよいキャリアを

叶えるためのイノベーションを起こしてくれるのです。

1つ目のドリフト＝国内留学

さて、私が経験したキャリアドリフトを一つ一つみていきましょう。まず私は医師4年目に婦人科がんの道に進むことを決めたとき、まず手術がうまくなりたいと強く思っておりました。そんなとき、当時の私の上司から北海道大学医局との雑談のなかで、「いつか人事交流でもしてみたいね」という話が出たと聞きました。実は北海道大学の関連病院である手稲渓仁会病院は、産婦人科領域では日本でも有数の手術件数、特に腹腔鏡手術の件数を誇ることを知っておりました。後日、「専門医がとれる医師6年目以降に是非チャンスがあれば行きたい」と申し出たところ、話がとんとん拍子に進み、翌年の医師5年目（まだ後期研修医）から札幌に行くことになりました。

私にとって国内とはいえ、まったく違う環境で働くことは期待以上に不安も大きかったです。実際に行ってみるとこれまで自分が得た知識・技術を、根拠をもって説明できず、未熟さを露呈し、一つ一つの考え方の何が違うのか、何が最善なのかを考えるようになりました。また、同時にいわゆるハイボリュームセンターのなかで、通常ではなかなか経験できない数の手術（年間300例近い執刀）を任せてもらえ、そしてチャレンジ精神を重んじる診療スタンスの病院に身を置くことで、自分の日々の臨床へのアプローチが変わっていくことを実感しました。

違う会社に出向したのと同じこの経験は、スポンジ状態の私にとって、3年以上の価値があったように思います。この3年間の"国内留学"は、まだ若かった私にとって刺激的で、視野が大きく広がるきっかけになりました。

2つ目のドリフト＝
社会人大学院生?!

医師8年目から再び大学附属病院に戻ることになった私は、事前にどのようなキャリアを進めるか色々悩んでいました。当初はがんの基礎研究をして海外での研究も経験したいと考えていたわけですが、国内留学に行ったことにより、サブスペシャリ

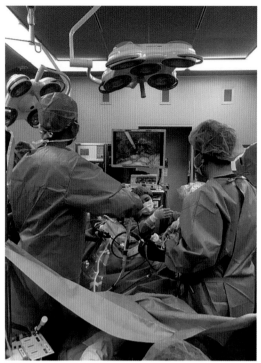
腹腔鏡手術中。

そして腹腔鏡技術認定医を順調に取得することができたものの、地力をさらに蓄えるために、がんについて何か自分にしかできない仕事をしていくために、何が次に必要なのかを考える日々でした。

また、大学院研究では、「子宮頸がん等のHPV関連疾患予防における健康行動理論の構築」というテーマで医師12年目に博士号を取得することになるのですが、自立した研究力のなさを自覚するとともに、臨床研究の分野で生きていくためには相応の研鑽が必要だとも考えるようになりました。結局、当初思い描いていたがんの基礎研究への道からは大きく離れることとなり、路線変更を余儀なくされたわけです。

3つ目のドリフト＝
地方自治体へ出向？

大学院4年生になる直前の冬だったと思います。今後のキャリアに悩んでいた私は、横浜市役所医療局という医療政策を立案する部門の方とお会いする機会がありました。これまでも厚生労働省に医系技官として出向する先輩は身近にもいたものの、地方自治体に行くという発想は一ミリもなかったのですが、新しい試みとして地方自治体で医療の仕組みを学んでみようというシンプルな動機で1年間チャレンジすることを決意しました（医師11年目）。

これが私の大きなターニングポイントとなりました。周りからは相当なスピードでドリフトしたようにみえたでしょう。横浜市では、がん予防の啓発やがん教育のみならず、医療とはまったく関係ない分野の仕事まで経験することができました。そこで出会った方々は、このドリフトがなければ出会うことはなかったと思いますし、医療現場では学べない多くのことを学びました。

特に地方自治体のなかで行動経済学の考えを基にして政策を考える「ナッジ」の考え方を広めていく団体（YBiT：Yokohama　Behavioral insights and Design Team）の立ち上げにかかわったことで、私の大学院研究にも大きな付加価値を見出すことができました。その後、ナッジの視点を盛り込んだ子宮頸がん予防啓発効果を検証する2つのRCT（ランダム化比較試験）の実施と論文出版につながっていきます。

さらに、横浜市では2018年、私が出向したとき

ティ（婦人科腫瘍）の研修、取得に必要な症例数がかなり進んでいました。一般的によくあるパターンは、大学院できちんと研究をし、場合によっては海外留学を経験し、大学に戻ってサブスペシャリティ取得を目指すという流れだと思います。私が所属する医局でも、今も昔もその流れでキャリアを進めていくことがほとんどです。しかし私のそうした事情から、まず社会人大学院生として2年でのサブスペシャリティ取得を目指し、その後研究に専念するというようなイメージで上司と相談をしていました。

しかしながら、これまで私の所属する医局では、診療しながら大学院生としても研究を行うというスタイルはなかったため、自分も周りもベストなバランスのとり方を見つけるのに、非常に苦労しました。実際には研究を進めることも地に足が付かず、じっくりと研究力を付けていくことができず、研究日を設定しても結果として診療を行う日々が多く、歯がゆい毎日を送る数年を過ごしました。どのようにしたら自分の研究力が上がるだろう？　自分の研究の専門性は？　と考えたときに、医師10年目にしていったん自分の歩みが止まってしまったような感覚に襲われました。

幸い、サブスペシャリティに関連する資格は婦人科腫瘍、細胞診、女性ヘルスケアの3つの専門医、

にレセプトデータベースの分析を一から始めるという段階で、ビッグデータ事業の始動にも大きくかかわりました。そこでは、短報ではありますが、複数本の論文を出版することができ、地方自治体からもエビデンスを創出できるんだという意気込みで仕事に取り組んでおりました。

当初は横浜市に行くということで、政治家にでもなるのか？　と揶揄されることもありましたが、私にとっては臨床現場を少し違う角度から、社会の広い視点から見つめる、非常に貴重な時間を過ごすことができました。

4つ目のドリフト＝
（connecting the dots）
臨床研究の分野でアメリカに挑戦、
えっ、でもニューヨーク?!

さて、医師12年目を迎えた私は海外挑戦への夢が捨てきれず、道を模索します。これまで基礎研究をしていなかったことから、一からそこに飛び込む勇気も出ません。ただ一つ自分のなかにあったのは、良い臨床医、指導者になるために臨床に直結する仕事がしたいという思いでした。

そこで自分の専門性を臨床研究分野に求めることにし、何人かの先生のリレー、推薦のおかげもあって、産婦人科領域でビッグデータ分析の第一人者である現在のボスにたどり着いたのです。研究のことは少しコラムで紹介することとしますが、私がこちらで与えられた仕事は"米国レセプトデータベース"を用いた研究でした。そして内容は、私が手稲渓仁会病院にいたときに分析していた、外科的閉経後患者やがん患者におけるホルモン補充療法に関するものでした。Steve Jobsがかつて自分のキャリアについて言った"connecting the dots"がまさに起こった瞬間です。まさに今、**これまでドリフトで得られた経験の点が結び付いてきたのです。**そしてようやく自分の進むべき方向性に確信と強い希望をもつようになりました。

ただ、臨床研究で海外に行く前例はまだまだ少なく、これはまさに現在進行形の大きなチャレンジになっています。この経験をさらに後輩に還元していきたいですね。

しかし、大きな誤算はつきものです。まさかニューヨークで生活するなんて想像もしていなかったですし、お金の準備も10年くらいかけてしてきたものの、勝手に地方都市をイメージしたものでした。世界的なパンデミックの影響、世界的な経済変動の影響などを文字通り肌で感じながら、今現在も、本当に苦しみながら異国の地で研究生活を送っています。貯蓄を使い切る生活はスリリングですが、やはり日本の未来の医療を引っ張る気概をもつ研究者たちが日々の生活、将来を心配することなく研究に没頭できる環境を、いずれは作っていく立場になりたいと思っています。

若手・中堅の立場での
重要な会議体委員への任命

時系列からは少しそれますが、2018年に時計を戻します。神奈川県産科婦人科医会には、「神奈川県若手産婦人科医の会」という組織があり、医師の働き方について定期的にセミナーを開いて勉強会を

地方自治体出向のすすめ

医師には、行政機関で一定期間保健医療にかかわる制度作りや、事業運営に従事する仕事があります。多くは厚生労働省への医系技官出向をイメージすると思いますが、期間限定で出向する選択肢として地方自治体は非常に魅力的です。住民へのタッチポイントをもっている自治体が、どのように医療の仕組みを整え、市民の健康を守っていくかを病院以外から見つめる経験は、必ず医師人生に大きな役割を果たすと信じています。

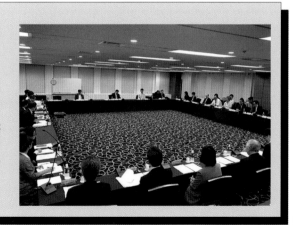

行っていました。時を同じくして、ちょうど国では医師の働き方改革の議論が始まっており、会議を頻繁に傍聴し、推移を見守っていました。

ある集まりで神奈川県の取り組みを紹介し、知り合いになった厚生労働省の方とやり取りするうちに、「国の検討会に参加してみないか」と誘っていただくことになり、2019年7月には正式に「医師の働き方改革の推進に関する検討会」の構成員を拝命しました。構成員はいわゆる各団体や立場を代表する方々ばかりで、一医師である私は当初萎縮しておりましたが、**若手・中堅の勤務医の立場で国の重要な政策決定に携われることにやりがいを感じるようになり、それ以来高いモチベーションをもってかかわっております。**

また、こうしたことがきっかけとなり、ほかにも医学教育に関する会議や働き方改革の啓発に関する会議の構成員にも任命いただきました。また、2022年からは日本専門医機構の理事を務めることとなり、医師16年目としては大変貴重な経験をさせていただいています。これも、これまでのドリフトから得たユニークなキャリアからチャンスをいただいたものだと信じています。

"私だけの医師キャリア"を

医師のリアルは千差万別です。これからさらに多様化していくでしょう。

医師は魅力的な仕事です。是非キャリアデザインとキャリアドリフトの両面から進むべき道を模索し、その先には経験が結び付き、線・面となって、"私だけの医師キャリア"を歩んでいけることになるとよいですね。

もっと知りたい！

鈴木先生の researchmap	
鈴木先生の twitter	
FLAT・ふらっと HP（鈴木先生が運営する NPO）	
横浜市立大学大学院医学研究科 産婦人科学 生殖生育病態医学 HP	
PubMed（研究業績）	

臨床研究留学のすすめ
（Health Services and Outcome Research とは？）

臨床研究からエビデンスを生み出すゴールドスタンダードはやはり RCT でしょう。しかし、エビデンスはピラミッドではなく、パズルででき上がります。多様な患者集団のなかで実際に行われている治療、実際に受ける治療効果というものは、データベースからでしかみえません。Health services and outcome research とは、リアルワールドデータを用いて実際の多様な患者における最適な治療、最適なタイミング、最適な方法を見つける研究分野です。こうした視点でエビデンスを生み出していきます。今後はこうした臨床研究留学も増えていくと期待します。

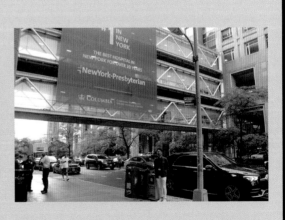

NISHIZAKI's EYE　先生の「唯一無二の医師キャリア」に大変魅力を感じました。まさに、"connecting the dots" を目の当たりにし、感激しました。その背景には「常にチャレンジ精神を持ち続ける強さ」があるのだと思いました。

172

自分の好奇心を突き詰める、オンリーワンな医師になりたい！

「失敗」があなたの オリジナリティーを 強くする

好きなこと、得意なことを発信する大切さ。

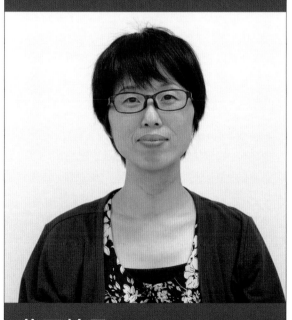

柴田綾子 先生

Ayako Shibata

淀川キリスト教病院 産婦人科専門科

名古屋大学情報文化学部を卒業後、2011年 群馬大学に学士編
入し卒業。世界遺産15カ国ほど旅行した経験から母子保健に
関心をもち、産婦人科医となる。沖縄で初期研修し、2013年よ
り現職。女性の健康に関する情報発信やセミナーを中心に活動。
著書：『女性の救急外来 ただいま診断中！』（中外医学社、
2017）、『産婦人科研修ポケットガイド』（金芳堂、2020）、『女
性診療エッセンス100』（日本医事新報社、2021）、『明日からで
きる！ウィメンズヘルスケア マスト＆ミニマム』（診断と治療社、
2022）。

失敗から始まった

　私は特に目を見張るような経歴はありません。家族・親族に医療者はおらず、帰国子女ではなく、留学も入局もしておらず、研究も論文も特にめぼしい経歴のない、市中病院の総合産婦人科医です。ところが、こんな私でも「おもしろい」と、本企画のようなお誘いをいただけることが多いです。そこで、学歴もコネもない臨床医のキャリアを個性的にした要因について考えてみたいと思います。

医学部受験に失敗し、医学部編入後にも留年する

　人生とは、うまくいかないことばかりです。スタンフォード大学のクランボルツ教授らのキャリア理論：計画的偶発性理論（planned happenstance theory）では、人のキャリアの8割は予想しない偶発的なことによって決定されていたと報告しています[1]。

　たとえば、私の場合は、医学部受験を舐めていたので、高校時代の医学部受験には失敗し、情報文化学部に入学しました。挫折でしたが、このときにありとあらゆるバイトをし（コラム）、アジアや南米など10カ国ほどをバックパッカーで旅行したことが、視野や考えを広げる素地になりました。

　4年制大学卒業後に医学部の編入試験に合格し、晴れて医学生になりましたが、授業についていけず、教室の後ろで寝ていることが多く、試験前に友人にノートを借りまくって怒られました。医学部5年で留年し、2回目の挫折を味わいます。この1年を無

ありとあらゆるバイト

　所属する大学の食堂、塾講師、家庭教師、深夜のファミリーレストラン、年末の年賀状の仕分けと配達、パン工場でのライン作業、清涼飲料水の工場ライン作業、スーパーでの飲食物の売り子、ホテルでの部屋清掃や食器洗浄、コールセンターでの電話オペレーター、道路での看板持ちなどのバイトをしました。

駄にしたくないと、周囲に見栄を切って米国の医師国家試験USMLE（United States Medical Licensing Examination）を受験し、在学中になんとかSTEP1とSTEP2CK、CSに合格しました。ゼロからのUSMLEの勉強は相当に四苦八苦し、CSは1回不合格になり、2回目でやっと合格しました。医師になるのは1年遅れましたが、あとから振り返ると、医学英語を徹底的に勉強した1年は、その後のSNSや論文での情報収集に大きく役立ったと思います。

人生は計画／予想した通りには進みません。でも、だからといって何もせずに流れに身を任せていると、チャンスは逃げてしまいます。計画的偶発性理論を提唱したクランボルツ教授はopen-mindedness（ほかの人の意見や新しいことなどに心を広げておく）こと、チャンスをつかむためには以下の5つが重要だと提案しています[1]。

①好奇心（curiosity）：新しく学ぶものを常に探す
②粘り強さ（persistence）：挫折しても努力を続ける
③柔軟性（flexibility）：周囲の変化に合わせて柔軟に態度や状況を変える
④楽観主義（optimism）：達成可能な新しい機会を探す
⑤リスクをとる（risk taking）：不確実ななかでも行動を起こす

人生では、思い通りにならないことや挫折を感じることがありますが、そのようなときこそ「今できることをやってみる」という精神が、のちのちに役立ち、あなたの人生のオリジナリティーを高め、「おもしろい」キャリアになるのではないでしょうか。

自分の「好きなこと」「得意なこと」をキャリアに重ねていく

キャリアは計画通りにはいかない。じゃあ、どうやってキャリアを考えればいいのだろうか？　一つのヒントとして、元リクルートで中学校と高校の校長も務めた藤原和博さんの「3つの三角形」があります。

キャリアにおいて、1つの軸を極めることも、とても素晴らしい一方、希少性を高めることで「自分だけの得意領域」を作るというキャリア設計の方法もあります。これは最初のキャリアの軸（専門性）に、2本目、3本目の軸を加えて、自分だけの希少性（オリジ

ナリティー）のあるキャリアを作る方法です（図1）。

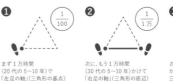

❶ まず1万時間（20代の5〜10年）で「左足の軸」（三角形の基点）をつくります。

❷ 次に、もう1万時間（30代の5〜10年）かけて「右足の軸」（三角形の底辺）をつくります。

❸ さらにもう1万時間（40〜50代）かけてできるだけ遠くに踏み出し、三角形の頂点をつくって「大三角形」を形づくります。

図1　藤原和博氏のキャリアの「3つの三角形」

[3つのキャリアを掛け算して100万分の1の人材になる――藤原和博氏が語る人生100年時代の働き方．GLOBIS 知見録 2018-09-18（https://globis.jp/article/6567）より許諾を得て改変引用]

1つの軸（専門性）を深めるために1万時間かければ、100人のなかの1人に入るとすると、2本目、3本目の専門性を加えることで、掛け算で希少性を高めることが可能です。ここで2本目、3本目の軸に自分の「好きなこと」や「得意なこと」をうまく掛け合わせることができれば、非常に強みを生かせると思います。

例えば私の場合は、最初は一般産婦人科医として診療していましたが、医学生のときに家庭医療や総合診療、プライマリケアに関心が高かったことから、産婦人科×プライマリケアの領域での情報発信やセミナーを意識的に行うようにしました。また、海外の論文を読んでいくうちに、日本ではリプロダクティブ・ライツ（性や生殖に関する自己決定権）や、女性患者の避妊や中絶に関する選択権が遅れていることを知り、情報発信を行うようにして今に至ります。私自身のキャリアの3本目の軸については、現在構想中です。

チャンスは発信しているものに訪れる

人間は思った以上に「他人に関心がない」ので、自分のやりたいことや得意なことは積極的に発信しないと、誰も関心をもってくれません。私はFacebookやTwitterが好きだったので、SNSなどで積極的にセミナーや自分の勉強したことなどを発信するように意識しました。

そのようにすることで「この分野の執筆ができないか」や、「こういうセミナーを依頼したい」など、声をかけてもらえるようになりました。USJを立て直した元P&Gマーケターの森岡 毅さんが著書『確率思考の戦略論』のなかで「認知度を高めるには本の出版が効果が高い」と書いているのを読み、SNS以外の領域への情報発信の手段として本の執筆を開始

し、約1年で1冊のペースで出しました。

女性医師、産婦人科医としての結婚と妊娠について

　女性の場合、キャリアで避けて通れないのが結婚や妊娠です。2013年の論文ですが、20～59歳の女性医師のうち、約48％が未婚であると推定されています（男性医師は15％、女性看護師は33％、男性看護師の37％が未婚）[2]。また、産婦人科医的視点からは、女性の妊孕性は年齢とともに低下し、体外受精を利用しても35歳以降での出産率は20％以下になります（図2）[3]。

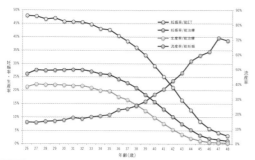

図2　生殖補助医療(ART)における妊娠率・生産率・流産率
[公益社団法人日本産科婦人科学会：2020 年 体外受精・胚移植等の臨床実施成績．ART 妊娠率・生産率・流産率 2020（https://www.jsog.or.jp/activity/art/2020_ARTdata.pdf）より許諾を得て改変引用]

　私自身が産婦人科に専門を決めたのは医学部6年生のときであり、初期研修や後期研修中は、特に結婚や妊娠の希望はありませんでした。

　専門医を取得する段階で結婚について考えるようになり、カップルのマッチングサービスに登録し、今の旦那（非医療者）と出会って約1年で結婚しています。私自身に妊娠の強い希望はなく、もともと特別養子縁組に強い関心があったため、現在は特別養子縁組を行う準備をしているところです。

　女性の場合、男性と比較し、ライフステージである妊娠・出産がキャリアに与える影響が非常に大きいです。そしてジェンダーギャップの大きい日本では、妊娠・出産した女性の家事・育児の負担が非常に大きいです。

　残念ながら日本では、妊娠・出産した女性医師は、実家や職場の周囲の理解やサポートが得られない環境では、一時的に仕事やキャリアをお休みすることを選択せざるを得ないかもしれません。そんな状況でも、**将来の妊娠や出産を「想定して」、女性がキャ**

リアを諦めたり、自分の本当にやりたいことを妥協する必要はないと思っています。これはFacebook（現・Meta）COOのシェリル・サンドバーグの本『LEAN IN（リーンイン）女性、仕事、リーダーへの意欲』やTED talk（何故女性のリーダーは少ないのか）を観ていて強く感銘を受けたからです。私自身も後輩の女性医師の妊娠・出産と仕事との両立を応援/支援する役割を担いたいと思っています。

これからの医療と自分の夢 / 将来

　私自身は今「キャリアの第3の軸」を探しているところです。コロナ禍において、日本の医療と社会は大きな変革の岐路に立たされていると感じます。人口減少と少子化、患者数の急激な変動による医療機関の負担と医療費の増大、診療内容や医師―患者関係の変化、医師の働き方やライフスタイルの変化……それらの変化は私達の価値観の変化に伴ったものであり、医療だけ「昔のやり方」を固辞することはできません。コロナ禍をチャンスととらえ、新しい時代と価値観に合わせた変化ができるかが問われているのだと思います。

　そのなかで私自身は「医師の働き方改革」がレバレッジポイントではないかと考え、情報発信を行ってきました。医師にも時間外労働の上限規制が始まる2024年に向け、持続可能な医療社会制度の構築に役立ちたいと動いているところです。

キャリアに「ロールモデル」は必要か？

　さて、キャリアにおける「ロールモデル（キャリアや人生において、考え方や行動が目標や規範になる人）」について質問を受けることがあります。**私自身は、キャリアに再現性を求めることはできないという考えであり、特定の人をロールモデルにしなくてもよいのではないかという立場です。**逆に、○○の部分については▲▲さん、□□の部分については▼▼さん、のようにいろいろな人を参考にしたり、「いいとこ取り」をして真似ていくスタイルでいいのではと思っています。

　私自身は、「産婦人科×プライマリケア」や、「SNSなどでの情報発信や本の執筆・勉強会開催」、「女性のヘルスケアやリプロダクティブ・ライツに関する情報発信」などをよいと思って、真似してくれる後

輩がいたら嬉しいです。

どうやって「キャリア」を決めるか
悩んだときに

やりたいことがわからない、キャリアで何を選べばいいのかわからないという悩みは、よくあることです。実際には、自分の進みたい道をサクッと決められる人のほうが少ないのではないでしょうか？多くの人は、いろいろなことを「とりあえずやってみて」、自分に合う・合わないを試行錯誤して選んでいくように思います。だからキャリアで失敗を恐れる必要はないし、キャリアに効率を求めなくてもいいのではと思っています。

1つのヒントは、スペイン生まれで日本在住のHéctor Garcíaさんたちの「IKIGAI（生きがい）」のコンセプトです（図3）。人生においては、仕事だけが「生きがい」ではありませんが、やりたいことを見つけるヒントとしては、①自分の好きなこと、②自分が得意なこと、③社会的に求められていること、④お金になるもの（価値が生まれるもの）の重なりを意識して探すといいかもしれません。「自分の好きなことを仕事にできるか」論争は、自分の好きなことを社会的ニーズにうまく合わせて近づけていくことができれば仕事になる、というふうに考えることができます。

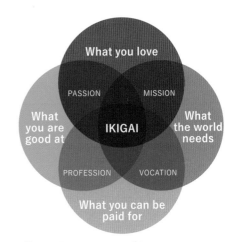

図3 「生きがい」のコンセプト
(Héctor García: Ikigai: The Japanese Secret to a Long and Happy Life. Penguin Life, 2017. より作成)

参考資料
1) Mitchell KE, et al: Planned Happenstance: Constructing Unexpected Career Opportunities. Journal of Counseling & Development 1999: 77; 115–24.
2) 西 基：医師・看護師の婚姻状況. 北海道医療大学看護福祉学部紀要 2013：20；37–40.
3) 公益社団法人日本産科婦人科学会 登録・調査小委員会. 2020年ARTデータブック.
https://www.jsog.or.jp/activity/art/2020_ARTdata.pdf

いつも何をやっているの？

「何かいろいろやってて忙しそうだけど、いつも何をしているの？」はよく言われます。

答えは、インターネットサーフィンやSNS、本（主には一般ビジネス書）、旅行など大したことはしていません。私自身は、医療の外の情報にアンテナを張っておいて社会の変化を早く感じたいという希望から、面白そうなものにちょこちょこ首を突っ込んでは出している状態です。これは臨床医師にとっては余計な時間かと思いますが、私のキャリアの2本目、3本目の軸にとっては重要かと思っています。

もっと知りたい！

淀川キリスト教病院	
柴田先生の twitter	
Lavoon 女性の応援隊	
書籍『明日からできる！ウィメンズヘルスケア マスト＆ミニマム』（執筆／診断と治療社）	

SHIMIZU's EYE 独自路線、しかしマイルドで包容力のある柴田先生は学生自体から柔らかくシャープでした。学生時代から、医学教育学会での発表のときからずっと、そしてこれからも応援しています！

YouTuberは
医師のキャリアになるか？

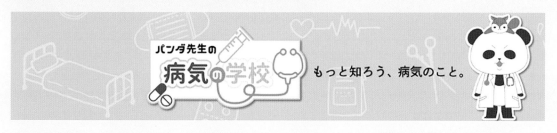

パンダ校長

医師・YouTubeチャンネル「病気の学校」YouTuber

　こんにちは！　私はYouTubeチャンネル「病気の学校」を運営しているパンダ校長というものです。登録者数1万2千人程度（2023年6月時点）の小さなチャンネルにすぎませんが、このコラムでは、これからYouTubeデビューを考えているという若手医師のために参考になりそうなこと、を書かせていただきます。

YouTube配信を
してよかったこと

　私は、卒後20年になる中堅医師で、これまで筆頭で30本ほど、共著を合わせて100本ほどの査読付き英文論文を世に送り出しました。しかし、いくらImpact Factorを積み重ねても、自分の研究成果がどれほど世の中の役に立っているかは疑問でした。これまで自分のやりたい研究をして、発表したいことをプレゼンしてきましたが、果たして世の中のニーズに応えられているのだろうかと思ったのです。ともすれば自己満足の世界に浸りがちな医師の仕事ですが、たとえばYouTubeのような肩書や資格

が役に立たない世界で、自分のやってきた仕事の話が一般の聴衆に「イイね！」と受け入れてもらえるのか知りたかったのです。

　配信を開始してすぐに思い知らされましたが、自分が面白いと思って精魂込めたプレゼンがまったく見向きもされないことがしばしばあります（笑）。一方で意外なトピックスが好評を博すこともあります。動画アナリティクスの解析結果をみると、30分ほどの動画で最初の3分以内に半分以上の視聴者が離脱しています。シビアな現実を知るとともに、自分のこれまでの仕事を俯瞰して考えるよい機会になったと思います。

これからYouTube配信に
チャレンジされる方へ

　大切なポイントはいろいろありますが、ここでは3つお伝えします。

　①チャンネルの目的を明確に、②継続は力なり、③YouTubeそのものから収益は期待できない、ということです。

　まず、現在発信している医師のチャ

ンネルをいくつか見て、どんなチャンネルやトピックスが人気なのかリサーチしましょう。私が始めた当初、多くの医師が実名で発信していましたが、「〜は危険！」とか「〇〇をやるな！」といった不安を煽りつつ、自分のクリニックや病院の宣伝をするというスタイルが多いと感じました。

　そこで、同時期に人気を博していた中田敦彦さんの「YouTube大学」という教育エンタメチャンネルをまねて、義務教育で教わらない医学のことを、まるで小学校の授業のように「できるだけ体系的に、面白く」伝えるチャンネルを作ろうと思ったのです。また、実際には医療者が患者さんに「言いにくいこと」をズバズバと言ってしまうチャンネルにしたかったので、匿名で発信することにしました。

　私は匿名で配信していますし、チャンネルのコンセプトが伝わりにくかったようで、最初の数カ月は伸び悩んでいました。登録者数が200人を超えた辺りからは、毎日順調に増え続けましたので、まずは200人というのが第一関門になるでしょう。

匿名でなければ、知り合いや患者さんに登録してもらうことで、より初速をつけやすいと思います。

チャンネルの露出を増やすためには、とにかく毎日動画をアップロードするとよいといわれています。とはいっても、フルタイムの臨床医をやっていますので、毎日は難しい。最初は週に2～3本と頑張っていましたが、現在は週に1本長編を配信し、残りの平日にショート動画を上げるようになりました。なかには炎上商法で動画を拡散させようとする人もいますが、多くのYouTuberが失敗して消えていきました（笑）。

医療で勝負する時点で、短期間に一気に伸びるということはないと思います。一定の質を保ちつつ、コンスタントに配信していくという、地味な努力が必要なのだと思います。ただ、そうして得られた視聴者さんは、毎回とても熱心に見てくださるので、モチベーション維持につながります。

さて、気になる収益ですが、登録者1,000人以上など一定の条件をクリアすると、Googleから収益を受け取ることが可能になります。収益の額がどのように計算されるのかは運営の機密ですし、YouTuberは実際に受け取った収益額を公表してはいけないルールになっています。詳細は差し控えますが、得られる収入は、医師のアルバイトと比較すれば微々たるものであり、YouTuberを本業にするのは現実的ではありません。しかし、新しい時代のキャリア形成という点からみると、人気チャンネルを運営している医師というのは、収益以上に大きな価値があります。自分の領域のトップジャーナルに論文を発表しても、果たして何人の人が読んでくれるでしょうか。自分の発信が、タイムリーに数千、数万人の一般の方々の目にとまるというのは、普段病院に閉じこもっていて外の世界とのつながりが希薄な医師という職業にとって、とても価値のあることだと私は思っています。

チャンネルを育てて老後の楽しみに

現在、動画作成は1動画3時間までと決めて毎週継続しています。時間に余裕があるときは週に2本くらい配信できるのですが、科研費申請のシーズンなどは配信できない週もあります。ただ、頑張って作成したスライドは、ほかの用途にも利用できますし、自分の医学的な知識の整理としてもよい機会です。

この2年で自分のプレゼン力は、かなり鍛えられたのではないかと思っています（笑）。また、夜な夜なコメント欄に書き込まれる質問に答えたりしながら、会ったことのない患者さんとやり取りするのも楽しみの一つです。

今後も、ほそぼそとチャンネルを育てていき、老後の楽しみにしたいと思っています。

YouTubeチャンネル「パンダ校長の病気の学校」、
ブログのまとめ記事はQRコードからどうぞ。

YouTube　Blog

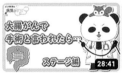
【大腸がんで手術と言われたら（ステージ編）】

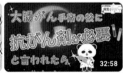
大腸がん手術のあとに抗がん剤が必要と言われたら

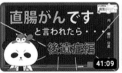
【直腸がんですと言われたら（後遺症編）】

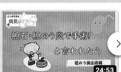
【胆石・胆のう炎で手術と言われたら（胆のう摘出術…

NISHIZAKI's EYE パンダ校長の卓越したプレゼンテーションスキルには、いつも感心させられっぱなしです。私がこのコメントを記載している2023年6月11日には、チャンネル登録者数1.19万人と1万人以上の大台を達成されておりました。大変勉強になるコンテンツが揃っております。

Column

梅毒と私

宮里悠佑先生
Yusuke Miyazato
橋本市民病院総合内科 副医長

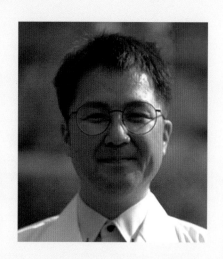

2012年 大阪大学医学部医学科卒業。2017年 諏訪中央病院内科、2019年 国立国際医療研究センター病院 国際感染症センターフェロー、プライベートケアクリニック東京、しらかば診療所（在職中）を経て、2021年 京都大学大学院医学研究科社会健康医学系専攻、橋本市民病院総合内科。

私は12年目の内科医で、現在は市中病院に総合内科医として勤務しつつ、大学院で臨床研究を学んでいます。私も日々悩みながらキャリア形成（といっても日常業務＋αをしているだけです）を行っており、決して人に誇れるような実績があるわけではないですが、このコラムが、「このようなキャリアを歩んでいる人もいる」と、少しでも読者の参考になれば幸いです。

私は初期研修時代に臨床感染症診療に興味をもち、後期研修では臨床感染症に力を入れている総合内科で研修を行いました。その間、さまざまな興味深い症例を経験したのですが、最も印象に残っているのが、HIV感染症を基礎疾患にもつ60代男性でした。ニューモシスチス肺炎やアメーバ性大腸炎を入院で加療している際に、手掌を含めた全身に皮疹が出現しました（写真）。この方は過去に梅毒の治療歴があるMSM（a men who have sex with men）であり、私は真っ先に二期梅毒（再感染）を疑ったのですが、最終の性行為が1年以上前と、発症には潜伏期間が長めであり、行っ

たRPR定量（非トレポネーマ抗体）検査も2.1 R.U.と低値でした。さらに皮膚生検を行いましたが、尋常性乾癬が最も疑わしいという病理結果でした。さすがに梅毒は否定的なのかと思い、HIV感染症に対して抗HIV療法を続けていましたが、その後も全身性皮疹は増悪しました。結局、RPR検査の希釈再検を行ったところ、2300 R.U.と著明高値であり、髄液検査結果と併せて二期梅毒＋神経梅毒の確定診断に至りました。

この症例から、①病歴でのエラー（HIV共感染梅毒の経過は特殊であり、潜伏期間が長くなったり、二期梅毒の再燃を起こしやすい[1, 2]）、②形態学でのエラー（二期梅毒の皮膚所見、病理所見は尋常性乾癬と類似する場合がある[1, 3]）、③検査上のエラー［血清抗体が多すぎることで偽陰性になる場合がある（プロゾーン反応[4]）。このような場合、検体を希釈して再検査を行う］の3つの診断エラーを同時に起こし、臨床家を欺いてくる梅毒という疾患に私は魅了され、もっと深く知りたいと思うようになりました。臨床感染症学の成書[1]

によれば、"syphilology（梅毒学）"という用語があるほど、梅毒の歴史は深く（悪名高いタスキギー研究[5]）は研究倫理においても重要とされています）、微生物学、臨床症状・所見の多様さ（"the great imitator" or "the great imposter"）、検査、治療、先天梅毒など、いずれの観点からも内容が豊富で、実臨床においても興味深い事例、対応に悩む事例が多いです。

この症例は幸い、国際学会で報告することができ[6]、それまで私が苦手で勉強する気も起こらなかった英語

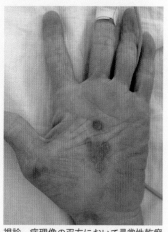

視診、病理像の双方において尋常性乾癬と形態学的に鑑別が困難であった手掌の二期梅毒疹。

に取り組む原動力にもなりました。後期研修を終えた後、私は一般内科のトレーニングを2年間積んだ後、専門機関で感染症のトレーニングを積み、感染症専門医となりました。現在、総合内科医として臨床をしていますが、梅毒への興味は続いており、定期的に性感染症クリニックにおいて、梅毒を含めた性感染症内科としての臨床業務も続けています。

私の場合、「日々の臨床診療で感動する」ということがきっかけとなり、学会活動や論文執筆などを行うモチベーションとなりやすいです。今回は梅毒の例を紹介しましたが、ほかにも日常の臨床業務で感動したこと、疑問に思ったことが症例報告や臨床研究のチャンスになると考えており、臨床での感動、疑問は細かなことでも大切にノートに記録して、ときどき見返しています。

忙しい日常業務の合間を縫って、学会活動や論文執筆を行うことはなかなか困難ですが、自分が「のめりこめる」内容であれば、どんなに忙しい日々のなかでも少しずつ進めることができます。臨床や研究のさまざまな経験を積んでいくうえで、自分が心から感動できる分野が、自分が「のめりこめる」分野であり、医学生、初期/後期研修医などの若い先生方にはそのような分野を見つけるために

も、日常の臨床業務で経験した感動や疑問を大切にしていただきたいと思います。

参考文献

1) Bennett JE, et al. Mandell, Douglas, and Bennett's Principles and Practice of Infectious Diseases, 9th Edition. Elsevier, 2019.
2) Workowski KA, et al. MMWR Recomm Rep 2021; 70: 1-187. PMID: 34292926
3) Wolff K, et al. Fitzpatrick's Color Atlas Synopsis of Clinical Dermatology, 8th Edition. McGraw Hill/Medical, 2017.
4) Liu LL, et al. Clin Infect Dis 2014; 59: 384-9. PMID: 24803377
5) White RM, et al. Arch Intern Med 2000; 160: 585-98. PMID: 10724044
6) Miyazato Y, et al. J Hosp Med 2016; 11(1): abstr#693.

もっと知りたい！

私が日常の臨床業務から着想を得て作成した症例報告の例（最終閲覧 2023.7.7）

J Hosp Med 2019; abstr#857.   Emerg Infect Dis 2022; 28: 870-2.

MMWR Recomm Rep 2021; 70: 1-187.   BMC Infect Dis 2022; 22: 762.

A patient's self-diagnosis of Japanese spotted fever –it can trigger the correct diagnosis–. presented at Society to Improve Diagnosis in Medicine Europe 2023 （July 2-4 2023, Utrecht, Netherlands）

syphilologist についての資料（最終閲覧 2023.7.7）

Sara Dong. Febrile. 21: Sailor's Salutation

SHIMIZU's EYE このタイトルの発案は実は志水ですが（たしか）、見事にその expertise で素晴らしい原稿を書いてくださいました。宮里先生といるときは常に臨床の話になるので安心します。

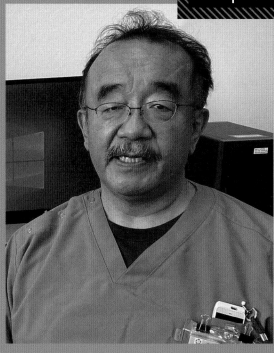

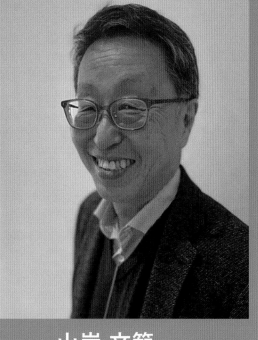

久保 道也 先生

Michiya Kubo

済生会富山病院 副院長 /
脳神経外科 主任部長

Profile

1988年 富山医科薬科大学（現・富山大学）
医学部卒業、富山医科薬科大学脳神経外科
入局。2023年より、済生会富山病院副院長。

山岸 文範 先生

Fuminori Yamagishi

糸魚川総合病院 病院長 / 外科

Profile

1986年 富山医薬大大学（現・富山大学）医
学部卒業。新潟県厚生連糸魚川総合病院外
科部長、富山大学第2外科講師、富山大学消
化器腫瘍総合外科准教授、富山大学附属病
院消化器外科診療教授を経て、2021年より
現職。

interviewer
志水太郎 先生

研修医教育はどうなっていく?

北陸で情熱的な次世代を育てる

北陸の大人気研修病院である糸魚川総合病院と済生会富山病院。
人気施設となるまでの道のりとその秘訣とは。今後の展望は。

次世代の
リーダーを目指す
あなたへ

キャリアはどう考えて選ぶ？

志水 「長年にわたる研修医の育成の取り組み」というテーマを考えたときに、山岸先生・久保先生のお顔が浮かんで、「北陸しかない」と思いました。僕は全国の研修病院に伺いますが、北陸の研修熱は全国に轟いています。先生方は同じ富山大学ご出身ですのでシンクロするのではという期待もございます。まずは自己紹介をお願いできますでしょうか。

久保 私は富山医科薬科大学（富山大学の前身）のラグビー部を昭和63年に卒業しました。6年間しっかりラグビーを学び、ふっと気づいたら脳神経外科にいました（笑）。というのは冗談で、吉良枝郎先生の教室で呼吸器内科をやりたいと、5年生のときに自治医科大学へ1週間実習に行ったのですが、「吉良先生は3週間前に順天堂の教授に移られましたよ」ということで、熱がシュシュッと冷めてしまいました。それからは「医学はどの診療科でも奥が深いに決まっている」と思いましたし、いろいろな人と切磋琢磨ができるようなところがいいと、富山医科薬科大学脳神経外科に飛び込みました。2007年からは済生会富山病院で脳神経外科、特にカテーテル脳血管内治療、また脳卒中集中治療室（SCU）を立ち上げました。

志水 済生会富山病院には学生も含めてキラキラの目をした方がたくさんお越しですよね。自分は症例検討で蜂の巣にされることを目的に行っているのですが、本当に熱いディスカッションです。

久保 実は僕が入ったときは初期研修医はゼロで、それが何年も続いたので、前任からバトンを渡されて、バタバタしながら今日に至ります。

志水 指導医の先生方も夜にもかかわらずご参集いただいて、本当に素晴らしい病院だと思います。これも先生のお人柄だと思います。

山岸 私は富山医科薬科大学の昭和61年卒です。外科医になるきっかけは、ギターマンドリンクラブの顧問が外科の助教授で、そのお宅にお邪魔したことです。肝移植が世界でまだ始まっていなかった時代ですが、それを本当に熱く語られて、この先生と一緒にやりたいと思いました。ところが私が入局したときには、その先生は病気で辞められて、このあたり久保先生と似ていますね（笑）。

久保 （笑）。

山岸 その先生が、糸魚川病院の病院長だった伊藤博先生です。当時、大学は食道がんがメインで、肝臓は隅に置かれていましたし、大学よりも外病院にいることが多かったです。40歳を過ぎたころ大学に戻り、ありがたいことに肝移植を担当でき、教室の運営も経験できました。糸魚川での10年間は研修医のことを一生懸命させてもらいました。若い人と一緒にいるのは楽しいですね。

志水 たくさんの講師の先生方が糸魚川総合病院、「糸病（いとびょう）」に来られるんですけど、いつも人の流れがそこにあるという礎を作られたのは山岸先生だなと思います。

山岸 研修医のおかげでいろいろ学べたという実感があります。キャリアにはいくつか分岐点がありますよね。大学院が終わったとき、米国へ渡るか、今の病院でしばらくやってみるか、地元に戻るかという3つの選択肢がありました。実はそこで、一番不利になりそうな糸魚川を選びました。妻は呆れていましたが、それは正解だったのだろうと思います。最近は、研修医教育は次世代の先生方に任せていますが、医学生や研修医が来ないとつまらないです。志水先生のご協力もあって研修医向けの書籍『研修医のための外科の診かた、動きかた』（羊土社刊）を出させてもらったことは、自分の知識の整理にもなりました。

志水 糸魚川は研修医募集のポスターもエネルギーが強くて、糸魚川を経由した研修医は全国で活躍していて、うちのチームにも1～2人来てくれました。周囲を元気付けるような卒業生をたくさん輩出している印象があります。

研修医ゼロから人気病院へ！どう取り組んだのか？

志水 どちらの病院の人気も、僕自身が実際に現場で肌で感じています。「初期研修指導に最も必要なことは何ですか？」をお伺いしたいと思います。苦労話でも結構です。

山岸 苦労話なら負けないです。糸魚川はやはり田舎なんですよね。寿司屋はたくさんありますがマクドナルドはないし、若い人が集まる場所ではないのです。病院長だった樋口先生が「研修医を入れましょう」と言い出したときは、「無理でしょう」と誰もが思いましたし、実際に最初の数年間は研修医ゼロでした。レジナビ Fair では東京で1、2人、新潟市で1人、金沢で2人来てくれましたが、毎回同じ人が来てくれただけでした。志水先生や宮城征四郎先生（群星

沖縄臨床研修センター名誉センター長）に色々教わり、重要なのは指導医だとつくづく感じます。久保先生のように、一生懸命で明るくて、研修医の側にいつもいてくれる指導医だと、研修医は口コミで増えます。

久保　（笑）。

山岸　研修医にフィードバックする姿勢が強すぎる指導医は、実はダメかなと思います。上から目線だと研修医は引いてしまいます。一緒に学んで、失敗して、頭を抱えてくれて、言いたいことを言える環境を作ってくれる指導医が複数いると、研修医は生き生きします。カンファレンスの数も大事ですが、僕が志水先生や、いろいろな先生に来ていただくのは、率直な先生たちだからです。

久保　フィードバックは必ずするのですが、強すぎるといけないのは賛成です。僕は内科の新しいことはほとんど知らないので、研修医と一緒に勉強しています。山岸先生は最初からバリバリと研修医をお集めになられたのかと思っていましたので驚きました。僕も本当に苦労しました。済生会には、その81病院全体で連携して行う Saiseikai Educational Team（SET）という組織があり、初期研修医向けのイベントを企画してやってきました。僕も前任から引き継いでからしばらくは研修医ゼロでした。当時院長だった井上 博先生に「久保、あと1年やれ。それでダメだったら諦めろ」と言われて、もう必死でやりました。大阪や東京へ学会で行ったときに、国試予備校に富山の卒業生やラグビー部の後輩を訪ねて、自腹で飲み会をやりました。いろいろな経緯で、ついに1人来てくれました。0から1への変化はものすごく大きかったです。それから4年はアンマッチになった人が入ってくれました。毎年アンマッチになる人は全国で400人ぐらいいます。そこで大事にしたのは、**いろんなモチベーションの人がいて、みんながバリバリやりたいわけではないし、途中で気が変わることもある。プログラムを多彩にして、フレキシブルに変更可能にしました。**ただ、ゲリラ的に国試予備校にまで突入する人はあまりいないかもしれないです（笑）。

志水　ありがとうございます。先生方のエピソードは後進に語り継ぐべき、重要で貴重なお話だと思います。多くの研修病院が「Z世代」とよばれる初期研修医のニーズや行動を認知できないまま、いわゆる昭和型の感じで突っ走ってしまっている。それを

先生方のような、マスタークラスの先生方が事もなげに新しいことを実行されている。驚嘆すべきだと思います。

「やらざるをえない環境」をつくる

志水　先の話題につながりますが、若手の医師の研修方法として気をつけていることはありますか？

山岸　研修医はすごくできる人から不器用な人までいて、不器用で迷っている人が糸魚川には結構来ていたと思います。久保先生のお話を聞いていると、済生会富山も同じ雰囲気だったのかと思います。**僕は不器用な人への愛情がちょっと強いのかもしれません。**父親が市役所の職員で、福祉関係を担当していました。乳児院の園長を10年ぐらいしていて、そこに僕を連れていってくれました。不安感を抱えている人を安心させたいというのはいつも考えています。

久保　山岸先生はやはりとても深くお考えになっておられますね。実は井上 博先生が「この先生を見本にするといいよ」と言ったのが、山岸先生でした。僕は「医者だけじゃ結果は出せない」ということをすごく意識しています。脳神経外科は、その典型的な診療科です。世界一の手術の名人が最高の手術をしても、術後管理やリハで手抜きをしたら最高の結果は出せません。そうすると、周りのモチベーションを上げるしかない。『ちびナス 脳神経』（メディカ出版）という書籍を監修したときはスタッフにいろいろ書かせました。また、「脳卒中合宿セミナー」というみんなをとにかく脳卒中漬けにして、熱く語る会を14年間やってきました。週末2日間を使って、職種は関係なく、全国から200人ぐらい集まります。レクチャーやグループワークを昼間はして、夜は居酒屋を貸切で交流します。

運営スタッフはうちの職員にやってもらうのですが、みんな一皮剥けるのが楽しみで、それが狙いでもあります。このご時世で去年と今年は残念ながらオンラインでしたが、たくさんの人の情熱を研修医にも見せたいと思っています。セミナーでは研修医に「研修医の目から見た脳卒中医療」というテーマで30分ずつ話してもらっています。研修医のうちからそういう視点をもってほしい、身につけてほしいと思います。

山岸　僕も居酒屋勉強会をコロナ前はよくやっていて、志水先生にも来てもらっていました。勉強会が終わったあとに飲むんじゃなくて、飲んでから始めるので、ほぼ知識は残らないですが（笑）、研修医のモチベーションが上がって、次の日からいろいろやろうと明るくなる。コロナでそれができなくなったのは大変な痛手です。

久保　それから、日本脳神経看護研究学会の支部が北陸になかったのですが、とある学会で理事長が壇上から降りたところに駆けつけて「支部を北陸にも置いてください、うちの病院に事務所を置いてください」と言っちゃいました。うちに支部と事務所を置くことができて、2年目の2月ごろに理事長から電話があり、「7月に予定していた全国学会が、都合でできなくなったのですが、まさか富山でやってくれないですよね」と。私は「やらせてもらいます」と即答したのですが、あとで看護部長に呼び出されまして（笑）。でも、非常に懐の深い看護部長で「面白そうね、やってみるわ」となりました。過去最高の参加者数を得まして、皆すごい達成感を得て、よかったと思ってます。話が逸れました。

山岸　すごいですね。**スタッフがやらざるを得ない環境を作ると、人が育つんですよね。**リーダーはビジョンを作ったり引っ張ったりしても、スタッフは誰も気にしない。久保先生みたいにすることはすごい難しくて、素晴らしいですよね。久保先生のような姿勢が僕の目標です。

志水　先生方の病院はこれまで交流があったのでしょうか。

久保　残念ながらなかったですね。志水先生にいつもお越しいただく富山県の研修医のカンファレンスがあるのですが、糸魚川は新潟県になってしまうので、なかなか交流が難しかったりします。

山岸　僕らも研修医を教育するサークルを糸魚川・上越地区では作っていて、志水先生や海外だとティアニー先生に講師に来てもらったりしています。これを機会に、ぜひコラボレーションできればと思います。

ネットワークをどう築く？

久保　先生方のご人脈はどう築かれたのですか。

山岸　つながりのつながり、です。山城清二先生（富山大学附属病院総合診療部教授）と宮城征四郎先生（群星沖縄臨床研修センター　名誉センター長）が始まりでした。宮城先生に手紙を出して「教えてください」とお願いし、そこから志水先生や、志水先生の医局の優秀な先生方とつながることができました。田舎で頑張っていると、手助けしてくれる人が多いと実感します。都会で同じことやっても誰も見向きもしてくれないと思いますので、糸魚川であることはラッキーでしたね。

久保　僕は本当にゲリラ戦法でした。SETには小西靖彦先生（当時、京都大学大学院医学研究科　医学教育・国際化推進センター）がメンバーにおられ、いろいろ教えていただきました。済生会はハワイ大学へ夏の研修を出していたのですが、ここ数年はコロナでストップしてしまいました。

山岸　糸魚川でもクイーンズメディカルセンターに短期研修を出そうとしていたのですが、その直後に国外に出られない状況になってしまいました。

志水　やっぱり海外をちゃんと見据えて、つながるべきところはつながっていくことは大事です。次世代の人たちにはできるだけボーダレスに頑張ってほしいと思います。医局から海外に派遣しようしても、「海外はちょっと」となるのは、どこの医局でも、大学でも市中でも同じだと思います。彼等は彼等で自己責任でやると思いますが、先輩医師としてはどういうことを求めておられますか。

久保　僕らが若いころ、上の世代には「新人類」とよばれていました。いつの間にやら旧人類になり、また新人類が出てきています（笑）。一人一人を見てると、案外しっかり考えていますので、**「好きにやれ」**と言ってやりたい、それに言葉を添えるとしたら**「医師として一つ、得意技をもて」**ですね。これならば誰にも負けないとまでは行かなくても、北陸では負けないとかですね。あとは「留学しろ」「研究に没頭する期間をもて」ですね。大学院に行かなくてもいいから、**真理を追求することはサイエンティストとして大事だと思います。**志水先生がいろいろなことを論文として形にされるのは、本当にすごいエネルギーだな、素晴らしいなと思って感嘆しております。

山岸　僕自身は海外留学したことがなくて、MDアンダーソンに行くチャンスがあったのですが、自信がなくて糸魚川を選びました。ハワイでは野木真将先生（クイーンズメディカルセンター）の診療を見学させてもらったのですが、本当にすごかったです。

施設集約化のなかで
必要とされる医師とは？

山岸 野木先生がおられるハワイクイーンズメディカルセンターは500床ぐらいの病院で、総合診療医が主な業務を担っています。内視鏡や手術は開業医や専門医が担当しますので、総合診療医は電話をかけてオーダーします。その広範な知識に裏打ちされた診断能力やマネジメント能力は凄まじいです。その傍ら、研修医に教育をしています。心不全のことを教えますし、ランチタイムにもレクチャーをします。レベルの差を目の当たりにし、ショックを受けました。志水先生が言われたように、日本の人口が減るなかで、日本の医療需要は5年前にピークを迎えたと僕は思っています。新潟県は地域医療構想のなかで病院の統廃合と集約化が進み、糸魚川は必ずそこに巻き込まれないと生き残っていけない。そこで必要とされるのは、少数の高い専門性をもつ医者と、多数の総合診療医や家庭医といった、いろいろなことができる医師だと思います。総合診療医の働きを知るには、やっぱり海外に出ることだし、そこに未来があると思います。

久保 いろいろ考えさせられます。僕が志水先生から学ばせていただいたのは、総合診療、特に臨床推論は専門性の一つで、これを身に着ける人が絶対に必要だということです。富山県でも統廃合が進み、2、3の母体の異なる病院が1つになるとに思います。そこで優秀な総合診療医をいかに確保するかは大きな柱の一つだと考えています。

山岸 新潟県は糸魚川がある上越、長岡がある中越、新潟市を中心とした下越があります。中越ではすでに集約化が進み、大きな病院がポンと作られています。でも、新潟県はすごく広くて、新潟の東から西の端までの長さは、九州の博多から鹿児島までとちょうど同じです。豪雪地帯ですし、集約化がすごい難しい場所です。そういう環境のなかで専門性も集約化されていきますから、専門医にオーダーをする総合診療医が各所に必要となります。そこでは知識だけでなく、専門医とのコラボレーションを可能にするコミュニケーション能力が一つのキーワードになると思います。上越は3つの病院に専門性の高い医療を集約しているのですが、面積が広くて人が分散しているので、それだけでは患者を救えない。例えば糸魚川総合病院の総合診療医が脳卒中を診断したとして、t-PAを投与して専門病院に送り、カテーテルで血栓を除去してくれと指示できるぐらいに育てなくてはなりません。そういう能力を身につけられる環境を作りたいと考えています。

久保 素晴らしいです、まったく同感です。富山県は人口100万ですが、高速道路が東西と南北に走っていて、山の上にもヘリが飛ばせますから、どの地域からも拠点病院に1時間で行けます。病院が密集

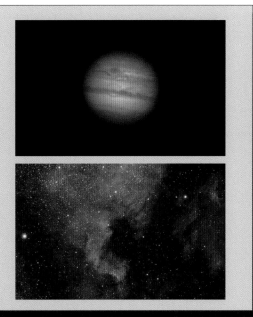

Hip-hop と天体写真！

もう還暦を過ぎたのですが、hip-hop が好きで、子どもたちとステージに立ったこともあります。相当おちゃらけてますよね。

星の写真を撮るのも大好きです。北陸は風が強いですし、冬は曇りや雪が多くて、きれいに撮れる日が少ないので、夏に蚊に刺されながら頑張っています。最近は木星が撮れて嬉しかったです。　　　　　　　　　（山岸）

しているので、急性期病床を減らそういという動きが出ています。学会が「一次脳卒中センター」、その上位の「高度脳卒中センター」を2024年4月までに作ろうとしていて、どの施設もそれをとりたいと競合してしまい、なかなか進みません。山岸先生がおっしゃるように、医師の働き方改革で足かせもたくさんありますから、人を集約して、総合診療医が活躍できる道を作るのが最善だと思いますし、コミュニケーション能力が必要だと思います。**若い医師は同世代とはうまくコミュニケーションをしていると思いますので、今度は彼らとわれわれがつながるようなコミュニケーションが必要なのかと思います。**それは医師だけでなく、多職種で学べたらと思っています。

山岸 多職種はキーワードですね。例えば、ナース・プラクティショナーという専門性の高い看護師に対して、その分野が専門ではない医師が指示するのは難しいと思います。率直に意見を交換する能力が求められます。Z世代とよばれる人たちとのコミュニケーションも同じかもしれません。今の若い人たちに不安を感じる方もいると思いますが、彼らは子どものころからインターネットやスマホがあって、それを使いこなせるのが当たり前で、僕らがそれに追いつけないのは仕方がないと思います。一方、Z世代の両親は就職氷河期世代に当たりますし、東日本大震災から始まり少子高齢化、環境破壊といった社会課題を身近に感じて育ち、それに対してとても敏感です。先日、大学生の青年がTシャツブランドを立ち上げて、月100万円ぐらいの売上から1割をウクライナに寄付しているというニュースをやっていました。**若い人たちが社会課題を正面から受けて、自分も社会も豊かにしていく、とても希望のあることだと思います。**そこにわれわれが何ができるのかと考えれば、**率直にコミュニケーションできるのではないでしょうか。**

志水 彼らはミクロレベル、現場レベルでは意思疎通がきわめて迅速かつ効率的で、彼らなりのコミュニティが成り立っています。「Z世代」といわれる彼らの特徴の一つ、社会貢献を重視する、世の中とのつながりを求めて大事にするというのは、資源も少なくなってきた日本でとてもよいことだと思います。同時に、多職種や世代を越えた場合に同じことが成立しないというコミュニケーション・ギャップに対して、われわれも歩み寄る必要があると思います。医師を育てるには、このようなことを現場レベルでどう伝えていくか、日々自分も悩みながらやっています。

北陸で働く魅力を発信する

志水 北陸の研修医教育を今後どうされていきたいと考えておられるのか、リーダーとしての夢を教えていただければと思います。

山岸 北陸の医療は少子高齢化のなかにあります。ここで働く魅力や未来をどう語るかが、リーダーには求められていると思います。久保先生がおっしゃった、病院のスタッフを巻き込んで引っ張っていくことがまさに必要なことだと思います。僕が今やりたいのは、一昨年老健施設が閉鎖してその場所が空いているので、NPOに入ってもらって、そこに糸魚川市内の身体障害児が昼間いるレスパイト施設を作ることです。病院の収益にはならないことですが、こういう話に若い小児科医や看護師は敏感に反応します。すごく明るい目になっているのが印象的でした。今後この計画がどうなるかわかりませんし、ほかにも地域課題だらけですが、面白い、新しいことができればと思っています。これが教育といえるかは、わからないですが。

久保 地方創生では「よそ者、若者を入れろ、視点が違う人を入れろ」と言われます。済生会富山には海外の大学を出ている医師が2人います。1人はTOEICが900点を超えるような人で、もう1人は台湾から帰化した人です。非常に爽やかな風が吹きました。勉強の仕方も違って米国に近いですし、考え方ややり方の違いがとても刺激的です。

ジャズ！ジャズ！ジャズ！

富山ジャズファンクラブ（TJFC）およびInternational Association of Jazz Record Collectors（IAJRC）に所属しています。書籍の場合、初版でも第10版でも内容は同じですが、ジャズのアナログレコードは初版をもとにスタンパーのコピーを作って、そのスタンパーを海外へ出しているので、音が全然違います。ジャズをアナログで聴いているときは至福の時間です。『ジャズ批評』という昭和40年代からある隔月誌があり、そこにライターとしてコメントを書いたりもしています。I love jazz. （久保）

山岸　多様な視点の人がいるのは本当にいいですよね。

志水　多様性には不確実性も含まれますから、それをポジティブな刺激にするのか、ネガティブな刺激にするのか、受け入れる側の度量が試されます。リーダーには変わらないところと変えていくところのバランスを見極める能力が求められます。また、社会貢献は今の世代とフィットするので、これからのドライブになるのだと感じました。

久保　北陸もいろいろなところで変わっていかなければならないと強く思います。

山岸　研修医も含めて、現場にいる人たちが伸びていく環境を作るのがリーダーの仕事だと思います。北陸にはレベルの高い総合診療、それから一部に集約されていく専門性が求められます。これが早く始まる地域でもあるので、そこに魅力を感じてもらえるような環境を作れたらと思います。

志水　先生方のお話は、北陸だけでなく日本全国で重要だと思います。ありがとうございました。

もっと知りたい！（久保先生）

済生会富山病院 HP	
久保先生の researchmap	
書籍『ちびナス 脳神経：困ったときのお助け BOOK』（監修／メディカ出版）	

もっと知りたい！（山岸先生）

糸魚川総合病院 HP	
山岸先生の Facebook	
書籍『研修医のための外科の診かた、動きかた』（執筆／羊土社）	

SHIMIZU's EYE　お二方のお写真からわかるように、読む前からポジティブな内容のインタビューになることが予想され、やはりそうでした。10 年以上もお世話になっていますが、これからも引き続きさまざまな面でご指導いただきたいと願っています。

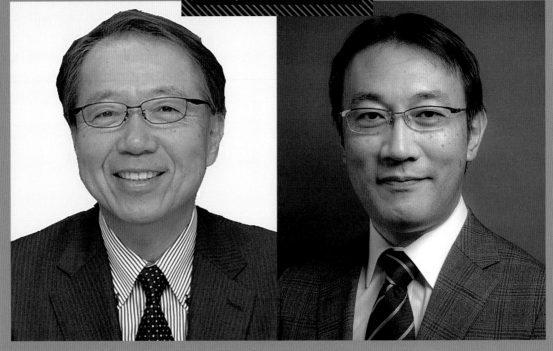

田妻　進 先生
Susumu Tazuma

JR 広島病院 病院長 / 広島大学 名誉教授 /
日本病院総合診療医学会 理事長

草場 鉄周 先生
Tesshu Kusaba

北海道家庭医療学センター 理事長 /
日本プライマリ・ケア連合学会 理事長

interviewer
志水太郎 先生

Profile

1980年 山口大学医学部卒業。米国Cleveland
Clinic消化器内科Fellow、広島大学病院総合
内科・総合診療科教授、大学院病態薬物治療
学講座教授、臨床実習教育研修センター長を
経て、広島県厚生連尾道総合病院 病院長、
2023年より現職。

Profile

1999年 京都大学医学部卒業。日鋼記念病院初期
臨床研修修了、北海道家庭医療学センター家庭医
療学専門医コース修了。北海道家庭医療学センター
所長、本輪西サテライトクリニック所長を経て、
2008年より北海道家庭医療学センター理事長。
2019年より日本プライマリ・ケア連合学会理事長。

総合診療の未来への期待

21年春に第1期修了生が誕生した総合診療専門医制度。
日本病院総合診療医学会、日本プライマリ・ケア連合学会理事長から
次世代の総合診療を担う若手医師へのエール。

次世代の
リーダーを目指す
あなたへ

日本の総合診療が
もっと良くなるために必要なものは？

草場　一番大事なのは総合診療を目指す若手の医師が増えることだと思います。分野そのものの必要性や価値が比較的評価されてきているという実感はありますが、専門として目指す方はまだ絶対的に少ないわけですね（日本専門医機構の総合診療専門医の登録数：研修医 9,000 名中 200 名前後（2 〜 3%））。

志水　なぜでしょうか。

草場　実際にこの領域で活躍できるか、将来これで食べていけるか、ということを考えてなかなか入り込めない方が多いと聞いています。総合診療は、制度的に明確なものがないんですね。診療所も病院も、特定の専門医が大多数を占めている現状があります。それゆえ、専門領域と総合診療の両方が必要だということを医療制度のなかに位置付けることが非常に重要だと思っています。若い方にたくさん入っていただいてきちんと育てていく仕組みと、その方が活躍できる制度的な裏付けが日本の総合診療を元気にしていくためにカギとなる要素かなと思っています。

田妻　われわれと社会や医師集団との間で、認知度に差があると思うんですね。長きにわたって、医療人社会のなかで多様性を受け入れる柔軟性が欠けていて、新たに出てくる芽（＝総合診療）は、クラシカルな領域と同等の敬意をにわかにはもちにくい状況がありました。それが少し足かせになっているのかなと。医療人同士、あるいは一般の方と私たちの間で敬意や共感が育まれていけば、少し前へ進むかもしれません。

志水　「ジェネラル」の捉え方も違っているかもしれませんね。

田妻　仕組みとしてどうしても、基盤となるもの＋ジェネラリストを突き詰めすぎると、そこから次の段階としてサブスペシャリティに進むというプロセスに特化してしまいます。しかし社会に必要なのは、今までのさまざまな個人的なスペシャリティから、ある程度成熟した後に新たに到達していく部分としてのジェネラルな領域だと思います。そのベクトルの違いを受け入れることが大切な視点だと思っています。あとは、アイデンティティにこだわりすぎない。アイデンティティは、どちらかというと地域性や、自分が仕事をする場の特性などに則って出てくるべき

ものだと思いますから、あまり単一的なものにしようと無理しないで、少し幅広く物事を表現しておくことが、落としどころとしては大切なんじゃないかなと、今は感じているところです。

地域貢献を見える化して外にアピール

志水　若手医師への見せ方は重要だと思います。具体的にどのようにすれば良いでしょうか。

草場　これまでは、理念的な部分を大事にしていかないと生き残れない時代が長く続いてきました。この業界の特徴だと僕は思っているんですけども。
ただ、社会環境は徐々に変わってきていて、理念とは無関係に「こういう総合診療医がうちに欲しい」という声が、町長さん、市長さん、もっと言うと病院の全然違う診療科出身の院長先生や理事長先生から出始めているんですよね。

志水　なるほど。

草場　ですので、具体的なアクションとしては、そういうニーズに応えて実際に地域に貢献している総合診療医の活躍を、目に見える形でまとめていくのがいいと思います。全国にはモデル的な活動がたくさんあります。地域単位でも全国的にでもいいですが、それらをまとめたうえで、各学会内で共有するだけではなく学会の外——メディアはもちろん、政府、さらには、総合診療以外の大学人の方—にそれを示していくことが非常に重要です。**理念だけじゃなくて実例とともに「これだけ活躍しているんだ」というのを、具体的に示すフェーズに入ってきている気がするんですよね。**

田妻　同感です。大学に長く身を置いていた立場からいえば、黎明期に比べると明らかに認知度は高まっています。すでに言葉自体を知っている学生も増えているので、大きな変化ですよね。また、割とコンスタントに総合診療を目指して講座の門を叩いてくれる人が毎年いますので、ありがたいことだなと思っています。そんななかで私たちが今からすべきことは、求められていることの見える化です。

志水　具体策でされていることはありますか。

田妻　例えば広島県の場合、県内に 7 つの医療圏域があります。そのなかで、地域枠の卒業生の派遣先を決めるのに、どの診療科の先生に来てもらいたいかというアンケートを各医療圏域の医師少数区域の医療機関からとるのですが、「総合診療」という要望

は、調査開始当初から、しかも小さな町ほど出てくるんですよね。ところが、診療科の単位のなかに、標榜科として「総合診療」という言葉がないために、ニーズを明確に受け止めることができない仕組みだったことが大きな足かせになっていて、若手の地域枠の方を総合診療に明確な選択肢として直接的に誘えなかったという歴史がありました。そのため今は、地域枠の方が将来的になんらかのスペシャリティに入りたいと希望していたとしても、地域に行っている間は総合診療の仕事をしましょう、あるいはそれを指導してください、というシステムで広島県は行っています。草場先生方とは、育成プログラム、指導医、施設などの共有部分が多いので、それを活用して、受け皿を広く、深く紹介し続けていくという作業を、地道に行っていきたいなと思っています。

志水 ありがとうございます。大きいところに訴求できるよう全体で行動していくということですね。

資格の互換性、
共同研究で学会連携を目指す

志水 では、学会は今後どのように連携が望まれますか。

草場 喫緊の課題としては、総合診療専門医の制度がきちんと運営されていくことを見守る。そして、制度を発展させるために、学会ができるさまざまな貢献を協力して続けていくことです。その先にあるサブ・スペシャルティという位置付けの「新・家庭医療」、

「病院総合診療」が、魅力あるキャリアパスになるとともにアピールすることも非常に重要な気がしますね。あとは、やはり学会ですから学術活動ですね。総合診療という一つの共通テーマのなかで、臨床研究をコラボレーションしながら展開していくことも、可能じゃないかなと思っています。両学会で裾野が広い研究を連携してぜひやっていけたらいいなと思っていました。

田妻 まさに共通項が多いなと思って伺っていました。おそらく、診療所ベースでも、病院ベースでも、医師像として目指すスキルにかなり共通部分があり、理解し合えているからだと思います。**これはやがて、資格の互換に辿り着くのではないかと思うんですね。**働く場所、仕事の軸足はどこなのかによって、その資格をローテート（互換や共有）していけるようになると、林立、乱立しているほかの分野と違って、むしろわかりやすい分科の仕方というものを示せるのかなと思います。それから、両学会に参加している施設には、専攻医・指導医、プログラムなどが共有されているところもたくさんあると思うんですね。そういったところをうまく活用しながら、実績を全国的に取りまとめて社会にアピールしていくということが一つだと思います。

志水 現時点で考えられるアピールは何でしょうか。

田妻 例えば、COVID-19 対応では、もちろんいろいろな立ち位置の先生方が頑張っておられますけども、実際は大変多くの総合診療の先生方が診ています。発熱外来として診療する方々、在宅診療で本当にご

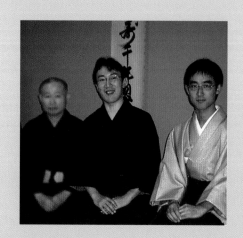

茶道と映画・ドラマ鑑賞で
リフレッシュ！

裏千家の茶道をもう 15 年ぐらい続けています。自分でお手前をして自分で飲むような形ですけど、心が安らぐというか、座禅をしているような、非常に静かなかなかで自分と向き合うという時間にすごく助けられています。

後は映画やドラマとか観るのが結構好きなので、新旧作問わず楽しんでいますね。

患者さんの話を聞いたり、学会を取り巻く状況を考えたり……という現実から一瞬離れる時間が、自分にとってはものすごくリフレッシュできます。

今後も楽しみたいなと思っていますね。（草場）

苦労なさった方々の実際の成果、それから病院で入院診療として診ていた方々の実績を取りまとめることが、直近の可能な臨床研究として、かつわかりやすいポテンシャルの一つとしてアピールすることを考えています。

草場　たしかに、組織的な課題研究としてデータを示して展開していく価値があるなと思いました。直近ということで、大賛成です。

個を超えた"面"での活動を
若手には期待したい

志水　では、両学会の若手たちには何を期待しますか？　特に、次世代に求められるリーダー像、リーダーを1人でも多く見出すのに必要なこと、の2点について、お話しいただけたらと思います。

草場　今までの日本の総合診療は、いろんな砦がたくさん全国にあって、それぞれが孤軍奮闘して周辺とせめぎ合いをしながらその砦を守ってきました。同盟を結んで援軍が来ることもあれば、段々消えてしまう砦もあったり……そういう状況が20年続いていたのかなと私は思っていて。ですので、次の世代の方たちにはぜひ、総合診療領域のネットワークを各地でしっかり築いて、人材交流もしていきながら、組織を超えた地域活動を目指していってほしいと思っています。なかなか簡単ではありませんが、面として地域で総合診療を展開していくということをぜひやっていただきたい。そうすることで、冒頭でお話ししたように、総合診療の基盤となる医療制度が必要だという声がさらに高まるでしょう。

志水　どういうことでしょう。

草場　実は今、政府でかかりつけ医の制度化についての話が出ているんですが、「誰が担うか」となったときに、「日本各地に総合診療専門医がいますよ」とは現状では言えないし、実際いない。もし**総合診療のネットワークが全国的に広がってくれば、「実は全国にこれだけの地域で総合診療医が活躍しています」と言える形になって、現実的に国も制度を動かすことができるようになると思うんですね。**

志水　なるほど。

草場　若手の方たちが面としての活動を展開し、制度として総合診療が日本の医療のなかに組み込まれていく。そして、どの国民も総合診療のトレーニングをきちんと受けた医師に最初からかかることが容易にできる時代が、やってきてほしいです。次の次の世代かもしれませんけども。そこに向けて、ぜひ視野を広くして活動していただきたい。個人の幸せや充実した人生ももちろん満喫していただきたいのですが、私としてはそれに加えて、次の日本の医療を作っていくというところに関して、ぜひ視野を少し広げていただくということを、次の世代の先生方には強く期待したいなと思っています。

田妻　自分たちの世代で何ができたかを考えてみると、少なくとも専門医制度がスタートできた。これは大きな出来事だったと思うんですね。見える化をするのに、最初に必要なことだったので。ただ、その先にある数の論理にまだ到達できていないです。日本は、良くも悪くも数によって大きく動いていくので、声となる人間の数をこれから戦略的に増やしていかなきゃならない。

草場　どうしていきましょうか。

田妻　例えば、特任指導医を作ったら、その方は専門医になっていく。昔の過程でなられた認定専門医の方々を次々と新しいタイプの専門医として送り出していく、などです。そういうことに対して、ハードルを上げ過ぎず、むしろ勇気をもって広げておくことが必要かなと思います。そのためには、今までの慣習にこだわらない。それから、過度にアメリカナイズされない。ここは日本だし、私たちが作り上げるべき新しい文化なので、今本当に感じていることを押し出していく。そういう基本姿勢を大切にしたいということです。

グループ研究が
次世代の教授を生み出すカギ

田妻　大学の総合診療が伸び悩む理由の一つに、運営費交付金がどんどんなくなっていっているというのがあります。どの講座の人たちも研究費を自分で稼ぐことが基本骨格になっていて、できないと統合されたりしています。

志水　今後さらに厳しくなりそうですね。

田妻　そのときの戦略は、「グループ研究」です。今**業績が不十分で教授選考に向けた"控えの間"にいる人たちが、お互いに「グループ研究」を進める基盤として、ネットワークを構築して研究成果を上げていく。**連帯感をもって、どこの講座にも寄与できる形で着実に成果を出していくことが、今からさらに

必要になります。そういうリーダーをどんどん生み出していきたいです。

草場 北海道も、大学のなかに総合診療の基盤がなかなか根づかない状況で今に至ってしまっているという非常に忸怩たる思いがあります。

志水 原因は何だと思われますか。

草場 いろいろな要因が考えられますが、大学に総合診療が明確に位置付けられてリスペクトされていないと、学生には、最初からネガティブな印象を与える可能性があります。ですから、各大学に総合診療のきちんとした基盤を作ることが大切と考えます。そのためには、「次世代のリーダー」として大学の総合診療分野の教授は象徴的ですよね。総合診療をきちんと理解して、大学内で研究費も獲得して、後進を育てられるような professor が次の世代から1人でも多く出てほしい。若手を引き込めるように、お金・時間・ポジションも含めて、もっと投資をしなければならないと感じます。

田妻 この件はとても重要で、時宜を得ていると私は感じています。というのは、大学病院でもCOVID-19 の中等症を診ていたのは総合診療医が多いんですね。重症も、感染症というよりは集中治療の管理。広島大学は特に総合診療が中等症を診ていますけれども、全国的にも同じような大学が多い。であるからこそ、データを示すことが大切なんです。何を苦労したかとかではなく、「どこで何人診たか、どのぐらいの成果を出したか」で十分です。それを、まずは多くの一般の方々に知ってもらう。そうすると、大学の総合診療という名前もついてきますから、一つの起点になります。それと、「産学連携」だけではなく、大学と学会の連携。そういった形がこれから特に模索されるべきものだと思っています。

ビッグデータを組織的に活用

志水 総合診療部門がある大学は全国の半数程度ですし（福岡大学の鍋島茂樹教授による2019年の報告）、きちんといろいろな領域をカバーしているような総合診療科というとかなり少ない印象です。学問体系として推進している大学は、なかなかないです。そんななか、教授選の募集は何校かで出ていたりするわけですが、成り手がいないという状況があります。業績の積み上げ方も、業界内での横の連携はまだ改善の余地があります。ほかの分野では、国内外問わずチーム戦で行っているのは間違いなくて、特にペーパーは目に見えるので大事だと思います。こういう業績はどのように組織立って取り組んでいくべきでしょうか。

田妻 今は臨床科の教授選考はほとんどビッグデータです。では、ビッグデータはどこから来るかというとDPC。おそらくそれは購入できる。データは組織がもってる、とても大きな武器なんですね。それを取りまとめて、小出しにするのではなく、大きくストックしておいて、そのストックを使って次々に組織的に論文を出していく。30人でも40人でも、著者が多くていいわけです。そのときに筆頭、シニア、corresponding がそれぞれ誰なのかを戦略的に組み立てて大きく作っていく。それができれば、おそらく、業績という意味での人材の排出は可能です。

志水 研究費はどうすればよいのでしょう。

田妻 今は、業績を上げなければいただけないので、スタートアップは遅れますけど、実際に積み重なっているプロダクトがあって初めて AMED（日本医療研究開発機構）も、科学研究費も入ってくるようになります。組織立っていればいるほど、いわゆる信用ができてきて、高いレベルの研究費が与えられるチャンスがある。これはやはり戦略的に2つの学会が連携できると、これからの5年、10年が非常に楽しみになっていくと思いますね。

草場 まさにプライマリ・ケアのデータベースが、日本にないです。DPC データはあるんですけども、プライマリ・ケアを体現するには心許ないデータばかりなので、本当のプライマリ・ケアの良さ、価値を示していくデータを収集していかなきゃいけないですね。日本プライマリ・ケア連合学会でも、データベース検討委員会を作って、組織的にデータ収集する仕組みを検討しています。会員がビッグデータを活用してリサーチ・クエスチョンに答えを出していける枠組みが必要だと、内部でもいろいろ議論しています。そこもぜひ、両学会で協同できればいいなと思っていました。田妻先生、よろしくお願いします。

田妻 こちらこそ、よろしくお願いします。

志水 セッションの終わりのようになってしまってすみません（笑）。でも非常に勉強になります。

ありのままを楽しめば
自然と笑顔になる

志水 組織のリーダーとしてこれまで苦しいご経験

をされたこともあると思うのですが、先生方を思い浮かべるといつも笑顔ですよね。難しい状況でも笑顔でいるコツはなんでしょうか？

草場　われわれの領域って、発展途上で力不足のところもありますし、社会からまだ十分には認められていない、というようなネガティブなところは確かにあります。その反面、過去のしがらみは少ないので、新しいことに常に挑戦できる領域でもあるんですよね。少なくとも日本においては、まだ誰もしてないこと、手をつけていないテーマが、プライマリ・ケア、総合診療にはたくさんある。個人でも医療法人の理事長という立場でも、いろんな新しいことに携われる楽しさがあります。学会としても、未開拓の領域があって、そこで積極的に活動すると多くの方に喜んでもらえる、いろんな形で外部の方から評価をしていただける、という喜びもあります。東日本大震災での被災地支援やコロナ禍での診療支援ツールの提供などがその良い例ですね。

志水　本当にそうですよね。

草場　本当は苦しいのに無理やり笑っていることは全然なくて、僕自身は総合診療・家庭医療をすごく楽しんでいます。一つ大きいのは、良い仲間が多い。自分の医療法人ももちろんですが、ほかの組織の皆さん、田妻先生、志水先生も仲間ですけども。こういった先生方とお話しすると、思考がフレキシブルで、捉われていなくて、柔軟なディスカッションができますし、非常に魅力的な良い方が多いんですよね。ですから、この領域を選んで23年経つんですけども、後悔したことは一度もないですね。身を置けて幸せ

だなという感じ。そういうのがひょっとすると、笑顔に自然に出ているのかなと思いました。

田妻　なんでしょうね、どんなことも割とポジティブに受け入れるような生まれ方をしているのかなと思います。鈍感なんでしょうね。鈍感力というほどのphilosophyではありませんが、物事についてあまり深く研ぎ澄ませないっていうかなぁ。例えば、冒頭でアイデンティティの話をしましたけど、皆さんすごく知恵を絞って言語化しようとしますよね？　でも、そういう無理をしなくても「今感じてることを一言で示すと何か」というほうが、本質を示しやすいと思うんです。

志水　なるほど。

田妻　私の場合はですけど。そういう、大まかなものの考え方をする育ちをしてるんだと思います。下町で、活力に満ちた人達のなかで育ちました。具体的なお付き合いをしたわけじゃないですが、本当に大切にしていただきながら成長したなと、振り返って思うんですよね。そういった皆さんの愛情や慈しみもあって、物事をそんなに深く追求しない、大まかな、おおらかな生き方をしているのかなっていうふうには思いますね。ですからコツは、深く考えない鈍感な自分を無理して鋭敏なものに変えなくてもいい。今のありのままでいいんじゃないか、というものの見方ですかね。答えになってないかもしれないけど。

草場　私の場合は鈍感というより、あんまり先を読みすぎない、突き詰めない。「20年後の自分」とか、「将来的にこの分野はどうだ、こうだ」みたいなずーっと先のことを考えすぎると、やっぱりネガティブなもの

散歩で常に新しい発見を！

　土日に時間があれば散歩を必ずします。妻と2人で同じコースを歩くんですけど、季節の変わり目の旬や人の行き来など、いつも新鮮な何かが見つかるんですよね。広島の街のなかで、広島城、平和公園と1時間程かけて回ります。広島には藩主 浅野家の別邸だった縮景園という名勝庭園があるんです。65歳以上の市民は園無料なんです。散歩コースとしては素晴らしいですね。

　何か目的を持って歩くというより、歩くこと自体が魅力をもつものだなと思っています。

　ゴルフも趣味なのですが、今は散歩が一番私にとっては楽しい余暇の時間ですね。（田妻）

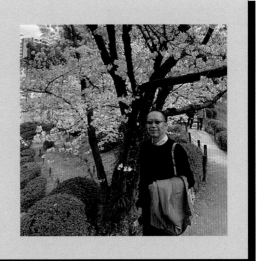

を見出したりすると思うので。特に総合診療は、不確実性自体に慣れて楽しむことができると、いい形で波に乗れるような生き方ができるんじゃないかなという気はしましたね。

田妻　趣味の一つで、部活の顧問もしていたのがゴルフなんですが、オックスフォード卿という人がゴルフをする人に示しているメッセージがあります。そのうち最も大事にしてほしいことが「一緒にプレーする人を楽しませたい」っていうもの。自分が失敗すると残念がって大声を上げたり、悔しがったりする人がいますけど、一緒にいる人に少しでも楽しくプレーしてもらいたいと思ったら、自分がニコニコしてるのが一番いいんですね。どんなに失敗していても、物事とありのままに向き合えることを素直に喜べるみたいな。そういう自分自身の捉え方が、一緒にプレーする人たちを穏やかにしていく。なので、医局の人たちが私を見て「いつも楽しそうだな」と思っていたとしたら、鈍感で、かつ周りの人が嫌な気持ちにならないような空気を大事にしたいっていう心持ちの表れかなと思いますね。

志水　リーダーが笑顔だからなんとかなりそうという期待があると、フォロワーは勇気が出ます。先生方のお話を伺ってると、チームが大きくなる理由がよくわかりました。今日のお話がまた、両学会の会員が理事長を身近に感じる一つの助けになるのではないかなと考えます。ありがとうございました。

SHIMIZU's EYE　お二方の先生のインタビュアーを僭越にも務めさせていただいたことは自分のキャリア上のハイライトです。これからもご指導よろしくお願い申し上げます。

22 世紀の医師のリアル

2023 年 8 月 1 日　第 1 版第 1 刷発行

■編　集　西﨑祐史　にしざき　ゆうじ
　　　　　志水太郎　しみず　たろう
　　　　　上原由紀　うえはら　ゆき

■発行者　吉田富生

■発行所　株式会社メジカルビュー社
　　　　　〒162-0845 東京都新宿区市谷本村町 2-30
　　　　　電話　03(5228)2050(代表)
　　　　　ホームページ https://www.medicalview.co.jp/

　　　　　営業部　FAX 03(5228)2059
　　　　　　　　　E-mail eigyo @ medicalview.co.jp

　　　　　編集部　FAX 03(5228)2062
　　　　　　　　　E-mail ed @ medicalview.co.jp

■印刷所　三美印刷株式会社

ISBN978-4-7583-1786-3 C3047

©MEDICAL VIEW, 2023. Printed in Japan